CHRISTIAN SCHUBERT
MAGDALENA SINGER (HRSG.)

DAS UNSICHTBARE
HINTER DEM SICHTBAREN

Gesundheit und Krankheit
neu denken

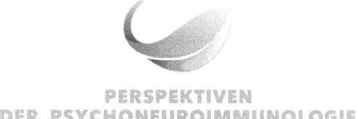

PERSPEKTIVEN
DER PSYCHONEUROIMMUNOLOGIE

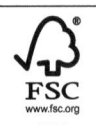

CHRISTIAN SCHUBERT | MAGDALENA SINGER (HRSG.)

DAS

UNSICHT
BARE

HINTER
DEM SICHTBAREN

Gesundheit und Krankheit
neu denken

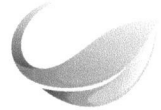

PERSPEKTIVEN
DER PSYCHONEUROIMMUNOLOGIE

Hinweis:
Folgende Beiträge sind z. T. leicht veränderte Abdrucke der Originalbeiträge:
KROPIUNIGG, U. (2017): *Klatschen mit einer Hand. Psychoneuroimmunologie jenseits der Basics.* Psychologie in Österreich 12 (4), 217–241.
SCHIFFER, E. (2019): *Gibt es (k)eine Salutogenese? Fragen an Aaron Antonovskys Konzeptiualisierung des Sense of Coherence.* In: MEIER-MAGISTRETTI, C., LINDSTRÖM, B., ERIKSSON, M. (Hrsg.), *Salutogenese kennen und verstehen,* S. 147–163. Bern: Hogrefe.
Teile des Aufsatzes von SCHRÖDER *Placebo und Nocebo* sind den Beiträgen SCHRÖDER (2016) und SCHRÖDER/GRAF (2018) entnommen.

Bibliografische Information der Deutschen Nationalbibliothek:
Die Deutsche Nationalbibliothek verzeichnet diese Publikation
in der Deutschen Nationalbibliografie; detaillierte bibliografische Daten
sind im Internet über https://www.dnb.de abrufbar.

1. Auflage 2020
Projektleitung | Lektorat: Dr. Mathilde Fischer, Editionsservice
Umschlaggestaltung | Layout und Satz: Gesine Beran, Turin
Umschlagmotiv: © shutterstock | indrawijay
Herstellung und Verlag : BoD-Books on Demand, Norderstedt

ISBN 978-3-75269-072-9

INHALT

VORWORT

WIR, DIE BEIDEN HERAUSGEBER DIESES BUCHES, entstammen zwei unterschiedlichen Generationen von Wissenschaftlern und Klinikern – ganz wie die meisten von Ihnen, liebe Leserinnen und Leser. Während der ältere von uns beiden noch eine Zeit erlebt hat, in der die Verbindung zwischen Unbewusstem und Bewusstem, Subjektivem und Objektivem, Nicht-Messbarem und Messbarem, kurz: Unsichtbarem und Sichtbarem in der Medizin teils sehr lebendig praktiziert wurde – man denke an eine Reihe von tiefenpsychologisch ausgerichteten Lehrstühlen der Psychosomatischen Medizin, war dies bei der jüngeren von uns nicht mehr der Fall. Denn seit den 1990er Jahren entwickelt sich die akademische Psychosomatische Medizin immer mehr in eine Richtung, in der vor allem das Sichtbare und Objektivierbare zählt.

Nun gibt es aber in der aktuellen Forschungsliteratur durchaus Stimmen, die davon ausgehen, dass hinter dem Sichtbaren Kräfte stecken, die, wenn wir sie in unsere Forschungsüberlegungen einbeziehen, ja ihnen eine interpretative Signifikanz einräumen, Möglichkeiten für Prävention, Diagnostik und Behandlung von Krankheiten eröffnen, die der derzeitigen mechanistisch-reduktionistisch ausgerichteten Biomedizin entgegenwirken können. Diese Stimmen aus ganz unterschiedlichen Bereichen der Lebenswissenschaften, z. B. der Psychoneuroimmunologie (PNI) im engeren Sinne, aber auch der Naturheilkunde, der Psychoanalyse und der Musikwissenschaft, um nur einige zu nennen, sind im vorliegenden Buch vereint.

Die Kongressreihe »Psychoneuroimmunologie im Lauf des Lebens« wurde 2016 ins Leben gerufen und hat sich zum Ziel gesetzt, dem fortschreitenden Dualismus und Reduktionismus in der Medizin konstruktiv entgegenzuwirken. »Das Unsichtbare hinter dem Sichtbaren« hieß das Motto der zweiten Veranstaltung dieser Kongressreihe, die 2018 in Innsbruck stattgefunden hat. Die in diesem Buch versammelten Beiträge sind allesamt aus den Vorträgen dieses Kongresses entstanden.

Wir möchten folgenden Personen, die direkt und indirekt, sichtbar und unsichtbar, zum Gelingen dieses Buches beigetragen haben, ganz herzlich danken: Prof. Dr. Dr. KURT ZÄNKER, der 2014 den Anstoß zum Start der Kongressreihe »Psychoneuroimmunologie im Lauf des Lebens« gab. Dr. MATHILDE FISCHER, die die Idee zu diesem Buch hatte, uns Herausgebern mit ihrer großen Verlagserfahrung unter die Arme griff und als Lektorin hervorragende Arbeit leistete. Und schließlich GESINE BERAN, die mit graphisch-kreativem Geschick das vorliegende Buch in seinem Werden begleitete.

Innsbruck / Wien, im Oktober 2020
Christian Schubert, Magdalena Singer

WULF BERTRAM

VON DESCARTES ÜBER KARL VALENTIN ZU THURE VON UEXKÜLL

DER DUALISMUS IN DER MEDIZIN UND DER VERSUCH SEINER ÜBERWINDUNG

DIE MEDIZIN IST GESPALTEN in eine »Medizin für kranke Körper ohne Seelen« und eine »Medizin für leidende Seelen ohne Körper«, so THURE VON UEXKÜLL, der berühmte Psychosomatiker und Begründer der Integrierten Medizin. Doch was ist konkret damit gemeint und wie kam es überhaupt zu dieser Spaltung in unserer modernen westlichen Medizin?

Diese ist ja keineswegs zwangsläufig, es gibt durchaus auch andere über Jahrtausende pragmatisch bewährte, hoch differenzierte Krankheits- oder Gesundheitsmodelle. So kommen beispielsweise die Traditionelle Chinesische oder die Ayurvedische (d. h. »Wissenschaft vom Leben«) Medizin ohne einen solchen Dualismus aus.

DIE LANGE GESCHICHTE EINER SPALTUNG

DIE SPALTUNG DER MEDIZIN IN ZWEI LAGER hat eine lange Geschichte. Sie beginnt nicht etwa bei DESCARTES, wie so oft behauptet wird, dennoch hat sie der französische Philosoph (1596–1650), der zeitweise auch als Soldat und sogar als Söldner des Herzogs MAXIMILIAN VON BAYERN im Dreißigjährigen Krieg diente und an der Eroberung Prags teilnahm, entscheidend geprägt.

DESCARTES, auch CARTESIUS genannt, griff in seinem Werk die platonische Trennung in Geist und Materie auf und definierte sie neu. In seinem Traktat *De homine*, welches 1662 posthum erschien, entwirft er das Modell des Menschen als Maschine, die aus einem physikalischen Körper und einer rationalen und unsterblichen Seele besteht. Diese rationale Seele, bzw. der Geist, war für DESCARTES das eigentlich Gewisse. *Cogito, ergo sum –* »… ich denke, also muss es mich wohl geben!«, war seine Schlussfolgerung. Alles andere, »das da draußen«, schien ihm nur über die Sinnesorgane erfassbar und daher anfällig für Täuschungen. Immerhin konnte man dieses »Äußere« mit mathematischen

Methoden messen (DESCARTES nannte es aufgrund seiner Ausdehnung *res extensa*) und so in die Welt des Geistes »implementieren«. Das schien ihm gewissermaßen der einzige Schutz gegen Täuschungen, weil die Messmethoden der Welt des objektiven Geistes, der *res cogitans*, zugehörten.

Auch der Körper war für DESCARTES Teil der vom Geist streng getrennten Materie und folgte so allein den Gesetzen der Mechanik. Besondere Faszination übte auf DESCARTES die Feinmechanik aus. Er schrieb dazu: »Wir sehen Uhren, künstliche Brunnen, Mühlen und ähnliche Maschinen, die, obwohl nur von Menschenhand gemacht, doch fähig sind, sich von selbst auf verschiedene Weise zu bewegen (…). Ich sehe keinen Unterschied zwischen Maschinen, die von Handwerkern hergestellt wurden, und den Körpern, die allein die Natur zusammengesetzt hat (…). Für mich ist der menschliche Körper eine Maschine. In Gedanken vergleiche ich einen kranken Menschen und eine schlecht gemachte Uhr mit meiner Idee von einem gesunden Menschen und einer gut gemachten Uhr.« (DESCARTES 1996) – Es war in der Tat eine Art »Uhrmachermedizin«, die sich im Gefolge triumphaler technischer Fortschritte und naturwissenschaftlicher Methoden auch zunehmend durchsetzen sollte.

Die Mechanik NEWTONS, die auf der mathematischen Analyse der wahrnehmbaren Phänomene beruhte, führte in ihrer angewandten Form in den kommenden Jahrzehnten zu atemberaubenden Entwicklungen. Besonders Maschinen, die das Beobachten, Messen und Rechnen selbst verbesserten, somit wiederum den physikalischen Erkenntnisprozess befruchteten und die Prüfung von Hypothesen ermöglichten, halfen dabei, das Wissen über die Naturgesetze immens zu erweitern. So erfand noch zu Lebzeiten DESCARTES' JOHANNES KEPLER das astronomische Fernrohr, der Tübinger Mathematiker WILHELM SCHIKHARD eine erste funktionierende Rechenmaschine – auch wenn die Erfindung später BLAISE PASCAL zugeschrieben wurde; SCHIKHARD hatte das Pech gehabt, dass seine zum größten Teil aus Holz bestehende Rechenmaschine bei einem Brand verloren ging.

Im Jahr 1670, 20 Jahre nach DESCARTES' Tod, erfand LEEUWENHOEK das Mikroskop. In einer weiteren Erfindungswelle machte man sich die mit diesen Messinstrumenten entdeckten und präzisierten Gesetze der Natur zunehmend zunutze. Bereits in der Generation nach DESCARTES erfand der in Deutschland lebende Hugenotte DENIS PAPIN einen Topf, mit dem Wasserdampf in kinetische Energie umgewandelt werden konnte, so entstand schon 1688 eine erste Versuchsdampfmaschine. Die rasante physikalische Forschung dieser Jahrzehnte schaffte die Voraussetzungen für die technische Revolution, die wiederum eine industrielle Revolution auslöste.

Bahnbrechend waren zu jener Zeit auch Entdeckungen im Bereich der Medizin: 1628 – DESCARTES war 32 Jahre alt – entdeckte WILLIAM HARVEY den Blutkreislauf des Menschen. Etwa 50 Jahre später wurden mit Hilfe des LEEUWENHOEK'SCHEN Mikroskops die Spermatozoen gefunden.

Diese beiden Entdeckungen hatten zur Folge, dass ältere metaphysische Theorien über den Sitz und den Ursprung des Lebens durch mechanistische, experimentell überprüfbare Modelle ersetzt wurden. Es schien nur eine Frage der Zeit, wann die physiologischen Vorgänge so präzise entschlüsselt und die Mechaniken so kunstvoll verfeinert sein würden, dass die cartesianische Überlegung, der Mensch sei nichts anderes als ein hochkompliziertes Uhrwerk, durch die Konstruktion eines wandelnden Automaten verifiziert würde.

Es ist interessant, dass mit der Vorstellung des Maschinenmenschen offenbar gleichzeitig ein tiefes Unbehagen verbunden war, das u. a. in einer Reihe literarischer Variationen zu diesem Thema ihren Niederschlag fand (MARY SHELLEYS *Frankenstein*,

E.T.A. HOFFMANNS *Coppelia*, der *Golem* des RABBI LÖW in seinen zahlreichen Variationen). Das erinnert ein wenig an die gegenwärtigen Horrorszenarien im Hinblick auf die künstliche Intelligenz, wo autonome Roboter die Macht über den Menschen übernehmen.

In dem Maße, wie die »Uhrmachermedizin« ihre Triumphe feierte, nahmen sich andere Disziplinen des Themas Seele an. Mit den Methoden der naturwissenschaftlichen Erkenntnis war die Psyche ja offenbar nicht dingfest zu machen. Die kritische Haltung der Aufklärung gegenüber allem Irrationalen, dem Aberglauben und jeglicher Metaphysik, ließ keinen Raum für eine wissenschaftliche Beschäftigung mit der Psyche, die schließlich weder vermessen noch präpariert oder abgebildet werden konnte. Ab nun waren die Philosophie und Theologie (wieder) ersatzweise zuständig für die Beschäftigung mit der Seele.

DIE MEDIZIN DER ROMANTIK: SUCHE NACH DER EINHEIT

DER WIDERSTAND GEGEN DIESE mechanistische Betrachtung des Menschen ließ nicht lange auf sich warten. Mit der Romantik zu Beginn des 19. Jahrhunderts wurde er erstmals deutlich formuliert. Entwicklung findet für die Romantiker im Rahmen eines Widerstreits von Polaritäten statt. Dieses Prinzip sollte von der Urmaterie bis zu den höchsten Erscheinungen des Lebens gelten. Romantische Mediziner griffen in ihren therapeutischen Konzepten auf das Prinzip der antiken Diätetik zurück (griech. »Lehre von der Lebensweise«). In dieser Lehre ging es um die

Harmonie von Licht und Luft, Essen und Trinken, Bewegung und Ruhe, Schlafen und Wachen, Ausscheidung und Affekten. Zudem wurde als besonders wichtig die Persönlichkeit des Arztes herausgestellt und auch die Subjektivität des Patienten wurde ernst genommen. Die Arzt-Patienten-Beziehung spielte eine zentrale Rolle.

So betont der Arzt CARL EBERHARD SCHELLING, Bruder des (bekannteren) Naturphilosophen, dass der Patient die ihm vom Arzt vermittelte Kraft assimiliere, »… und zwar umso leichter, dass sie im freundschaftlichen Rapport zu ihm steht, und (der Patient) dadurch einen Zuwachs an Kraft erhält.« (Zit. nach V. ENGELHARDT 1993). Das entspricht in einer moderneren Formulierung einer Beschreibung der interpersonellen Wirkfaktoren in der Arzt-Patienten-Beziehung und erinnert bereits an BALINTS Begriff von der »Droge Arzt«.

Einer der bedeutendsten Mediziner jener Zeit war der Berliner Professor JOHANNES MÜLLER. Er hatte sich an der Universität Bonn habilitiert und ein Buch über »Die phantastischen Gesichtserscheinungen« veröffentlicht, in dem er das Gesetz von der spezifischen Energie der Sinnsubstanzen formulierte. MÜLLER siedelte zwischen den »objektiven« physikalischen Reizen, die man messen und berechnen kann, eine subjektive, dem Individuum eigene Interpretationsinstanz an. Ein Blitz ist also nicht ein Blitz, sondern das, was unsere Augen aus dem physikalischen Phänomen der elektromagnetischen Wellen zu machen in der Lage sind. So kann etwa ein starker mechanischer Reiz des Auges wie ein Schlag auf den Bulbus nichts anderes als den spezifischen Output des Organs hervorrufen, nämlich eine Lichtempfindung (das berühmte »Sternesehen«). Wir reagieren auf Naturereignisse entsprechend unseren eigenen physiologischen Möglichkeiten und interpretieren sie aufgrund tradierter Erfahrungen. Die beiden Elemente der cartesianischen Welt, das Äußere und das Innere, sind in der

Theorie von MÜLLER untrennbar miteinander verbunden. Die schöne Gewissheit des physikalischen Weltbildes nach NEWTON gerät damit ins Wanken. Mit den naturwissenschaftlichen Modellen, wie sie damals verfügbar waren, kann die Annahme einer spezifischen Sinnesenergie nicht erklärt werden. Heute würden wir hier eben die Semiotik, die Zeichenlehre, ins Spiel bringen.

PHYSIKO-CHEMISCHE VERSCHWÖRER UND IHRE NACHFOLGER

AUF DIE SPÄTROMANTISCHE, GANZHEITLICHE Naturphilosophie, die sich nicht weiter durchsetzen konnte, folgte bald wieder eine mechanistische Gegenbewegung, die erstaunlicherweise durch die Schüler MÜLLERS selbst initiiert wurde. Einer von ihnen, EMIL DU BOIS REYMOND, schrieb den als Leitspruch der Mechanisten berühmt gewordenen Satz: »BRÜCKE (ERNST WILHELM RITTER V. B., 1819–1892, Physiologe in Königsberg und Wien) und ich haben uns verschworen, die Wahrheit geltend zu machen, dass im Organismus keine anderen Kräfte wirksam sind als die gemeinen, physikalisch chemischen.« (DU BOIS 1848)

Knapp 30 Jahre später heißt es dann in dem Lehrbuch *Der Ärztliche Beruf* eines gewissen ROBERT WILHELM VOLZ: »Es ist gleichgültig, wer am Bett steht, aber er muss verstehen zu untersuchen, zu erkennen. Er tritt vor ein Objekt, welches er ausforscht, ausklopft, aushorcht, ausspäht, und die rechts und links liegenden Familienverhältnisse ändern daran gar nichts: der Kranke wird Gegenstand.« (VOLZ 1870)

Die Verfechter einer solchen mechanistischen Sichtweise sollten für lange Zeit die Oberhand behalten. So eröffnet 1930 der Präsident der internistischen Fachgesellschaft FRANZ VOLHARD den traditionsreichen Kongress der Deutschen Gesellschaft für Innere Medizin mit folgenden Worten:

»Wenn wir die außerordentlichen Fortschritte der letzten 30 Jahre überblicken, so dürfen wir als das Wesentliche hervorheben, dass der Weg, auf dem sie gewonnen sind, der der wissenschaftlichen physiologischen Medizin gewesen ist. (…) Nicht das intuitive Erfassen der Situation, nicht der Künstlerarzt (…) haben das geleistet, sondern die induktive Methode der exakten naturwissenschaftlichen und biologischen Forschung. Auch nicht die uralte, zum (…) Gemeinplatz gewordene Einstellung, nicht die Krankheiten, sondern die Kranken zu behandeln (eine Polemik gegen LUDOLF KREHL, der 1907 die Leitung der Klinik für Innere Medizin in Heidelberg übernommen und der diesen »Gemeinplatz« formuliert hatte, Anm. d. A.), sondern im Gegenteil: Man kann es geradezu als Kriterium und höchste Leistung der rationalen Therapie bezeichnen, dass sie in einer Gruppe von Fällen ohne Rücksicht auf den individuellen Kranken, seine Persönlichkeit, seine seelische Verfassung, seine Konstitution mit der Krankheit fertig wird (…).

Das bitter gemeinte Wort von PAUL DUBOIS (PAUL DUBOIS war ein Schweizer Psychotherapeut und Neuropathologe des ausgehenden 19. Jahrhunderts, Anm. d. A.), ›Zwischen Medizin und Tiermedizin besteht nur noch ein Unterschied bezüglich der Kundschaft‹, trifft heute (…) tatsächlich für eine ganze Reihe von Krankheiten zu, bei denen aufgrund wissenschaftlicher Erkenntnis Heilung sozusagen garantiert werden kann, unabhängig von der Individualität der Kranken und der Persönlichkeit des Arztes. Das Ziel der Forschung kann nur sein, die Zahl dieser rationell angreifbaren Krankheitszustände zu vergrößern.« (VOLHARD 1982)

Es braucht nicht viel Fantasie, sich vorzustellen, dass eine solche mechanistische Medizin auch genau den Patienten hervorbringt, der sie dann mit entsprechenden Erwartungen in Anspruch nimmt. Dazu möchte ich einen Sketch des Komikers KARL VALENTIN anführen, der das wunderbar illustriert. Der von VALENTIN gespielte Patient kommt zum Arzt und klagt: »Mein Magen tut weh, die Leber ist geschwollen, die Füße wollen nicht so recht, das Kopfweh hört auch nicht mehr auf, und wenn ich von mir selbst reden darf: Ich fühle mich auch nicht wohl …«

Besser kann man das Unheil (dieses Wort hat in diesem Zusammenhang einen doppelten Sinn) nicht ausdrücken, das eine mechanistisch-dualistische Medizin anrichten kann: KARL VALENTINS Patient hat sich – hier natürlich in der satirischen Übertreibung – das offizielle Paradigma der gegenwärtigen dualistischen Medizin folgsam zu eigen gemacht und differenziert seine Beschwerden in eine Reklamation über isolierte Defekte einzelner Organe und sein davon scheinbar völlig unabhängiges psychisches Unbehagen. Ein solcher Patient wird in der Werkstatt, sprich Arztpraxis, eine Reparatur der Bauteile seiner beschädigten Maschine erwarten. Seine Lebensumstände, sein eigenes krankheitsförderndes oder auf der anderen Seite auch salutogenetisches Verhalten bleiben unbeachtet. Jede Therapeutin und jeder Therapeut, die bzw. der Patientinnen und Patienten mit somatoformen Störungen behandelt hat, die ganze Odysseen von diagnostischen und therapeutischen Maßnahmen hinter sich haben, weiß, welche Mühe es macht, wieder Vertrauen zu schaffen, um Symptome und Beschwerden sowie Lebensbedingungen und Eigenverantwortung des Patienten wieder miteinander in Beziehung zu setzen.

FREUD UND DIE ANDERE SEITE
DES DUALISMUS

DER SCHON ERWÄHNTE Biomechanist ERNST WILHELM VON BRÜCKE hatte einen Schüler, der ihn später an Prominenz weit übertreffen sollte: SIGMUND FREUD. Die Medizin, die FREUD begründen sollte, war allerdings der seines Lehrers diametral entgegengesetzt.

In den 1895 gemeinsam mit JOSEF BREUER veröffentlichten *Studien zur Hysterie* beschrieben die beiden Autoren Störungen, die ihrer Meinung nach nicht auf objektive physiko-chemische Veränderungen, sondern auf subjektive Phänomene wie verdrängte Erinnerungen und unterdrückte Emotionen zurückzuführen waren. Zwar versuchte FREUD selber noch in seiner Schrift *Entwurf einer Psychologie*, die er ebenfalls 1895 verfasste, seine Beobachtungen und Schlussfolgerungen »rein« neurophysiologisch zu beschreiben und zu erklären; die von ihm gewählten Modelle spiegeln dabei den seinerzeit verfügbaren naturwissenschaftlichen Wissensstand wider.

Eine Skizze in dem erwähnten Aufsatz soll hemmende und bahnende Synapsen darstellen. Es zeugt von FREUDS Genie, dass er als einer der Ersten die Idee hatte, dass das Gehirn aus untereinander verknüpften Synapsen bestehe – was erst 50 Jahre später durch RAMÓN Y CAJAL bestätigt wurde, der dafür 1906 den Nobelpreis erhielt.

FREUDS Gedankengebäude faszinierte – denkbar, dass viele darin auch eine Reaktion auf die »unromantischen« Vorstellungen der Biomechanisten sahen –, rasch wuchs die Zahl seiner Anhänger, die in den folgenden Jahren eine Fülle von Theorien, Hypothesen und auch Spekulationen hervorbrachten. Die von FREUD gegründete Psychoanalyse entwickelte sich so von einer klinisch-naturwissenschaftlichen zu einer hermeneutischen Methode, wohl schon einzig und allein, um hier Ordnung und Übersicht zu schaffen. An die Stelle von Empirie, kontrolliertem Experiment und wissenschaftlicher Transparenz traten nun Introspektion, Reflexion und Interpretation. Hochgradig spekulative, wenn auch faszinierend-genialische psychoanalytische Phantasien wie die von GEORG GRODDECK oder später von WILHELM REICH brachten der Psychoanalyse viel Beachtung, aber wenig wissenschaftlichen Respekt ein, führten sie mitunter gar an den Rand der Esoterik und trieben einzelne ihrer Adepten in eine sektiererisch anmutende Außenseiterposition.

Die Kluft zwischen der somatischen und der psychotherapeutischen Medizin wurde immer größer, ja nahezu unüberbrückbar. Daran änderten auch einige prominente psychosomatisch orientierten Hochschullehrer wie LUDOLF VON KREHL, RICHARD SIEBECK und VIKTOR VON WEIZSÄCKER wenig. Sie versuchten, psychische (WEIZSÄCKER auch psychoanalytische) Elemente in Diagnostik und Therapie zu integrieren. Der Mainstream beider Lager sprach keine gemeinsame Sprache mehr, begegnete sich im günstigsten Fall skeptisch, oft eher zynisch bis feindselig.

Eine »Medizin für Körper ohne Seelen« in Opposition zu einer Medizin für »Seelen ohne Körper« – das war das Ergebnis dieser Entwicklung, wie es schon THURE VON UEXKÜLL beschrieben hat.

KÖRPER UND PSYCHE IM NACHKRIEGSDEUTSCHLAND

DIE VERTREIBUNG UND ERMORDUNG der jüdischen Psychoanalytiker und die Gleichschaltung ihrer verbliebenen »arischen« Kollegen im sogenannten »Göring-Institut« mit dessen Ausprägung einer »völkisch-ganzheitlichen« Heilslehre zerstörte schließlich vollends die psychotherapeutische Kultur in Deutschland und verhinderte über Jahre jede Weiterentwicklung. Davon blieb auch das Verhältnis zur somatischen Medizin nicht unberührt, die verbliebenen Vertreter wurden gegenüber der internationalen wissenschaftlichen Welt isoliert.

Vor allem in Amerika erfuhren Psychoanalyse und neuere psychotherapeutische Verfahren wie Gesprächs- und Verhaltenstherapie zwischenzeitlich eine lebhafte Entwicklung, die auch besonders die Psychiatrie prägte. Über Konsultations- und Liasondienste wuchs ihre Bedeutung auch für die anderen medizinischen Disziplinen. Hier entstand in den Nachkriegsjahren eine wissenschaftliche psychosomatische Medizin mit Forschungsaktivitäten, Vereinigungen, Fachzeitschriften und Professuren.

In Deutschland kam es erst nach dem Zusammenbruch des Naziregimes mit seiner bereits erwähnten »völkisch-ganzheitlichen« Heilslehre zu einem verspäteten Aufbau einer wissenschaftlichen psychosomatischen Medizin.

Die Psychiatrie der Nazizeit hatte auf genetische Ursachen psychischer Störungen und Behinderung gesetzt und so die Ermordung von Menschen mit abweichenden körperlichen und psychischen Merkmalen pseudowissenschaftlich unterstützt und dadurch mit verschuldet. So waren weite Teile der damaligen Psychiatrie dem herrschenden Biologismus gefolgt, um dem Rassenwahn des Nationalsozialismus ein wissenschaftliches Fundament zu verschaffen. Man versteifte sich deshalb auf das akribische Messen von Schädelproportionen und die pathologische Auswertung von Gehirnpräparaten, die oft auf kriminelle Weise gewonnen worden waren.

Eine Psychiatrie in dieser Tradition hatte auch den Krieg überdauert. Zur Psychotherapie und der im Aufbau begriffenen, aus der Inneren Medizin kommenden Psychosomatik gab es hier keine Verbindung. Viele Kollegen, die in dieser Zeit eine Weiterbildung in Psychotherapie absolvierten, mussten es vor ihren Chefs in der Psychiatrie geheim halten, andernfalls hätten sie mit ihrer Entlassung rechnen müssen.

Die Psychotherapie als solche fand erst 1992 mit der Schaffung des Facharztes für Psychiatrie und Psychotherapie systematisch Eingang in die psychiatrische Ausbildung und Berufspraxis. Dennoch haftete dem Berufsstand des Psychiaters noch lange Zeit das Negativimage des »Irrenarztes« an, mit der entsprechenden Schwelle für Patienten, die an sich selbst eine psychische Komponente ihrer Erkrankung wahrnahmen oder deren Hausärzte eine solche vermuteten. ADOLF MEYER, einer der Pioniere der Psychosomatik im Nachkriegsdeutschland und Ordinarius für Psychosomatik am Universitätsklinikum Hamburg-Eppendorf (UKE), skizziert als Folge, »… dass sich entsprechende Kranke unter Berufung auf ihre Erschöpfung, ihr Herzjagen, ihre Schweißausbrüche etc. vorwiegend an Internisten um Hilfe wandten. Es entstand ein neues Verlegenheitskrankheitsbild, die so genannte ›vegetative Dystonie‹. Wenn es selbstkritischen und weiterdenkenden Internisten gelang, solche Patienten oft gegen deren erheblichen Widerstand zu einem Besuch beim Psychiater zu motivieren, kamen die wie ein Bumerang und dem Vermerk ›Kein Anhalt für Psychose‹ und der Empfehlung eines Sedativums zurück.« (MEYER 1994)

Aus dieser unbefriedigenden Situation entstanden an einigen Universitätskliniken auf Initiative führender Internisten, die selber psychotherapeutisch tätig waren, psychosomatische Fachabteilungen oder Kliniken. Zu den Pionieren gehörten u. a. LUDWIG HEILMEYER, FRIEDRICH CURTIUS und THURE VON UEXKÜLL.

Die Psychosomatik in Deutschland entwickelte sich in der Nachkriegszeit also aus der Inneren Medizin – und nicht aus der Psychiatrie. Damit war prinzipiell zunächst ein integrierter Behandlungsansatz verbunden, d. h. eine enge Verflechtung zwischen somatischer und »sprechender« Medizin. Dies führte allerdings dazu, dass unter dem Deckmantel der Inneren Medizin auch psychische Störungen behandelt wurden, für die die damalige Psychiatrie, die überwiegend mit Medikamenten, vielfach auch noch mit Elektroschocks operierte, kein geeignetes (und sozial akzeptiertes) Behandlungsangebot anbieten konnte.

Am 28. Oktober 1970 löste die neue Approbationsordnung (ÄAppO) für Ärzte die bis dahin herrschende »Bestallungsordnung« ab. Eine entscheidende Neuerung war die Aufnahme psychosozialer Fächer wie medizinische Psychologie, medizinische Soziologie, Psychosomatik und Psychotherapie in die Medizinausbildung. Wiederum war es THURE VON UEXKÜLL, von dem als Mitglied der sogenannten »Kleinen Kommission« zur Vorbereitung der ÄAppO die entscheidenden Impulse für diese Neuerung ausgingen. Die Studentenrevolte der späten 60er Jahre mit ihrer Kritik an den politischen Verhältnissen im Wirtschaftswunderdeutschland, die »Entdeckung« des gesellschaftswissenschaftlichen Aspekts der Psychoanalyse und die sozialpsychiatrische Bewegung, die Alternativen zur medikamentösen und zur »Wegsperr-Praxis« der Psychiatrie forderte, gehörten zu den Wegbereitern der Reform.

Nach 1970 musste an allen medizinischen Universitäten auch Psychosomatik angeboten werden und 1976 war dann die Zeit reif für ein erstes großes Lehrbuch der Psychosomatik, das »Schwerbuch«, wie es sein Erstherausgeber THURE VON UEXKÜLL immer augenzwinkernd genannt hat.

An den meisten Universitätskliniken wurden psychosomatische Abteilungen eingerichtet, die neben ambulanter Therapie auch stationäre Aufnahmen möglich machten. Die Leitung dieser Abteilungen lag, von wenigen Ausnahmen abgesehen, in den Händen von ärztlichen Psychoanalytikern. Psychiater kamen wegen ihrer verbreiteten Abneigung gegen Psychotherapie dafür nicht in Frage. Psychologen, die oft wesentlich bessere Voraussetzung für Theorie und Praxis von Psychotherapie mitbrachten, konnten als Nichtärzte nicht berufen, sondern höchstens als delegierte Assistenten eingesetzt werden. Psychoanalytiker allerdings hatten für die breite Versorgung von psychisch gestörten Menschen noch nie eine besondere Rolle gespielt: Ihre Stärken liegen in der intensiven Arbeit in der psychotherapeutischen Dyade mit bis zu vier wöchentlichen Sitzungen mit einem Patienten, wodurch die Kapazitäten eines Behandlers zwangsläufig begrenzt sind. Ihr großer Vorzug, unbewusste Prozesse in der unmittelbaren Interaktion zwischen Patient und Therapeut bzw. therapeutischem Team deutlich und nutzbar zu machen, verlangt zwangsläufig einen hohen Aufwand an Selbstreflexion und Supervision.

In der Kooperation zwischen somatischen Medizinern und Psychosomatikern (in der Regel Psychoanalytiker) entstand daraus allerdings häufig das Ressentiment, die »Psychos« beschäftigten sich in erster Linie mit sich selbst und ihrem Team, tränken ständig miteinander Kaffee und wären erst in zweiter Hinsicht mit den ihnen anvertrauten Patienten beschäftigt. Wenn einmal einer von ihnen dringend für ein Konsil oder eine Krisenintervention gebraucht würde, sei er garantiert in einer Teambesprechung, in einem nicht störbaren Einzelgespräch oder in der Supervision. Also auch hier keine glückliche Paarbeziehung zwischen Psychotherapeuten und »Körperärzten« …

Auf der anderen Seite führte die introvertierte, selbstkritische Attitüde der psychosomatischen Szene mit ihrer hochgradigen Skepsis gegenüber jeglichem »Agieren« dazu, dass in den praktischen, organisatorischen und auch machtpolitischen Auseinandersetzungen an den medizinischen Universitäten die Somatiker in der Regel die Oberhand behielten. Psychosomatiker und Psychotherapeuten waren es gewohnt, sich eher abstinent zu verhalten, kluge Bemerkungen und Deutungen zu machen, bei Abstimmungen zu unterliegen und sich dann hinter einem charmanten oder melancholischen Rückzug zu verstecken, wie der Psychoanalytiker WALTER PONTZEN 1994 selbstkritisch schrieb (PONTZEN 1994).

In einem solchen Klima konnte es wohl kaum zu einer konstruktiven Zusammenarbeit kommen, selbst wenn von allen Seiten guter Wille und Aufgeschlossenheit vorherrschen. So sind auch die Beispiele vom Scheitern psychosomatischer/somatopsychischer Projekte zahlreich, und einige Institute konnten nur dank des Charismas ihrer Gründer und Leiter so lange überleben, bis diese emeritiert oder pensioniert wurden. Allmählich verbreitete sich so die Auffassung, eine vernünftige, erfolgreiche, kompetente und atmosphärisch befriedigende Integration von Somatik und Psychotherapie könne es weder intrapersonell (also in der Person ein- und desselben Arztes) noch interpersonell (also in der Zusammenarbeit verschiedener Berufsgruppen in einem psychosomatischen Team) geben.

Es klaffte eine große Lücke zwischen dem, was die Psychiatrie an Versorgung von Menschen mit psychischen Störungen leisten konnte, die eben nicht an einer Psychose erkrankt waren, und den zwar therapeutisch kompetenten, aber versorgungstechnisch begrenzten Ressourcen der psychoanalytischen Institute und niedergelassenen Psychoanalytiker.

Vor diesem Hintergrund entstand nach und nach das Konzept, einen eigenen Facharzt für Psychosomatische Medizin und Psychotherapie zu etablieren – was allerdings im Rahmen der Fachgesellschaften und vor allem im Deutschen Kollegium für Psychosomatische Medizin, der internistisch dominierten Fraktion der Vereinigungen, heftig diskutiert wurde. THURE VON UEXKÜLL war ein engagierter Gegner der Einführung dieses Facharztes. Sein Anspruch ging weiter. Sein Ziel war es ja stets gewesen, die somatische und psychotherapeutische Medizin so kompetent und interaktiv wie möglich miteinander zu verschränken. Deshalb war seine Sorge, dass die dualistische Medizin durch einen eigenen Facharzt eher noch zementiert würde, denn dann würde die Psychosomatik, so seine Meinung, nur additiv, akzessorisch und eben nicht integrativ betrieben werden.

1988 erschien die *Theorie der Humanmedizin*, ein Grundlagenwerk von THURE VON UEXKÜLL und WOLFGANG WESIACK. Darin legten die beiden Autoren die erkenntnistheoretischen und philosophischen Fundamente für eine Heilkunst, die dem Körper und der Seele die gleiche Aufmerksamkeit schenkt und die die optimale Passung im System Patient/Arzt/Umwelt sucht. An diesem Anspruch sollten sich sowohl die individuelle ärztliche Praxis als auch medizinische und gesundheitspolitische Entwicklungen messen lassen müssen. Die Theorie der Humanmedizin war die einer Metadisziplin, aus der Forschungs- und Ausbildungsansätze generiert und beurteilt werden sollten.

Um den Anspruch solch einer integrierten psychosomatischen Medizin zu demonstrieren, hatte UEXKÜLL bereits 1981 ein zunächst wenig beachtetes Buch mit dem Titel *Integrierte psychosomatische Medizin* herausgegeben. Dessen Ziel war es, wie UEXKÜLL im Vorwort schrieb,» … einer breiten Öffentlichkeit darzustellen, dass in unserem dualistischen, in immer mehr und immer engere Spezialdisziplinen aufgeteilten Gesundheitssystem Einrichtungen existieren und funktionieren, die es nach dem Urteil vieler Fachleute sowohl aus dem Lager der somatischen Mediziner wie dem der Psychotherapeuten angeblich nicht geben kann: Einrichtungen für eine medizinische Betreuung, welche bei hohem Anspruch an das Niveau der diagnostischen und therapeutischen Maßnahmen die organischen und die psychosozialen Probleme der Kranken gleich ernst nehmen.« (UEXKÜLL 1981)

Aus diesem zunächst dünnen Bändchen entstanden dann genau zehn Jahre später in 2. und 3. Auflage zwei stattliche Bücher, in denen über 20 real existierende Kliniken, Abteilungen und Praxen vorgestellt wurden, die auf unterschiedlichen Stufen eines angenommenen Integrationsgrades Modelle Integrierter Medizin – in verschiedenen Fachrichtungen wie Hausarztpraxis, Gynäkologie, Urologie, Onkologie, Dermatologie etc. – bereits verwirklichten.

Mit seinen Bedenken gegen einen neuen Facharzt für Psychosomatische Medizin konnte THURE VON UEXKÜLL in den Fachgesellschaften allerdings keine Mehrheit finden. Der Facharzt für Psychosomatische Medizin und Psychotherapie wurde schließlich 2003 eingeführt und ersetzte den bis dahin nach Musterweiterbildungsordnung erwerbbaren Arzt für Psychotherapie. Integrierte Medizin wurde also nicht als idealer Regelfall der medizinischen Versorgung etabliert, sondern sie blieb und bleibt mehr ein Ideal und ein Leitmotiv einer ärztlichen Haltung, die über die berufspolitischen Zuständigkeiten und Belange deutlich hinausgeht.

Bei den wiederholten Treffen der Autorinnen und Autoren zur Vorbereitung des Buches *Integrierte Psychosomatische Medizin* war das Bedürfnis, sich mitzuteilen und Erfahrungen auszutauschen, entsprechend groß. Viele von ihnen arbeiteten als »Einzelkämpfer« in Praxen, wo sie sowohl somatisch als auch psychotherapeutisch behandelten, andere hatten mit den Widerständen ihrer Träger und Klinikleitungen zu kämpfen, denn ihre Art der Behandlung unterschied sich deutlich von der üblichen medizinischen und institutionellen Praxis. Deshalb zeichnete sich der Wunsch ab, die Diskussion fortzusetzen, den Informationsaustausch untereinander zu verstärken und nach weiteren, ebenfalls im Verborgenen arbeitenden Gleichgesinnten zu suchen. Solange die »Integrierten« vereinzelt agierten, gab es auch keinerlei Möglichkeit, gesundheitspolitisch aktiv zu werden und auf die unbefriedigenden Verhältnisse Einfluss zu nehmen. Der Wunsch nach einer kontinuierlichen Zusammenarbeit in einer offiziellen Vereinigung wurde immer deutlicher.

Im Sommer 1992 gründete THURE VON UEXKÜLL dann gemeinsam mit den Autoren seines Buches *Integrierte Psychosomatische Medizin* und einigen weiteren Mitstreitern die Akademie für Integrierte Medizin (AIM). Bei der Namensgebung dieser Organisation wurde bewusst auf das Attribut »psychosomatisch« verzichtet. Es war und ist nach wie vor das Ziel der AIM, die vergessene oder ganz verlorengegangene psychosoziale Dimension in die traditionellen Fachgebiete der Medizin zurückzubringen. Damit ist eine solche »integrierte Medizin« immer *auch* psychosomatisch, und die Disziplin Psychosomatik hat aus dieser Warte die Aufgabe, sich selbst zunehmend überflüssig zu machen.

Das Ziel der AIM wird in ihrer Satzung folgendermaßen beschrieben: »Zweck der Akademie ist die Koordination und Förderung von Initiativen, Therapiemodellen, Ausbildungs- und Forschungsaktivitäten, die die Integration psychotherapeutisch und somatisch orientierter Behandlungsansätze darstellen und auf diese Weise geeignet sind, den gegenwärtigen vorherrschenden biomechanisch/psychologischen Dualismus in der medizinischen Versorgung überwinden zu helfen.« (AIM 1996)

Das Konzeptpapier als Ergänzung dieser Satzung präzisiert die Defizite der dualistischen Medizin: »Das naturwissenschaftlich orientierte Menschenbild ist als Fundament der Ausbildung zum Arzt unzureichend: Es ist außerstande, ein Verständnis für die zahlreichen körperlich, psychisch und sozial bedingten Störungen und ihre Wechselwirkungen zu vermitteln. Damit fehlt die Voraussetzung für deren adäquate Therapie.

Dieses Menschenbild ignoriert nicht nur die persönlichen

Faktoren des Kranken, sondern auch jenes in der Allgemein-
medizin und der Praxis des Facharztes ›bei weitem am häufigsten
verwendete Medikament‹: den Arzt selbst.

Solange akut Kranke mit definierbaren Störungen im körperlichen Bereich, die durch kausal ansetzende Therapien geheilt
werden können, das Hauptkontingent der ärztlichen Klientel bildeten, war es möglich, diese Defizite zu übersehen. Bei den heute
weitaus überwiegenden chronisch Kranken liegen die Verhältnisse anders. Hier muss der Arzt die Wechselwirkungen körperlicher, psychischer und sozialer Faktoren in Diagnostik und
Therapie in Rechnung stellen können. Darüber hinaus muss er
in der Lage sein, seine eigene Rolle in der Beziehung zum Patienten kritisch zu reflektieren.« (AIM 1996)

2004 starb THURE VON UEXKÜLL im Alter von 96 Jahren.
Vielfach war die Vermutung geäußert worden, dass ihn die von
ihm initiierte und gegründete Akademie nicht lange überleben
würde, da sein Charisma, sein einzigartiges Wissen und sein
vorbildhaftes Engagement für eine humane Medizin das entscheidende Bindeglied für die Vereinigung seiner Schüler und
Mitstreiter seien. Diese Befürchtung erwies sich als vollkommen
unbegründet, die AIM lebt und gedeiht weiterhin. Ganz offensichtlich war UEXKÜLLS intellektuelles und persönliches Ver-
mächtnis so wirksam, dass die Akademie nicht nur überlebte,
sondern zunehmend auch neue Mitglieder gewann. Einige
unter ihnen gründeten unterdessen selber eigene Initiativen,
die sowohl in der psychosomatischen Versorgung und Forschung als auch in der Gesundheits- und Ausbildungspolitik an
Einfluss gewannen.

Regelmäßig organisiert die AIM, die 2006 gemäß Vorstands-
beschluss in *Thure-von-Uexküll Akademie für Integrierte
Medizin* umbenannt wurde, zwei verschiedene Formate von
Austausch- und Fortbildungsaktivitäten: zum einen die großen

Jahrestagungen, zu denen Referenten aus den unterschiedlichsten Bereichen von Geistes-und Naturwissenschaften eingeladen werden, zum anderen die sogenannten Modellwerkstätten. Bei Letzteren werden in einem kleineren Kreis theoretische Themen diskutiert und erarbeitet und – nach dem von THURE VON UEXKÜLL begründeten Verfahren der reflektierten Kasuistik – konkrete Fallbeispiele besprochen. Die Mitgliederzahl der AIM bewegt sich ziemlich konstant knapp unterhalb einer Zahl von 200. Gemessen an den Mitgliedern anderer psychotherapeutischer, psychosomatischer, geschweige denn somatischer Fachgesellschaften ist das eine eher kleine Zahl, aber der Einfluss der Aktivitäten der AIM ist nicht zu unterschätzen. Fast regelmäßig wird über die Jahrestagung z. B. im Wissenschaftsteil der Süddeutschen Zeitung berichtet, über Tageszeitungen, Fernseh- und Radio-Interviews gelangen die Gedanken und Forderungen der Integrierten Medizin in die Öffentlichkeit, wo sie oft auf ein beträchtliches Echo stoßen. Das Bedürfnis nach einer Medizin, die sich dem ganzen Menschen, seiner Seele und seinem Körper widmet, ist ganz offensichtlich ungeheuer groß. Dass eine solche Medizin in der Praxis noch eher selten zu finden ist, wird stets nach Veranstaltungen der AIM oder in Publikationen über die Akademie deutlich. Immer wieder melden sich dann Patientinnen und Patienten mit der Frage an die Referentinnen und Referenten, wo man denn eine solche medizinische Behandlung erfahren können, wie sie die AIM vertritt.

Welche Kreise die AIM ziehen kann, soll stellvertretend hier nur an zwei Beispielen illustriert werden. Eines davon ist Prof. CHRISTIAN SCHUBERT – der auch AIM-Vorstandsmitglied ist – mit seiner Tagung für Psychoneuroimmunologie. Sein wissenschaftlicher Ansatz der »integrativen Einzelfallstudie« (z. B. SCHUBERT et al. 2012) ist ja eigentlich der einer Integrierten Medizin, und als ich zum ersten Mal einen Vortrag von ihm hörte, war mir klar, dass wir jemanden wie ihn in der Akademie brauchten. Es war insofern auch gar nicht schwer, ihn zu überzeugen, in die Akademie einzutreten. Seine Argumente, weshalb es sich bei der Psychoneuroimmunologie eigentlich um »angewandte Integrierte Medizin« handelt, formuliert er so: »Die PNI kann als konsequente empirische Realisierung des biopsychosozialen Modells gesehen werden, wenn man die verschiedenen systemtheoretischen Basisannahmen der PNI betrachtet: die Existenz eines ›Immunoneuroendokrinen Netzwerks‹, gewissermaßen eine ›gemeinsame biochemische Sprache‹, sowie die Bedeutung des ›Sickness Behavior‹ für den Verlauf von Krankheiten.« (SCHUBERT, mündliche Mitteilung)

Das andere Beispiel: 1994 meldete sich bei THURE VON UEXKÜLL die frisch approbierte junge Ärztin JANA JÜNGER, weil sie seine Bücher gelesen und Interesse an seinem Ansatz hatte. UEXKÜLL selber war immer aufgeschlossen für die Ansichten und Projekte junger, neugieriger und kluger potentieller Mitstreiterinnen und Mitstreiter, und viele von ihnen wollten den Nestor der Psychosomatischen Medizin natürlich auch gerne persönlich kennenlernen. Er lud diese junge Kollegin daher zu den ersten Sitzungen der »Urzelle« der AIM ein, und sie zeigte sich so interessiert und engagiert, dass sie nach der Gründung der AIM bald in den Vorstand gewählt wurde. Frustriert von der medizinischen Didaktik in ihrer internistischen Aus- und Weiterbildung und vor allem vom Defizit der »sprechenden Medizin« auch während des klinischen Alltags, begann JANA JÜNGER während ihrer Weiterbildung an der Universitätsklinik für Innere Medizin in Heidelberg, in den Lehrveranstaltungen der Klinik Arbeitsgruppen für die Ausbildung in ärztlicher Kommunikation zu organisieren – unter anderem mit Hilfe von Schauspieler-Patienten. Sie begann sich zusätzlich in der Gesellschaft für Medizinische Ausbildung (GMA) zu engagieren, wurde im Laufe ihrer Berufslaufbahn zunächst Leiterin des »Kompetenzzentrums für Prüfungen in der Medizin in Baden-Württemberg« und erhielt 2011 den *Arslegendi-Fakultätenpreis* »… für exzellente Lehre in der Medizin«.

Geprägt von der Person und Lehre THURE VON UEXKÜLLS war es ihr ein besonderes Anliegen, die Integrierte Medizin und die Verbesserung der Arzt-Patienten-Kommunikation in der medizinischen Ausbildung zu verankern. Sie war maßgeblich an der Entwicklung des Nationalen Kompetenzbasierten Lernzielkatalogs Medizin (NKLM) beteiligt, in dem die Ärztliche Kommunikation eine zentrale Rolle spielt.

Seit 2016 ist sie Direktorin des *Deutschen Instituts für Medizinische und Pharmakologische Prüfungsfragen*, das verantwortlich ist für den verbindlichen Gegenstandskatalog in der deutschen Mediziner- und Medizinerinnenausbildung. In der neuen Approbationsordnung ist ärztliche Kommunikation nun ein obligatorisches Prüfungsfach, das mit einem mündlichen Examen abgeschlossen werden muss. Im Klartext bedeutet das, dass die Gedanken der Integrierten Medizin und die Forderungen von THURE VON UEXKÜLL offiziell Eingang in die medizinische Lehre gefunden haben. Damit ist sicherlich ein Meilenstein auf dem Weg zur Überwindung des Dualismus in der Medizin gesetzt worden.

Bis dies alles in die allgemeine ärztliche Praxis und die medizinische Versorgung durchdringt, ist allerdings noch sehr viel zu tun – der Auftrag der Akademie für Integrierte Medizin ist noch lange nicht erfüllt.

STEFAN KNAPPE

DEN KLANG
DES PRESSLUFTHAMMERS
GENIESSEN

MUSIK UND SOUND
ALS ERFAHRUNGSDIMENSIONEN
DES UNBEWUSSTEN

DER FOLGENDE BEITRAG GLIEDERT SICH in 3 Teile: Es geht erstens um die Grundlagen der Verbindung von Musik und Psychoanalyse, zweitens um Geräuschmusik, die diese Verbindung
exemplarisch darstellt, und drittens um die Behandlung der
Frage, was sinnliches Hören für unser Bewusstsein, generell auch
für unsere Kreativität und für Kunst bedeutet.

MUSIK AUS PSYCHOANALYTISCHER SICHT

ZUNÄCHST MÖCHTE ICH MIT EINIGEN ganz allgemeinen, einführenden Bemerkungen zu Musik beginnen. Es gibt wohl kaum einen Menschen, der überhaupt noch nie Musik gehört hat. Im Gegenteil, wir alle hören Musik – und wir sind davon oft in irgendeiner Weise emotional berührt. Musik ist wahrscheinlich so alt wie die Menschheit selbst, man nimmt an, dass es, seit es menschliche Kultur gibt, auch Musik gibt. Dies belegen u. a. die Entstehungsmythen von Musik, die es in sämtlichen Kulturen zu geben scheint. Man kann daher Musik als ein universelles Phänomen bezeichnen. Es gibt Vermutungen, dass Musik schon als Ausdrucksform vorhanden war, bevor es überhaupt Sprache gab (NITZSCHKE 1984; PARNCUTT 1997; TENBRINK 2000; BETHGE 2003).

Welche Wirkung hat Musik auf uns? Woher rührt ihre ungeheure emotionale Macht? Kann man Musik »erklären«? Diese und viele weitere Fragen dieser Art stellen sich unweigerlich, wenn wir dem faszinierenden Phänomen Musik auf den Grund gehen wollen, doch mit der Ratio ist Musik nicht wirklich fassbar, auf gewisse Weise erscheint sie uns als Mysterium.

Um die Tiefenwirkung von Musik zu begreifen, sollte die Psychoanalyse als »Wissenschaft vom Unbewussten« geradezu prädestiniert sein. Dennoch gab es lange Zeit von Seiten der Psychoanalyse so gut wie keine Forschungsarbeiten dazu, bis in die 90er Jahre erschien so gut wie kein Artikel zu diesem Thema. Dies sollte sich erst mit der Gründung der Zeitschrift *Musik und Psyche* und der Gruppe um BERND OBERHOFF zu Beginn des Jahrtausends ändern. Eine ganze neue Sichtweise auf das Phänomen Musik begann sich nun abzuzeichnen. Auf diese ersten Arbeiten möchte ich mich hier vor allem theoretisch beziehen.

MUSIK IST (NACH SABINE LANGER) eine besondere (nicht-verbale) Symbolsprache zweiter Ordnung, d. h. Musik ist »präsentatives Symbol« und als solches umfasst sie alles, was dem »Bereich des Unsagbaren« zuzuordnen ist. Unter Symbolsprache erster Ordnung verstehen wir »diskursive Symbole«, also unsere verbale Sprache, die einer rationalen Ordnung entspricht.

Mit dieser »zweiten Ordnung« ist gemeint, dass Grundfiguren menschlicher Lebenspraxis auf sinnhaft-bildliche Weise ausgedrückt werden (z. B. in Form von Ritualen, Mythen, Kunstwerken …).

Insofern ist Musik eine Symbolsprache, die aber getrennt von der verbalen Symbolisierungsform »Sprache« stattfindet (in vielen heutzutage populären Musikstilen kommt es zu einer Vermischung von Musik und gesungener Sprache – hier müssen wir unterscheiden zwischen dem rational erfassbaren Text und dem rein musikalischen Gehalt des Gesanges, der ja auch als Sprachmelodie [Prosodie] in alltäglicher Sprache allgegenwärtig ist).

Warum wir uns aus der Sicht der Psychoanalyse mit Musik beschäftigen, ist deren starke Verbindung zum Unbewussten.

Meine These in diesem Zusammenhang lautet: Der Ursprung des Musikhörens liegt in Prozessen der frühesten und allerfrühesten Sozialisation, die in der Regel unbewusst sind. Mit der Ratio alleine kann, wie gesagt, Musik nicht verstanden werden. Schon beim Versuch, Musik als Phänomen sprachlich zu fassen, bedient man sich häufig begrifflicher Annäherungen, die auch für die Charakterisierung des Unbewussten benutzt werden, hier gibt es regelrecht Überschneidungen (z. B. Begriffe wie unmittelbare Affektierung, Entzeitlichung in der Musik etc.).

Schon in unserer pränatalen Existenzform sind also die Wurzeln für das spätere Musikerleben gelegt. Das gilt sowohl für erste klangliche Erfahrungen als auch für den Niederschlag, den die pränatale, objektlose Seinsweise in unserem Unbewussten findet.

DER URSPRUNG UNSERES MUSIKERLEBENS

UNSER MUSIKERLEBEN WURZELT in unserer frühesten Mutter-Kind-Beziehung. Die Mutter-Kind-Dyade beginnt bereits im pränatalen Stadium und dauert bis zum ca. 4./5. Lebensmonat eines Kindes (TYSON & TYSON 2001). Schon mit Beginn unserer Existenz besteht pränatal bereits ein »attunement« (ein gegenseitiges Sich-aufeinander-»Einstellen«) zwischen Mutter und Kind. Die emotionale Mutter-Kind-Symbiose beinhaltet Abstimmungen von Körperrhythmen und eine Art präverbalen Ur-Dialog. Dabei kommt es zur »coenästhetischen Empfindungsfähigkeit«: Der Körper des Säuglings ist quasi Gesamtorgan für Ton- und Klangfarbe der Stimme der Mutter, für Muskelspannungen, Körperrhythmen, Körpertemperaturunterschiede, Gestik und Mimik der Mutter, Berührungen, Geruchsempfindungen, Sprechtempus und -dauer. Es gibt in dieser Phase bereits einen phonetischen Austausch zwischen Mutter und Kind, er ist essentieller Teil des »Ur-Dialogs«.

Musikerleben wurzelt daher im interaktiven Geschehen während der präverbalen Zeit der Mutter-Kind-Beziehung (und ist Ausdruck einer spezifischen affektiven Kommunikation, Austausch von Emotionen).

Im Musikerleben können wir Nicht-Symbolisiertes, insbesondere »präverbale Erfahrungsbildungen«, symbolisch verarbeiten, so die These in der Psychoanalyse. Erst im 2. Lebensjahr erreicht das Kind eine gewisse Symbolisierungsfähigkeit. Ab nun bietet die Musik durch den Erfahrungsraum, den sie eröffnet, eine Möglichkeit, das nicht-fassbare, nicht-verbale »Wissen« zu verarbeiten.

Der Mensch strebt sein ganzes Leben danach, präverbalen Erlebnismustern über kreative Prozesse Ausdruck zu verleihen. Daher gilt in der psychoanalytischen Entwicklungspsychologie Symbolisierung als eines der wesentlichen Grundbedürfnisse des Menschen. Insbesonders traumatische Erfahrungen aus der frühesten Kindheit drängen danach, nachträglich symbolhaft transformiert zu werden. »Was nicht symbolisiert wurde, muss wiederholt werden«, schreibt MARTIN DORNES (DORNES 1993, S. 192) dazu.

Nach psychoanalytischer Theorie bietet Musik einen »Container« (im Sinne BIONS) zur nachträglichen Symbolisierung des Ungedachten, aber Durchlebten. Der Verlust der ursprünglichen Einheit bzw. der mehr oder weniger vollständigen Symbiose und Objektlosigkeit scheint hier von zentraler Bedeutung zu sein. Musik lädt geradezu ein, in die »komplexe innere Welt der prä-symbolischen Erfahrungsbildung« (als Definition, von DIETER TENBRINK) einzutauchen (TENBRINK 2000, 2002).

Es gibt viele Befunde, sowohl in Empirie wie auch Theorie, z. B. aus der psychoanalytischen Entwicklungspsychologie, der pränatalen Psychologie wie auch der Säuglingsforschung, die diesen neuen psychoanalytischen Ansatz bestätigen. Dazu bin ich in meiner Arbeit *Das Unbewusste und der Klang. Psychoanalyse und experimentelle Geräuschmusik* (KNAPPE 2004) ausführlich eingegangen. Hier nur in aller Kürze dazu: Der Körper des Säuglings wird in diesem Ansatz als »erstes Musikinstrument« angesehen, als Gesamtorgan, aber auch als erstes Gedächtnisorgan für prä-verbale, prä-symbolische Inhalte. Das coenästhetische

System, also unser vitales Leibempfinden, arbeitet ganzheitlich, unbewusst und es reagiert auf nichtverbale Signale, z. B. »Gleichgewicht, Spannungen (der Muskulatur und andere), Körperhaltung, Temperatur, Vibration, Haut- und Körperkontakt, Rhythmus, Tempo, Dauer, Tonhöhe, Klangfarbe, Resonanz, Schall und wahrscheinlich noch eine Reihe anderer, die man als Erwachsener nicht in Worte fassen kann.« (SPITZ 1967, S. 153)

Solche Beschreibungen von »Körperempfindsamkeit« lassen bereits Überschneidungspunkte zur Musik und ihrer Charakterisierung erkennen.

Wir wissen aus der psychoanalytischen Entwicklungspsychologie, dass der dyadische Erfahrungsmodus aus der frühesten Zeit das gesamte Leben über weiter unbewusst gespeichert bleibt, als eine Art »Hintergrundfilm«.

Doch wie erlebt sich der Fötus selbst im Mutterleib? Wir beobachten, dass schon in dieser frühen Phase seines Lebens der Fötus zu selbstinitiiertem Verhalten, zu Emotion und Interaktion fähig ist, d. h., er führt bereits frühe eigenständige Bewegungen durch, hat ein aktives Traumleben, er reagiert schon auf Umweltreize. Ab dem 5. bis 6. Monat ist der Fötus bereits voll hörfähig und er nutzt diese Hörfähigkeit schon aktiv, um eine starke Bindung an die Mutter aufzubauen. Er kann bereits auf das Lachen der Mutter reagieren, selbst Präferenzen für bestimmte Sprachmuster werden bereits in der Zeit ausgebildet (CHAMBERLAIN 1997; PIONTELLI 1996).

Wie sieht die Klangwelt des Fötus aus? Sie ist geprägt vom Herzschlag der Mutter, vom Pulsieren der mütterlichen Bauchaorta sowie auch von der Stimme der Mutter. Es hört sich wohl so an, wie es für uns Erwachsene ist, wenn wir Laute von draußen im Schwimmbad unter Wasser hören. Die Mutterleibsgeräusche sind allerdings stärker als die Außenlaute, doch diese werden durchaus auch registriert.

Man kann also zusammenfassen: Musik stellt etwas dar bzw. beinhaltet etwas, das wir unbewusst bereits »kennen«. Deshalb können wir uns dessen Einfluss auch kaum oder gar nicht entziehen. Dieses »Bekannte«, welches die Musik durch sich selbst zu repräsentieren scheint, ist wie ein Stück fehlender unbewusster Seinsweise bzw. ein Stück »guter und schlechter« Erfahrungen, die nicht symbolisiert werden konnten. Diese »konservierte Erinnerung« an präverbale Erfahrungsbildung, die gesamtkörperlich ihren Niederschlag gefunden hat, wird durch Musik reaktualisiert, verstärkt und ergänzt.

Musik scheint wie ein Katalysator unbewusster Erfahrungsdimensionen zu wirken, die im gewöhnlichen Realitätsbezug zwar nicht völlig verschwunden, aber dennoch tief verborgen sind.

Das heißt aber auch: Musik kann auf unbewusster Ebene bereits Durchlebtes wieder emotional präsent werden lassen. Sie öffnet oder vergrößert quasi einen Raum des Unbewussten im Hörer … In diesem Sinn geht der Rezipient (auf unbewusster Ebene) mit der Musik eine Fusion ein – die Sphäre des Musik-Erlebens schafft *einen gemeinsamen* Raum. Man sollte deshalb nicht unbedingt von »Kommunikation« der unbewussten Inhalte mit dem Unbewussten des Hörers sprechen (also von zwei eigenständigen Objekten, die in Beziehung treten), sondern eher von der Schaffung einer neuen Erfahrungsdimension im Verborgenen, also einem kreativen Akt (den man sich als eine Art unbewussten »Übergangsraum« im Sinne WINNICOTTS vorstellen kann; WINNICOTT 1971).

EXPERIMENTELLE GERÄUSCHMUSIK

ALS ENTSCHEIDEND MUSS HIER FOLGENDES vorausgeschickt werden: In der experimentellen Geräuschmusik kann jedwedes Klangereignis Musik sein oder zu Musik werden … Was experimentelle Geräuschmusik auszeichnet, ist, dass sie keinerlei Konventionen folgt oder dogmatische Regeln innehat, wie die Musik zu konstruieren ist. Was zählt, ist der Klang oder das Geräusch an sich.

Während in der klassischen Auffassung Musik durch Parameter wie Rhythmus, Harmonie und Melodie bestimmt ist, weist die experimentelle Geräuschmusik eine Abkehr von diesen konventionellen Parametern auf – das »Geräusch an sich« wird zum Kompositionsbaustein (BÜSSER 1996; SCHRIDDE 1992, 1996; STERNECK 1998).

Was zeichnet nun die experimentelle Geräuschmusik im besonderen aus?

Allgemeine Strukturelemente für experimentelle Geräuschmusik:

1. AMORPHE QUALITÄT ODER AMORPHISMUS:
Erkennbare oder allgemein bekannte Formen, Muster oder Strukturen sind i. d. R. nicht vorhanden.

2. NICHT-TONALITÄT:
Jedes denkbare Frequenzgemisch, vom Sinus-Ton bis zum »weißen Rauschen«, kann Element der experimentellen Geräuschmusik sein, es gibt keinen Ausschluss von Frequenzen. Das bedeutet aber im Umkehrschluss nicht, dass nicht auch Töne Bestandteil der experimentellen Geräuschmusik sein *können*.

3. HARMONIELOSIGKEIT:

Oft lassen sich in experimenteller Geräuschmusik keinerlei bekannte Harmoniestrukturen feststellen.

4. RHYTHMUSLOSIGKEIT BZW. UNDEFINIERBARKEIT QUASI-RHYTHMISCHER STRUKTUREN:

Damit ist das Fehlen von sich wiederholenden, durchgängig vorhandenen und erkennbaren rhythmischen Mustern und einem Metrum gemeint. Rhythmische Muster fehlen entweder komplett, oder die vorhandenen Muster lassen sich mit gängigen Konzeptualisierungen (3/8-Takt etc.) nicht mehr erfassen.

5. STIMMLOSIGKEIT:

Eine Solo-Stimme fehlt fast durchgängig, vielleicht taucht sie kurz auf, um aber wieder zu verschwinden; oft ist sie nur zerstückelt, verfremdet oder effektiert (d.h. mit Effektprozessoren bearbeitet) wahrnehmbar. In der experimentellen Geräuschmusik »spricht« keine realisierbare Stimme mehr durch die Musik.

6. SINGULARISIERUNG AKUSTISCHER EREIGNISSE:

Singularisierung meint das Vereinzeln von akustischen Ereignissen. Oftmals werden – mit Hilfe elektronischer Mittel – Geräuscheffekte erzeugt, die nur ein einziges Mal in einem Stück ertönen und mitunter auch gar nicht wieder auftauchen oder überhaupt reproduzierbar sind.

Ein Sonderfall ist die fließende, atmosphärische Geräuschmusik. Ihre Charakterisierung:

7. FLIESSQUALITÄT (UNKONKRETISMUS):

Gemeint ist hiermit die Tendenz, in dieser Form experimenteller Geräuschmusik einen durchgehend erklingenden Schwall von Klang zu erzeugen – eine regelrechte Klangblase. Es gibt keine

Brüche oder Stille. Die Musik kennt kein Anhalten und kein Verharren in festen Strukturen, sondern bewegt sich wie ein Strom in der Zeit fort.

8. UNBESTIMMBARKEIT VON KLANGQUELLEN:

Verbunden mit dem oft anzutreffenden »nicht-konkreten« Charakter ist hier auch meist die Unbestimmbarkeit der Klangquellen. Diese werden bis zur Unkenntlichkeit effektiert und verfremdet und sind nur noch als fremdartiges oder mysteriöses »Klangobjekt« wahrnehmbar. Beide Charakteristika, (7) und (8), lassen sich auch mit »Auflösungstendenzen« gut beschreiben. Aufgelöst werden konkrete Strukturen, zeitschaffende Raster und wiedererkennbare Muster zugunsten eines amorphen »Klangbreis«.

9. IMAGINATION BESONDERS GROSSER ODER NICHT-ENDLICHER RÄUMLICHKEIT:

In der spezifischen Form von experimenteller Geräuschmusik werden oft Klangräume geschaffen, die besonders groß oder sogar unendlich erscheinen. Dies entspricht dann dem Höreindruck, den man z. B. beim Besuch großer Kathedralen, Schluchten, Tunnel oder Höhlen hat.

10. VORHERRSCHENDER EINSATZ VON TIEFEN FREQUENZEN:

Es überwiegen in der Form von experimenteller Geräuschmusik, die wir hier besprechen, eindeutig tiefe Frequenzen. Dies führt in der Regel zu Eindrücken und Assoziationen von Dunkelheit, Düsterkeit und Schwere. Oft handelt es sich dabei um lange, durchgängige Stücke, die bis zu einer Stunde dauern können.

MEINE THESE LAUTET: Die Wirkung experimenteller Geräuschmusik beruht im besonderen Ausmaß auf dem menschlichen Unbewussten, wobei der Ursprung ihrer Tiefenwirksamkeit in der pränatalen Phase, also im Mutterleib, angesetzt werden muss. Eine besondere Rolle für die Tiefenwirksamkeit der experimentellen Geräuschmusik spielt dabei deren besondere Struktur.

Wie lässt sich experimentelle Geräuschmusik psychoanalytisch deuten? Was unsere pränatale Existenzform auszeichnet, ist Objektlosigkeit, wir sprechen von prä-objektaler Existenzform. Es ist eine Phase vor der Erwerbung irgendwelcher Strukturen, eine Phase der Subjekt- und Objektlosigkeit, wo alles wohl zu einem »großen Ganzen« verschwommen ist, mit unklaren oder nicht vorhandenen körperlichen wie psychischen Begrenzungen.

Diese Erfahrung können wir in den Strukturelementen der experimentellen Geräuschmusik in den Punkten 1, 2–4, 6, 7, 9 wiederfinden.

Auf der einen Seite gibt es einen Raum für Omnipotenz- und Allmachtsphantasien (Punkt 1, 9), es existiert nur ein grenzenloses Selbst, es gibt nichts außerhalb der eigenen Existenz. Auch Erfahrungen von Zeitlosigkeit (Punkt 7, 10) zeichnen diese frühe Entwicklungsphase aus, auch die »Entzeitlichung« in der experimentellen Geräuschmusik suggeriert ein unendlich langsames Fortschreiten.

Wir können Klang als eine allererste psychische Hülle erfahren und interpretieren, ähnlich wie die Haut. Der Sinneskontakt mit akustischen Signalen, das Hören von Klang ist wie ein körperlicher Kontakt, wir sprechen von auraler »Schutzhülle« im Sinn eines Proto-Haut-Ich (Punkt 7, 10; MAIELLO 1999).

AUF DER ANDEREN SEITE VERWEISEN bestimmte Charakterisierungen der experimentellen Geräuschmusik auch auf folgende Phänomene in der prä- und postnatalen Phase: eine mangelnde

Holding-Funktion (Punkte 1, 7) – also mangelndes »Gehalten-Werden« durch die Mutter (WINNICOTT 1974), die für optimale Entwicklung nötig ist; auf einen gestörten affektiven Mutter-Kind-Dialog (Punkte 2–4), wenn die Interaktion zwischen Mutter und Kind beeinträchtigt ist; eventuell auch auf Trauma-tisierungen in der Dyade/Symbiose (Punkte 5, 6, 10), d. h. es gibt die Schaffung eines offenen und weiten Phantasie- und Möglich-keitsraums auf der einen Seite, auf der anderen Seite aber die Störung und Verletzung dieses Raumes …

Die beschriebene »Grenzenlosigkeit« der experimentellen Musik findet auf irgendeine Art und Weise ihre Entsprechung in den Tiefenstrukturen des Hörers – so wird dieser auch aus be-stimmten, zum Teil unbewussten Motiven heraus genau diese und keine andere Musik suchen, die »passende« Musik zur Tie-fenstruktur seiner eigenen Psyche …

AUS DER OBJEKTLOSIGKEIT HERAUS DURCH MUSIK

WENN WIR DEN ÜBERGANG ZWISCHEN der allerfrühesten Ob-jektlosigkeit des Fötus und der beginnenden (Selbst-)Strukturie-rung eines Kindes durch Musik wieder bewusstmachen wollen, sollten wir nicht von jenem legendären »ozeanischen Gefühl«, das FREUD beschreibt, oder von einem pränatalen Paradies aus-gehen. Wir sollten im Gegenteil auch Störungen im Zuge dieser Existenzform berücksichtigen.

Mit der bereits spürbaren Infragestellung und Auflösung des Zustands der prä-objektalen Existenzform in Richtung beginnen-der Subjekt-Objekt-Differenzierung in der Mutter-Kind-Dyade gab es in der Frühzeit jedes Menschen in dessen unbewusstem Lebenshorizont bereits Übergangserfahrungen, die eine einschneidende Umwälzung bedeutet haben. Aus absoluter Omnipotenz, Objektlosigkeit und Undifferenziertheit fand ein Übergang zu Begrenzung, Abtrennung und Differenz statt.

So können wir sagen: Je weiter sich Musik in Richtung Strukturlosigkeit, Auflösung von Konkretem etc. in Richtung »weißes Rauschen« bewegt, desto ursprünglicher und entwicklungsgeschichtlich früher dürften auch die damit verbundenen Erfahrungsbildungen bzw. unbewussten Erfahrungs-Schemata sein, die hier womöglich reaktiviert und intensiviert werden können. Wo der Klang sich endgültig in weißes Rauschen verliert, verliert sich auch die Existenz in nicht mehr näher bestimmbare Objekt- und Subjektlosigkeit. Es gibt also quasi eine Isomorphie von Klangstruktur und dem damit gekoppelten Niederschlag im Unbewussten eines Hörers.

In diesem Sinne (in ihrem Potenzial, spezifische unbewusste Inhalte »erschließen« zu können) darf man sich Musik als ein Kontinuum vorstellen – mit einem Pol totaler Strukturiertheit auf der einen und einem gegensätzlichen Pol totaler Unstrukturiertheit auf der anderen Seite, also einerseits mit extrem durchgeplanten, vorhersagbaren, aufeinander abgestimmten musikalischen Grundparametern, andererseits mit der Auflösung aller Strukturen, mit dem reinen weißen Rauschen, das alle Frequenzen enthält.

Was folgt nun daraus? Experimentelle Geräuschmusik, die ja aus Klängen und Sounds, aber nicht aus vordergründig erkennbaren Strukturen besteht (sich sozusagen am Alltags-Bewusstsein vorbeischlängelt), ermöglicht es dem Hörer, tiefste unbewusste Schichten der Psyche quasi erlebbar zu machen. Im Grunde geht es um eine Re-Aktualisierung des prä-verbalen Zustands im Mutterleib oder der frühesten Mutter-Kind Symbiose, aber auch um die Reaktivierung einer gleichzeitig allmählichen Bedrohung dieses Zustandes und der Entwicklung von Abgegrenztheit.

Ursprüngliche Erlebnisse im Mutterleib scheinen hier symbolisiert zu werden, die auf vielfältige Weise im Körperbewusstsein festgeschrieben sind. Durch experimentelle Geräuschmusik kann an diese »angedockt« werden, sie können vom erwachsenen Hörer jetzt bei gleichzeitiger Bewusstheit wiedererlebt und transformiert werden ... Dies kann auch Prozesse im Körperlichen auslösen.

In dieser erweiterten Perspektive kann die kreative Beschäftigung mit geräuschhaften Klängen einen Weg zu einer Re-Aktualisierung, Intensivierung und nachträglichen Bearbeitung (=Symbolisierung) von frühkindlichen Vorgängen darstellen. Dies kann bis hin zu einer tieferen Bewusstheit und reflektierteren Lebensweise im Hinblick auf das Selbst führen.

Dazu möchte ich zuletzt noch einen befreundeten Musiker zitieren, der diese Erfahrung wie folgt zusammenfasst:

»Ich höre musik im rauschen des wassers, im rauschen der luft, im rauschen des raumes, im rauschen meiner umgebung, im rauschen des blutes in meinen ohren. ich höre das wasser im rauschen des verstärkers, im rauschen der elektronik, im rauschen der effektgeräte, im rauschen der oszillatoren. ich höre grillen zirpen, vögel zwitschern, rückkopplungen kreisen durch den raum, menschen murmeln, das digital delay koppelt sich selbst zurück und schleift einen ton hinter sich her, um ihn gleichzeitig nach vorn zu schieben, bis die parameter geändert werden und das rauschen zurückkehrt. schwingendes metall, interferenzen, die sich im wasser brechen und sich drehende phasen, gegeneinander verschobene wellen. parameter ändern, verzögerungszeit, momente verlängern, endlos schleifen, digitalisierte wirklichkeit auf tonbändern vermischt sich mit dem rauschen des wassers, der luft, des raumes, der umgebung und allem. alles ist klang.«

(OBST 2002, S. 9)

WAS HEISST DAS LETZTLICH? Hören ist kein passiver, sondern ein aktiver, ein kreativer Prozess, der zu größerer Bewusstheit führen und auch therapeutisch wirken kann. Eine solche ganzheitliche Sicht- und Wahrnehmungsweise ermöglicht es, Musik und Klänge als »Soundtrack« des eigenen Lebens, der von morgens bis abends läuft, zu betrachten.

Wie durch andere kreative Symbolisierungsformen (Schreiben, Malen, Dichten) kann so auch durch das Hören Nichtsymbolisierbares nachträglich verarbeitet werden. Strukturlosere Musik hat das Potenzial, tiefer liegende, auch komplett unbewusste Erfahrungen zu erreichen.

Musik kann Heilungs- und Integrationsvorgänge unterstützen. Ich verstehe unter »Heilung« aber nachträgliches Symbolisieren, quasi »Wiedererleben«, mit dem Ziel, größeres Bewusstsein zu erreichen, »besser umgehen zu lernen« mit den alten »Wunden«. Es geht hier nicht darum, etwas »wegzumachen« oder zu »ignorieren«, sondern in das eigene aktuelle Leben zu integrieren und in Eigenverantwortung und Selbstbestimmtheit damit umzugehen.

Was wir bei der Beschäftigung mit experimenteller Geräuschmusik erlernen können, ist nicht nur eine erweiterte Vorstellung dessen, was Musik sein kann (nämlich auch Geräusche, Klänge und Sounds), sondern auch ein Beleg dafür, was sie mit uns machen kann – was Geräusche, Klänge und Sounds in uns auslösen, wenn wir uns nur darauf einlassen.

Addendum:

DA FÜR VIELE LESERINNEN UND LESER die hier dargestellte Form der Geräuschmusik unbekannt sein dürfte, möchte ich Ihnen hier die Möglichkeit geben, sich drei Beispiele anzuhören und an sich selbst zu erproben (auf meiner Labelwebsite bereitstehend):

SOLEILKRAAST – »Zoyd Kraast«
https://download.dronerecords.de/SOLEILKRAAST.wav

DANIEL MENCHE – »Vent (part 6)«
https://download.dronerecords.de/MENCHE.wav

YEN POX – »Hell's Gate«
https://download.dronerecords.de/YENPOX.wav

ANNA BUCHHEIM

HORMONE UND BEZIEHUNG

WIE SICH ZWISCHENMENSCHLICHE BINDUNG IN ENDOKRINEN SYSTEMEN ABBILDET

IN MEINEM BEITRAG WIRD ES um folgende drei Themenbereiche gehen: um die Grundlagen der menschlichen Bindung, ganz besonders auch im Hinblick auf das Sichtbare und das Unsichtbare, um die neuronalen und endokrinen Korrelate von Bindung anhand aktueller Befunde sowie auch um die Frage, inwiefern sich unsichere Bindung durch Psychotherapie verändern lässt und wie sich das im Gehirn abbildet.

WAS IST BINDUNG?

BEGRÜNDET WURDE DIE BINDUNGSTHEORIE von dem Psychoanalytiker JOHN BOWLBY mit seinen wegweisenden Arbeiten zu *Attachment and Loss* (1969, 1973, 1980). In seinem Klassiker *Attachment* (dt. *Bindung*) beschreibt er das menschliche Bedürfnis nach Bindung als etwas, das uns phylogenetisch mitgegeben wurde und das lebenslang für uns als Menschen von großer Bedeutung ist. Bindung ist die lang anhaltende emotionale Beziehung zu vertrauten Personen, welche Schutz und Unterstützung bieten.

Wir unterscheiden drei Formen von Bindung: die sichere, die beiden organisierten unsicheren Bindungsformen und die desorganisierte Bindung. Es gibt inzwischen zahlreiche Studien, insbesondere Längsschnittstudien, die belegen, dass sichere Bindung als Schutzfaktor, unsichere Bindung als Vulnerabilitätsfaktor und desorganisierte Bindung als Risikofaktor wirken können (s. a. GROSSMANN & GROSSMANN 2012). Insofern kann man ableiten, dass Bindungssicherheit ein wichtiger Resilienzfaktor ist, um widrige Lebensumstände erfolgreich zu bewältigen. Frühe Hilfen und Psychotherapie können daher die Resilienz bei Betroffenen nachweislich stärken, wenn sie als Fokus die Stärkung der Bindungssicherheit beinhalten (s. a. BUCHHEIM 2016, 2018).

Wie Bindung sich gestaltet, d. h. wie die Interaktion zwischen Bindungspersonen verläuft, lässt sich nicht nur beim Menschen, sondern auch bei Tieren auf einer biologischen Ebene gut dokumentieren (s. a. BUCHHEIM et al. 2017a). Die Interaktion mit dem Muttertier ist die erste und prägende emotionale Erfahrung auch bei Säugetieren wie Ratten oder Affen. Befunde zeigen, dass emotionale Deprivation nachhaltig negative Wirkungen mit sich bringen kann, auf der Verhaltensebene, im Bereich epigenetischer

Veränderungen oder der Ebene struktureller neuronaler Veränderungen. Beeindruckend sind auch die Befunde zur Reversibilität emotionaler Deprivation durch das sog. »enriched environment« (CHAMPAGNE & MEANY 2007). Das heißt, dass bei Mäusen mit unsicherem Bindungs- oder Explorationsverhalten aufgrund einer Deprivation durch eine fördernde und stützende Umgebung sowie erneute positive Bindungserfahrungen negative Entwicklungen auch reversibel sind. Das ist eine wichtige Botschaft, die sich auch auf die Wirkung von Unterstützung und Psychotherapie auf uns Menschen anwenden lässt (s. a. BUCHHEIM 2018).

KENNZEICHEN VON BINDUNGSSICHERHEIT

EIN WESENTLICHES MERKMAL IM VERHALTEN eines Kindes im ersten Lebensjahr ist der Wechsel zwischen Bindung und Exploration. Eine ausgewogene Balance von Bindungs- und Explorationsverhalten ist ein Kennzeichen von Bindungssicherheit. Man kann dies sehr gut bei einjährigen Kindern beobachten. Sichere Kinder suchen bei Belastung sichtbar die Nähe der Bindungsperson und es steht ihnen ein vielfältiges Gefühlsrepertoire zur Verfügung, um ihre Bedürfnisse zu kommunizieren. Diese Kinder haben ein verinnerlichtes Vertrauen in die Unterstützung einer feinfühligen Bezugsperson und können demnach nach Beruhigung ihrer Bindungsbedürfnisse rasch wieder frei explorieren. Dagegen zeigen z. B. unsicher-vermeidende Kinder ihre Bindungsbedürfnisse nicht sichtbar, da sie verinnerlicht haben, dass ein »Nicht-Zeigen« dieser Signale die bestmögliche Nähe zur Bindungsperson herstellt (s. BUCHHEIM 2016) – also kennzeichnet sie Vermeidung im Dienste der Nähe.

VALIDE MESSMETHODEN

WIE KANN MAN EINEN solch komplexen Vorgang mit wissenschaftlichen Methoden untersuchen, und kann man so etwas überhaupt messen? Die Bindungsforschung hat dafür Messmethoden entwickelt, was zur ihrer Etablierung in der akademischen Psychologie beitrug. MARY AINSWORTH entwickelte und operationalisierte in den 80er Jahren des letzten Jahrhunderts einige dieser Messmethoden (BUCHHEIM & STRAUSS 2002, GROSSMANN & GROSSMANN 2012).

In der sogenannten »Fremden Situation«, einer Laborsituation, werden einjährige Kinder kurzfristig von ihrer Bindungsperson getrennt und dann später wieder mit dieser zusammengeführt. Die genaue Abfolge des Prozedere ist schon vielfach beschrieben worden (GROSSMANN & GROSSMANN 2012). Die zentrale Frage hier ist: Was haben diese Kinder für Ressourcen und wie reagieren sie bei der Wiedervereinigung mit der Mutter bzw. Bindungsperson? In der »Fremden Situation« wird das Bindungssystem der Kinder aktiviert, und anhand der Bindungsverhaltensweisen kann man beobachten, welche Strategien in diesem ersten Lebensjahr in der Mutter-Kind-Dyade verinnerlicht worden sind. Hier spielt die Feinfühligkeit der Mutter bzw. Bindungsperson eine Rolle, aber auch deren eigene Bindungserfahrungen und die Art und Weise, wie sie diese selbst verarbeitet hat.

BEFUNDE ZUR TRANSMISSION VON BINDUNGSERFAHRUNGEN

IM FOLGENDEN MÖCHTE ICH eine Studie vorstellen, die von einer Forschergruppe aus London veröffentlicht wurde und die mich fasziniert (STRATHEARN et al. 2009). Es geht insbesondere um den Vergleich von sicherer und vermeidender (distanzierter) mütterlicher Bindung. Der Ablauf der Studie war folgender: Hier wurden Mütter gebeten, einerseits mit ihren Kindern zu spielen und andererseits im Kernspintomographen (fMRT) die Bilder ihrer eigenen Kindern sowie fremder Kinder anzusehen – und zwar, wenn sie lachten und wenn sie weinten. Es wurde während des Spiels der Oxytocinspiegel der Mütter gemessen. Wie erwartet, zeigte sich bei Müttern mit einer sicheren Bindungsrepräsentation eine erhöhte Oxytocinausschüttung, während bei den Müttern mit einer distanzierten (vermeidenden) Bindungsrepräsentation eine niedrige Oxytocinausschüttung während des freien Spiels mit ihren Kindern sichtbar war. Dies zeigt, dass auf der endokrinologischen Ebene bei Müttern mit verschiedener Bindungsrepräsentation Unterschiede festzustellen waren.

Interessanterweise wurde dann im fMRT-Scanner Folgendes sichtbar: Wenn die sicheren Mütter ihr lachendes Kind betrachteten, zeigten sie eine deutliche Aktivierung im Belohnungszentrum, während bei den distanzierten Müttern eher Bereiche der kognitiven Kontrolle aktiviert waren. Noch viel interessanter aber war, dass bei sicheren Müttern, die ihr weinendes Kind sahen, auch das Belohnungszentrum aktiviert wurde, was bedeutet, dass sie das gesamte Gefühlsrepertoire ihres Kindes auf neuronaler Ebene positiv verarbeitet haben. Bei den Müttern mit einer distanzierten Bindungsrepräsentation hingegen waren unter dieser Bedingung Hirnregionen wie z. B. die Insula aktiviert, die mit Schmerzverarbeitung und Unfairness oder Ekel assoziiert wird.

Ich möchte noch auf einen weiteren wichtigen Projektansatz aufmerksam machen. Im Moment laufen große vom BMBF (Bundesministerium für Bildung und Forschung) geförderte Studien in Deutschland, die die generationsübergreifende Transmission von belastenden Kindheitserfahrungen an die nächste Generation untersuchen: z. B. in Heidelberg, in Ulm und an der Charité in Berlin. Wir haben uns in unserer Studie in Ulm darauf fokussiert zu untersuchen, warum manche Mütter oder Eltern, die traumatische Kindheitserfahrungen gemacht haben, diese nicht weitergeben, also Resilienz erworben haben. In dem BMBF-Projekt »Meine Kindheit – Deine Kindheit« (Sprecher Prof. FEGERT, Universitätsklinikum Ulm) haben die Arbeitsgruppen ein komplexes Forschungsdesign entwickelt, um bei Müttern und ihren Kindern im ersten Lebensjahr und im Follow-up das Bindungssystem, Stresssysteme und soziales Unterstützungssystem zu messen. Die Mütter, die an unserer Studie teilnahmen, gaben zum größten Teil an, eher emotionale Vernachlässigung und weniger andere schwerwiegende Traumata erlebt zu haben.

Wir haben Mütter und ihre Kinder in der Fremden Situation mit physiologischen Methoden (EKG) untersucht, um herauszufinden, wie sich beide auf physiologischer Ebene während der Trennung und Wiedervereinigung synchronisieren und wie ihr Bindungssystem aktiviert wird. Weiter setzten wir ein etabliertes Verfahren, das »Adult Attachment Projective Picture System (AAP)«, ein, um die Bindungsrepräsentationen der Mütter zu erheben. Es handelt sich um ein sehr gut validiertes Verfahren, bei dem den Probandinnen bindungsrelevante Bilder gezeigt werden, zu denen sie Geschichten nach einem standardisierten Ablauf erzählen sollen. Die Bilder repräsentieren Themen wie Einsamkeit, Verlassenwerden, Bedrohung und Verlusterfahrungen. In der Auswertung werden entlang eines Manuals bindungsrelevante Inhalte (z. B. Selbstwirksamkeit, Handlungsfähigkeit, Verbundenheit, Synchronizität, Auflösung von Bedrohung) und unbewusste Abwehrmechanismen analysiert.

Mütter, die in ihrer Biographie Maltreatment-Erfahrungen gemacht haben, wiesen auch im AAP-Bindungsinterview einen hohen Anteil von unverarbeiteten Traumata (Bindungsdesorganisation) auf, was sich auch, wie erwartet, in der Interaktion mit ihren Kindern auswirkte. Dagegen erlebten Mütter mit einer sicheren Bindungsrepräsentation weniger physiologischen Stress und Belastung und sie zeigten feinfühligere Verhaltensweisen gegenüber ihrem Kind. Diese Kinder hatten eine deutlich bessere regulatorische Fähigkeit.

LASSEN SICH UNSICHERE BINDUNGEN VERÄNDERN?

WAS HAT ES MIT DER VERÄNDERBARKEIT von unsicheren Bindungen auf sich? Unsichere Bindungsmuster korrelieren signifikant mit psychischen Erkrankungen wie z. B. Depressionen, Borderline-Störungen, Angststörungen (s. a. STRAUSS & SCHAUENBURG 2016; BUCHHEIM & SENF-BECKENBACH 2019). Sind Unsichere Bindungsmuster statisch oder handelt es sich um etwas Dynamisches, das sich durch Psychotherapie verändern lässt? Ich möchte die Frage gleich mit Ja beantworten: Unsichere Bindungen sind durch Psychotherapie veränderbar. Diesen erfreulichen Befund belegen einige Studien (s. a. BUCHHEIM 2018).

Gerade die Borderline-Persönlichkeitsstörung wird derzeit in der Bindungsforschung sehr intensiv erforscht. Die Heidelberger Arbeitsgruppe hat sich mit dem Zusammenhang zwischen Oxytocin und adversiven Kindheitserfahrungen beschäftigt und nachgewiesen, dass Frauen mit einer Borderline-Persönlichkeitsstörung und Maltreatment-Erfahrungen einen niedrigeren Oxytocinspiegel aufweisen (HERPERTZ & BERTSCH 2015). Diesen Befund konnten auch wir in einer Studie replizieren (JOBST et al. 2016). Heute sind die Ätiologie-Modelle zu klinischen Störungsbildern sehr komplex, hier spielen adversive Kindheitserfahrungen bzw. Bindungserfahrungen meist eine bedeutsame Rolle.

Im Modell von HERPERTZ & BERTSCH (2015) zur Borderline-Persönlichkeitsstörung wird integrativ postuliert, dass Eltern mit traumatischen Erfahrungen einen niedrigen Oxytocinspiegel aufweisen sowie eine unsichere Bindung mitbringen und sich dieses Muster in der transgenerationalen Weitergabe an das Kind entsprechend fortsetzt und zur Entwicklung dieser Störung beitragen kann.

WIE WIRKSAM IST PSYCHOTHERAPIE BEI BINDUNGSSTÖRUNGEN?

BEREITS IN DEN 80ER JAHREN setzte sich JOHN BOWLBY mit der Frage einer bindungsbezogenen Psychotherapie sehr konkret auseinander. Im letzten Band der Reihe zu *Verlust* (1980, dt. 1983) machte er deutlich, was Psychotherapie leisten sollte. Es ging ihm vor allem darum, die frühen inneren Arbeitsmodelle von Bindung bei seinen Patienten zu erkennen und in der therapeutischen Beziehung auf Basis einer sicheren Basis zu überarbeiten und die alten maladaptiven inneren Arbeitsmodelle von Bindung zu modifizieren.

Wir haben in unserer Arbeitsgruppe eine Psychotherapie-Studie mit Borderline-Patienten unter Einsatz von zahlreichen Instrumenten, u. a. Bindungsinterviews, durchgeführt. Dazu wurde die evidenzbasierte Übertragungsfokussierte Psychotherapie (Transference Focused Psychotherapy, TFP) nach KERNBERG im Vergleich zu einer nicht-manualisierten Behandlung eingesetzt. Die TFP fokussiert auf die Veränderung von verzerrten Selbst- und Objektrepräsentanzen durch die Arbeit in der therapeutischen Übertragungsbeziehung im Hier und Jetzt. Unsere Befunde belegten, dass Borderline-Patienten mit unverarbeiteten Bindungs-Traumata sich im Verlauf der TFP-Behandlung nach einem Jahr sichtbar in Richtung Bindungssicherheit entwickelt haben, was sich in der Vergleichsgruppe nicht zeigte. Das lässt schlussfolgern, dass es zielführend ist, wenn in der therapeutischen Beziehungsarbeit die maladaptiven Selbst- und Objektrepräsentanzen intensiv verarbeitet werden (BUCHHEIM et al. 2017b).

SCHLIESSLICH MÖCHTE ICH NOCH eine letzte Psychotherapiestudie mit chronisch depressiven Patient*innen während psychoanalytischer Behandlungen erwähnen. Hier ging es insbesondere um die Frage, inwieweit Psychotherapie auf neuronaler Ebene sichtbar wirksam ist. Es ist lange bekannt, dass psychoanalytische Psychotherapien hoch wirksam in Bezug auf ihre Effektivität sind, das wurde schon seit Jahrzehnten anhand zahlreicher Studien nachgewiesen. Der Nobelpreisträger ERIC KANDEL hatte zum 150. Geburtstag von SIGMUND FREUD dazu aufgerufen, dass sich die Psychoanalyse auch der neurobiologischen Untermauerung ihrer Wirksamkeit widmen sollte. Schon SIGMUND FREUD hatte sich mit neuronalen Netzwerken befasst.

In der neurobiologischen schulenübergreifenden Psychotherapieforschung werden häufig standardisierte Stimuli (validierte Bilder und Gesichtsausdrücke) herangezogen, um Patienten im fMRT-Scanner emotional zu aktivieren und neuronale Veränderungen durch Behandlung aufzuzeigen.

Bei der Konzeption eines psychoanalytischen Studiendesigns (BUCHHEIM et al. 2012) war unserer Arbeitsgruppe dieses stark standardisierte Vorgehen zu wenig individuell und therapierelevant in Bezug auf unbewusste Prozesse. Als Kernfrage des Zusammenspiels von Psychoanalyse und Neurowissenschaften entstand für uns die Frage: Wie kann man das, was unbewusst problematisch ist, etwa in Bezug auf Bindungserfahrungen oder

Konflikterfahrungen, so konzipieren, dass sich eine Verarbeitung im Lauf einer Psychoanalyse im Gehirn abzeichnet? Aus diesem Grund wählten wir einen personalisierten Ansatz, um unbewusste Prozessen mit einzubeziehen. Wir präsentierten den untersuchten nicht-medizierten depressiven Patienten zu Beginn der Behandlung Bilder aus dem vorher erwähnten Adult Attachment Projective Picture System und extrahierten aus den erzählten Geschichten zentrale Kernsätze, die die Bindungsdynamik der jeweiligen Patienten repräsentierten. Am Anfang der Behandlung kam deutlich ihre Hilflosigkeit in Bezug auf unverarbeitete Verlusterfahrungen zum Vorschein. Manche Patienten waren in ihren Geschichten noch sehr stark mit der verlorenen Person verbunden. Es wurde in ihren Narrativen keine konstruktive Auflösung oder Explorationsmöglichkeit in Bezug auf den schmerzlichen Verlust deutlich.

Wie erwähnt präsentierten wir den Patient*innen im fMRT-Scanner zu Beginn der Behandlung und nach 15 Monaten ihre individuellen Sätze aus ihren Bindungsnarrativen. Nach 15 Monaten untersuchten wir, inwieweit sich ihre Narrative in Richtung »Auflösung der Hilflosigkeit« verändert hatten und ob sich Veränderungen durch Therapie auch neuronal nachweisen ließen.

Wie erwartet verbesserten sich nach 15 Monaten die Patient*innen sowohl in ihrer Symptomatik als auch in ihren Bindungsrepräsentationen. Neuronal zeigten die Patient*innen ebenso eine deutliche Veränderung in depressionsrelevanten Arealen, wenn sie mit ihren eigenen Bindungssätzen konfrontiert waren: Zu Beginn zeigten die Patient*innen erhöhte Aktivierungen in der Amygdala, dem Hippokampus und dem präfrontalen Kortex, was sich nach 15 Monaten normalisierte und den gesunden Kontrollproband*innen anglich (BUCHHEIM et al. 2012). Das Bindungsparadigma wurde auch in einem EEG-Setting eingesetzt, auch hier fanden wir deutliche positive Veränderungen der Emotionsregulation und eine Neubewertung durch die Behandlung (BUCHHEIM et al. 2018). Zukünftige Studien werden sich weiter mit der Vorhersagekraft von Bildgebungsbefunden für das Ansprechen auf Psychotherapie sowie mit der prädiktiven Validität der Oxytocin-Konzentration oder anderen Biomarkern für eine erfolgreiche Behandlung auseinandersetzen.

Abschließend können wir Folgendes festhalten:

▶ Die Bindungsforschung hat Schutz- und Risikofaktoren im individuellen Lebenslauf identifiziert und Methoden entwickelt, Bindungssicherheit und unsichere Bindungsrepräsentationen valide zu messen und »unsichtbare« Vermeidungsstrategien zu identifizieren, z. B. im Kindesalter die adaptive Nähe zur Mutter zu finden.

▶ Endokrinologische, neurophysiologische und neurobiologische Studien verdeutlichen das Spannungsfeld zwischen sichtbarem Verhalten und den dahinterliegenden unsichtbaren, aber messbaren Korrelaten.

▶ Psychotherapiestudien belegen die Veränderbarkeit von unsicheren und auch desorganisierten Bindungsrepräsentationen in Richtung Bindungssicherheit.

▶ Neuere Ansätze befassen sich mit der Integration der Bindungsforschung in die Neurowissenschaften, um neuronale bzw. biologische Korrelate abzubilden. Hier besteht noch weiterer Forschungsbedarf.

BURKHARD BROSIG

WIE GESUND MACHT PSYCHOTHERAPIE?

WAS UNS PSYCHONEURO-IMMUNOLOGISCHE PARAMETER ÜBER DEN PSYCHOTHERAPEUTISCHEN PROZESS SAGEN

DAS VORHABEN IST AMBITIONIERT: Wie wäre es möglich, psychotherapeutische Prozesse im Spiegel psychoneuroimmunologischer Kennwerte nachzuvollziehen? Globaler gesprochen: Macht psychotherapeutische Arbeit gesund? Und wie wäre dies durch Daten nachzuzeichnen? Auch wenn der folgende Beitrag dies nicht vollständig beantworten kann, so kommen wir doch einige Schritte vorwärts im Hinblick auf diese für die Psychotherapie so grundlegenden Fragen (vgl. in diesem Kontext wegweisend SCHUBERT 2015).

**Im Beitrag geht es dabei
um folgende Aspekte:**

> ▶ Das Konzept einer psychoanalytischen Psychosomatik wird an einem empirischen Fallbeispiel eines Patienten mit Colitis ulcerosa entwickelt.

> ▶ Dieses Konzept wird an einem weiteren konkreten Fallbeispiel einer Neurodermitis-Behandlung vertieft.

> ▶ Diese Fallskizze wird im Kontext von drei weiteren längerfristig untersuchten analytischen Psychotherapien bei Neurodermitis statistisch-empirisch wie klinisch zusammenfassend überprüft.

PERSÖNLICHE VORBEMERKUNG

ICH MÖCHTE MIT EINER SEHR persönlichen Geschichte beginnen, die weit zurückreicht. Ich war damals als junger Medizinstudent Famulus in Rom, an der Università Cattolica del Sacro Cuore, und schon in dieser Frühzeit ein begeisterter Psychosomatiker, lange bevor ich als Psychotherapeut ins Berufsleben einsteigen konnte. Als Student hatte ich bereits mit großer Leidenschaft WALTER BRÄUTIGAMS *Psychosomatische Medizin*, das berühmte Standard-Lehrbuch, gelesen (BRÄUTIGAM et al. 1997).

Ich bewohnte ein kleines Zimmer unter dem Dach eines Klosters, nicht weit von Santa Maria Maggiore entfernt, das Zugang zu einem großen Dachgarten hatte, von dem aus das Panorama der ewigen Stadt Rom zu überblicken war. Gäste, die ebenfalls im Kloster wohnten, kamen immer wieder dort oben zu Besuch und so traf ich eines Abends auch einen jungen Mann, der mir erzählte, er wolle Priester werden. Und mich hatte da wohl ein bisschen *der Teufel* geritten und so fragte ich ihn: »Willst du wirklich Priester werden, hast du dir schon Gedanken darüber gemacht, auf was du alles verzichtest? Die Sexualität und überhaupt, wie kann man sich in deinem Alter schon dem Zölibat verschreiben …«

Das Konfrontative und Deutende lag mir wohl damals wesentlich näher als das Empathische. So habe ich also richtig losgelegt und versuchte ihm »alle Reiche der Welt« – analog zur Bibelstelle, Lukas: *Versuchung Christi durch den Teufel* (Lukas 4, 5–8), aufzuzeigen: »Und er sagte zu ihm: ›All die Macht und Herrlichkeit dieser Reiche will ich dir geben; denn sie sind mir überlassen und ich gebe sie, wem ich will. Wenn du dich vor mir niederwirfst und mich anbetest, wird dir alles gehören.‹ […]

Darauf führte ihn der Teufel nach Jerusalem, stellte ihn oben auf den Tempel und sagte zu ihm: ›Wenn du Gottes Sohn bist, so stürz dich von hier hinab …‹«

Ganz nach WALTER BRÄUTIGAM – in seinem Lehrbuch wurde ja ganz plastisch ausgeführt, dass sexuelle Konflikte häufig mit einer Mandelentzündung einhergehen – war es tatsächlich so, dass der junge Mann, der am nächsten Tag mit seinen Eltern mit dem Bus nach Assisi wollte, seine Reise fieberbedingt nicht antreten konnte. Er war an einer hocheitrigen Angina tonsillaris erkrankt und lag im Bett.

Ich war damals regelrecht begeistert, wie gut die Theorie »funktionierte«, zugleich aber keimte in mir der Gedanke auf, dass man mit den Kunstfertigkeiten der psychosomatischen Therapie in einem psychodynamischen Zusammenhang, wie mit einem Medikament, wohl vorsichtig umgehen müsse.

Viel später, nach Abschluss meiner psychoanalytischen Ausbildung, verstand ich zudem, dass in einem analytischen Therapieprozess das psychosomatische Symptom fluktuiert. Wir müssen begreifen, dass eine Therapie immer nur dann eine wirksame Therapie ist, wenn gleichsam die *Körpersphäre mit angerührt* wird.

Und genau das ist in Übertragung und Gegenübertragung etwas sehr Brisantes und Gefährliches. Viele meiner psychodynamisch orientierten Kollegen fürchten von daher auch die psychosomatische Behandlung wie der Teufel das Weihwasser, um in der bereits entwickelten Metaphorik zu bleiben, weil das psychosomatische Symptom auch etwas »Ansteckendes« hat und die eigenen Todesängste und körperbezogenen Vernichtungsängste des Therapeuten im Verlauf einer solchen langfristigen Behandlung getriggert werden können.

Mein Kollege ELMAR BRÄHLER erzählte einmal eine vielsagende Geschichte, die ich in diesem Zusammenhang kurz erwähnen möchte: *Eine Analytikerin hatte einmal einen Hautpatienten per Handschlag begrüßt, der an einer schweren Psoriasis litt, und führte ein Erstgespräch durch. Nach vier Wochen rief dieser nochmals an und sagte, die Psoriasis sei weg. Was er allerdings nicht wusste: Nun hatte die Therapeutin eine Psoriasis bekommen.*

GENAU DIES SIND DIE ÄNGSTE, die uns alle beschleichen, wenn wir Patienten mit schwerwiegenden körperlichen Krankheiten behandeln, etwa Personen, die in fragiler Remission einer schweren Krebserkrankung sind, mit invalidisierendem Rheuma leben müssen oder unter sonstigen sehr einschränkenden, gravierenden Körpersymptomen leiden.

Die Psychoanalyse wird ja häufig dafür angefeindet, dass sie zu verkopft, zu theoretisch sei, zu sehr am Erzählen, am Narrativ, orientiert: Sie würde zu wenig den Körper berücksichtigen. Das ist keineswegs richtig. Wenn wir es mit dem Unbewussten zu tun haben und in der Folge mit präverbalen unbewussten Konstellationen, die in der Therapie in Resonanz geraten, dann wird sich unweigerlich auch der Körper melden.

Es ist eine hohe handwerkliche, nebenwirkungsreiche Kunst, analytische Psychosomatik zu betreiben, und es beinhaltet auch eine hohe ethische Verantwortung, sich an diese therapeutischen Prozesse heranzuwagen.

Anhand von Daten, die ich im Folgenden erläutern werde, wird deutlich, was psychoanalytische Psychosomatik wirklich ist und welche Veränderungen durch eine solche Behandlung angestoßen werden. Dabei ist es keineswegs risikolos, wenn Menschen in Therapien tiefe Regressionen erfahren und dabei potenziell schwer körperlich dekompensieren können.

Als analytischer Familientherapeut, meiner, damit verbundenen, weiteren Identität, zudem in einer Kinderklinik tätig, muss ich hierzu ergänzend erwähnen, dass es ja nicht nur der individuelle Patient ist, der für sich psychosomatisch reagiert, sondern dass es sehr häufig das *familiäre System* ist, das *psychosomatisch mitreagiert* bei angestoßenen Veränderungsprozessen. Es kann sehr gut sein, dass ein Mädchen mit Anorexie allmählich auf den Weg der Besserung geführt wird und in diesem Prozess der Veränderung dann der Vater mit einer schweren Bluthochdruckerkrankung dekompensiert und die Mutter an einer Depression erkrankt. Glücklicherweise hilft es uns häufig im Rahmen längerfristiger Therapien, solche Vorkommnisse als Momente des therapeutischen Prozesses zu sehen und auch verstehend wieder auffangen zu können, aber man sollte unbedingt im Auge behalten, dass die psychosomatische Erkrankung auch auf die Bezugspersonen »auskeilt«.

WENN WIR TIEFENPSYCHOLOGISCHE Psychotherapie in ihrer Wirkung dokumentieren und untersuchen, ist das Tagebuch von Patienten eine wichtige Quelle (vgl. BROSIG 2001).

Ich möchte hier den Therapie-Verlauf eines jungen Mannes mit *Colitis ulcerosa* kurz erwähnen, der anderswo ausführlich dargestellt wurde (BUETTNER & BROSIG 2018). Im Rahmen einer ambulanten tiefenpsychologisch fundierten Psychotherapie dokumentierte er ein ganzes Jahr im Tagebuchmodus seine körperliche und seelische Befindlichkeit.

Der junge Mann nannte im Verlauf seiner *Colitis ulcerosa* als Hauptbeschwerden *Durchfälle* und *Bauchschmerzen*, trug dies jeden Abend in sein halbstrukturiertes Tagebuch ein und schrieb zudem im Freitextfeld auf, was an Tagesereignissen bemerkenswert war.

Im Verlauf der Therapie wurde zunächst eine Symptombesserung deutlich, dann jedoch in einer mittleren Phase – in der analytischen Psychosomatik auch als *Durcharbeitungsphase* beschrieben – traten die Symptome nochmals verschlimmert auf, um dann, gegen Ende der Therapie, schließlich ganz zu verschwinden, so jedenfalls die idealtypische Erwartung an eine solche Therapieform.

Genau das müsste die Kunst des psychoanalytisch-psychosomatisch Therapierenden sein: die *Körpersphäre*, damit die *körperlichen Symptome*, in ein Mitschwingen mit dem therapeutischen Prozess zu bringen, ohne dass eine Dekompensation, also ein neuer Schub der Autoimmunerkrankung, ausgelöst wird. Am Ende der Therapie nehmen die Symptome kurzfristig noch einmal zu, was die Trennungsproblematik vieler psychosomatisch Erkrankter, so auch hier, widerspiegelt.

Die hier angesprochene Sphäre quantitativer Daten kann natürlich einen solchen komplexen Psychotherapieverlauf nur sehr unvollständig repräsentieren. In diesem Zusammenhang taucht auch immer wieder die Frage auf, ob es in der Kunst der Psychotherapie legitim sei, eine solche Projektion innerer Prozesse auf die Ebene der quantitativen Daten nachzuvollziehen. Aus der Perspektive eines in einer klinischen universitären Institution arbeitenden Psychosomatikers sind diese Verdichtungen der psychotherapeutischen Arbeit im empirischen Zahlenraum jedoch sehr hilfreich, erleichtert es unter anderem auch die Kommunikation mit den somatischen Behandlern. Zeigen sich Veränderungen im quantitativen empirischen Kontext, hört der somatisch arbeitende Kollege eher dem Bericht zum Therapieverlauf zu.

Symptomverlauf bei M. Crohn über die Dauer einer einjährigen Psychotherapie

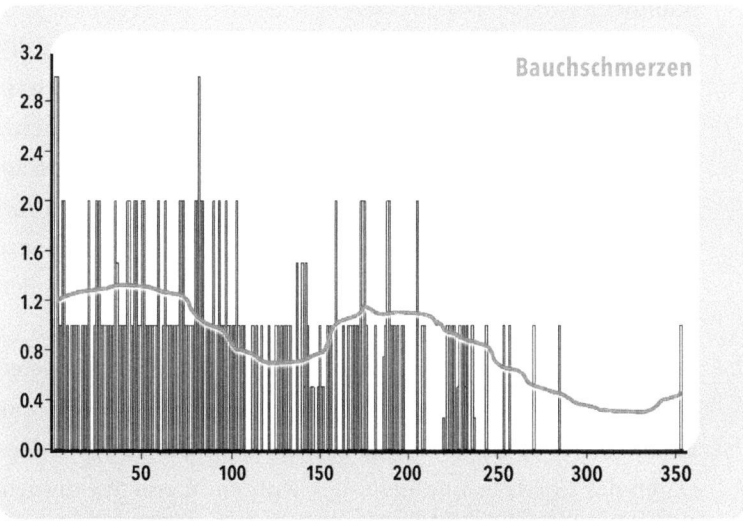

ABB. 1: X-Achse = Verlauf der Behandlung in Tagen | Y-Achse = Stärke der Bauchschmerzen in der Selbsteinschätzung (Abb. nach BÜTTNER & BROSIG 2018)

ANALYTISCHE PSYCHOTHERAPIE BEI NEURODERMITIS

EINGEDENK DIESER ÜBERLEGUNGEN schien es legitim, den Versuch einer empirischen Objektivierung somatisch dokumentierbarer Prozesse zu wagen und eine langfristige psychosomatische Behandlung im stationären Setting (ca. 100 Tage) in der parallelen Datenerhebung mit dermatologischer Befunderhebung, Psychometrie mittels Fragebogen-Selbsteinschätzungen und der Erhebung psychoneuroimmunologischer Kennwerte zu begleiten: im Tagebuchmodus, mit Erhebungszeitpunkt gegen 20.00 Uhr, wurden *Stimmungen* in drei Dimensionen (Grundstimmung, Aktivierung, Selbstbewusstsein) von den Patient*innen notiert, parallel dazu wurde das *Speichelcortisol* als Stressindikator und das *sekretorische Immunglobulin A (s-IgA)* im Speichel des Mundraums (Watte Bausch-Methode, Salivavette Sarstedt) entnommen.

Parallel dazu wurde der Hautbefund auf einem standardisierten dermatologischen Rasterbogen (Scorad-Schema) notiert. Die Messung von Cortisol im Speichel gilt als gut etablierte Methode, um das Ausmaß von Stressoren beim Individuum zu bestimmen. Cortisol als Stresshormon moduliert zudem die immunologische Abwehr bzw. die Immun-Reaktion und komplettiert damit den psychoneuroimmunologischen Ansatz der vorgestellten Untersuchung.

S-IgA gilt als psychoimmunologischer Standardparameter und dient funktionell, etwas plakativ formuliert, der Abwehr von Krankheitserregern an den Eintrittspforten des Körpers. Die Daten des Cortisols und des s-lgA wurden in einem externen Labor bestimmt, damit die Unabhängigkeit der Datenauswertung gewahrt wurde (Näheres bei BROSIG 2003).

Neurodermitis gehört zu den Krankheiten, deren Häufigkeit in den letzten 50 Jahren dramatisch zugenommen hat. Es handelt sich um eine atopische (populärer: allergische) Erkrankung der Haut. Der Hautarzt kennt verschiedene Kriterien, mit denen Neurodermitis diagnostiziert werden kann. Hierzu gehören typische Lokalisationen des Befalls an den Armbeugen, Kniekehlen und am Hals sowie eine deutliche Trockenheit der Haut. Obligat für eine Diagnosestellung ist zudem der quälende Juckreiz.

Die Krankheitsaktivität der Neurodermitis ist für eine wissenschaftliche Erhebung hervorragend geeignet, weil sie in ihrem Kommen und Gehen *äußerlich sichtbar* ist.

Wir kennen verschiedene Auslösefaktoren für eine Verschlimmerung der Neurodermitis, etwa Keimbesiedlung der Haut, Stress, mangelnde Hautpflege mit Zunahme der Hauttrockenheit usw. Zudem bestehen neuroendokrine und -immunologische Modelle, die ursächlich mit dem Kommen und Gehen der Hauterscheinungen verbunden sind und die wir in unserer Datenerhebung mitberücksichtigt haben:

Dem s-IgA wird dabei eine Schlüsselrolle zugeschrieben. Als sezernierter Antikörper kommt es in allen externen befeuchteten *Grenzflächen* zwischen Innen und Außen vor, im Speichel, in der Tränenflüssigkeit, im Urothel der Blase, auch im Schweiß der Haut. S-IgA dient dazu, extern andrängende Allergene abzufangen. Wenn s-IgA reduziert ist oder sogar vollständig fehlt, ist unser Körper hilflos gegenüber diesen äußeren Allergenen.

Reduziertes Immunglobulin A, gemeinsam mit einer Stressreaktion des Körpers, widergespiegelt in einem Anstieg des Speichel-Cortisols, führt auf der Gewebeebene der Haut zu einer ganzen Kaskade veränderter immunologische Reaktionen, die letztlich die Ausprägung der Neurodermitis auf der Haut begünstigen (Näheres hierzu bei BROSIG 2003).

Neurodermitis war bis in die 80-er Jahre des letzten Jahrhunderts von den immunologisch immer versierteren Hautärzten, geradezu konfrontativ, zur *atopischen Dermatitis* umbenannt worden, das Seelische, »das Neuro« war eliminiert. Rezente Forschungen im Bereich der dermatologischen Psychosomatik rehabilitierten die Auffassung dieser Hautkrankheit als Neurodermitis. In einem psychoneuroendokrinen und psychoneuro-immunologischen Gesamtmodell wird nach diesen Befunden das Seelische nun wieder inkludiert, sodass wir wieder mit Recht von *Neurodermitis* sprechen können (NIEMEIER 1999).

Als wichtige Faktoren für die Zunahme von Neurodermitis gelten insbesondere die *Akkulturationsprozesse* mit höherer Bildung, kleineren Familien, naturfernerer Lebensweise, besserer sozialer Absicherung in den (besonders: westlichen) Gesellschaften, zunehmend ist dies aber auch in den sogenannten Schwellenländern anzutreffen. Wir kennen in diesem Kontext ein sehr spannendes Beispiel, sozusagen ein *Experiment der Kulturen*: die deutsche Teilung.

Nach vollzogener Trennung beider deutscher Teilstaaten stieg die Rate an Neurodermitis im Westen an, obwohl im Osten Luftverschmutzung und andere Umweltnoxen sehr viel ausgeprägter waren. Das betraf all diejenigen, die nach *Einführung* der D-Mark, also nach 1948, geboren waren. Diejenigen, die vor der deutschen Teilung geboren waren, wiesen die alte niedrigere Rate an Neurodermitis auch in der Folge auf.

Nach der Angleichung der Lebensverhältnisse, nach Entstehung der »blühenden Landschaften im Osten« in Gefolge der Wiedervereinigung, war der Effekt der unterschiedlichen Allergieraten voll reversibel, d. h., inzwischen sind im Osten wie im Westen gleich *hohe* Raten an Neurodermitis zu verzeichnen. Es kann daraus geschlossen werden, dass der Kultureinfluss hinter der *Kaskade* allergologischer Reaktionen besonders wichtig ist.

Kultur formt auch die Pädagogik, beeinflusst den Umgang mit Kindern in den frühen Jahren. Prägende Einflüsse in der frühen Kindheit spielen ganz offensichtlich, so die epidemiologischen Befunde, eine zentrale Rolle bei der Entstehung der Neurodermitis.

Hier kommt die Psychoanalyse der frühen Kindheit ins Spiel mit ihrem subtilen Interesse an Prozessen der Bindung, an klinischen Beschreibungen von Depression bei Müttern, die ihre Kinder in Folge der Erkrankung weder adäquat auffangen, noch spiegeln oder gar im metaphorischen Sinne halten können.

RENÉ SPITZ (siehe BROSIG 2003) hat hohe Raten dieser zu seiner Zeit extrem seltenen Krankheit *Neurodermitis* bei Müttern, die sich in Haft befanden, beobachtet. Wir sehen zudem Schwierigkeiten der Subjekt-Objekt-Abgrenzung bei Mutter-Kind-Paaren mit kindlicher Neurodermitis und wir kennen besondere Familienstile, die MICHAEL WIRSCHING im Kontrast von Familien mit *Colitis ulcerosa* zu denen mit Neurodermitis beschreiben konnte: Es geht bei der Neurodermitis vermehrt um harmonisierende, konfliktvermeidende, wenig aggressiv sich abgrenzende Familienstile im Vergleich zu Familien mit chronisch entzündlichen Darmerkrankungen, wie etwa *Colitis ulcerosa*.

Die leitende Forschungshypothese im nun folgenden Fall dazu war, dass in einer *analytisch-psychosomatischen Therapie der Neurodermitis* der Hautbefall fluktuieren und in der Mitte der Behandlung graduell exazerbieren sollte, ganz so wie im oben angesprochenen Fall von *Colitis ulcerosa*: Anfangsphase mit deutlicher Besserung der Beschwerden, in der Folge graduelle Zunahme in der Phase der Durcharbeitung der zentralen Konflikte und schließlich eine erneute Besserung in der Endphase mit kurzzeitiger Trennungsreaktion.

EINE PATIENTIN MIT NEURODERMITIS, Mitte 20, wünscht eine psychosomatische Behandlung. Sie litt sehr darunter, dass sie depressiv *und zudem* hautkrank, die Erwartungen ihrer Eltern nicht erfüllen konnte: Diese erwarteten eine akademische Qualifizierung, während sie »nur« Logopädin werden wollte. Beide Eltern waren universitär hoch gebildet, Migranten vom indischen Subkontinent, die es in Deutschland zu etwas gebracht hatten: anspruchsvolle, erfolgreiche Menschen, die sich zwar sehr liebevoll um ihre Tochter kümmerten, jedoch eines *nicht* konnten – ihre Tochter in einem emotional komplexen Sinne zu verstehen. Auf diesem kurz skizzierten Hintergrund wurde die junge Frau zunehmend verzweifelt.

Zwei von ihr gemalte Selbstbildnisse drückten ihre Befindlichkeit aus (Abb. 2), ein fragmentiertes, vollkommen verzweifeltes Selbstporträt am Anfang der Therapie und ein sehr viel harmonischeres, wenngleich auch immer noch etwas »verhuscht« wirkendes Bild am Ende der Behandlung.

Bedeutsam für den Verlauf der Erkrankung, der ja häufig mit enormen Entzündungsreaktionen der Haut einhergeht, sodass sich viele Betroffene »wie im Feuer« fühlen, ist an dieser Stelle ein Traumbericht: Sie träumt, sie sei inmitten eines Bombenkriegs, umgeben von Feuer, sie fürchtet den Verlust der Eltern, fühlt sich ungeschützt als Ausdruck des Fehlens einer seelischen Hülle, Ausdruck der seelischen Fragmentierung im therapeutischen Prozess.

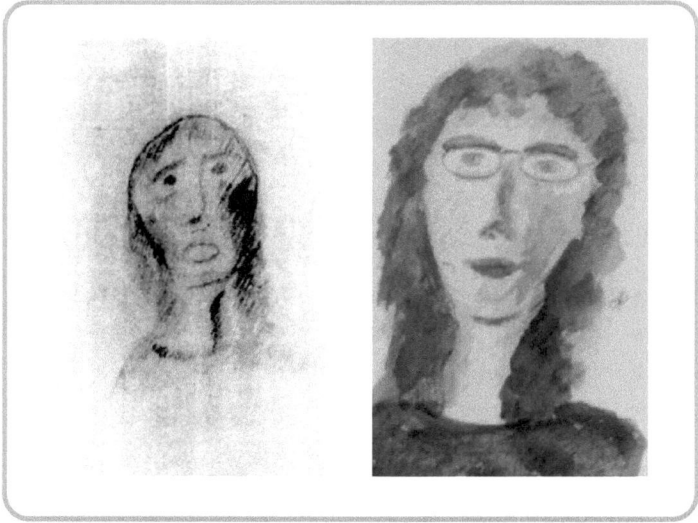

ABB. 2: Selbstportrait der beschriebenen Patientin mit Neurodermitis am Anfang und am Ende der Behandlung

DAS MULTIVARIATE
ZEITREIHEN-MODELL

ZURÜCK ZUR METRISCHEN EMPIRIE: Mithilfe der Zeitreihenstatistik, wie sie von BOX & JENKINS entwickelt wurde, versuchten wir, verschiedene Variablen darauf hin zu untersuchen, wie sie sich im Kontext von wechselndem Hautbefall verhalten würden: Kann man den Hautbefall auf dem Hintergrund eines psychoneuroimmunologischen Modells beschreiben und vorhersagen?

Der Hautbefall sollte dabei also abhängig sein von Stimmungen (Depression, Aktivierung, Aggression), von der Sekretionsrate von Speichel-IgA, von der Konzentration des Cortisols im Speichel und von der Separation, also der Tatsache, dass ein

Patient auf der Station anwesend war oder nicht. Weiterhin wurde untersucht, ob gegebenenfalls mittels zeitlicher Verschiebungen der unabhängigen Variablen die Verläufe der abhängigen Variablen besser als durch zeitgleiche Einflussschätzungen vorhersagen ließen.

In der Sprache der Operationalisierung des Modells der Interaktion wurde also Folgendes hypothetisiert:

Befall

- ▶ korreliert positiv mit **DEPR** (Depression)
- ▶ korreliert negativ mit **AKT** (Aktivierung)
- ▶ korreliert positiv mit **AGG** (Aggression)
- ▶ korreliert positiv mit **CORT** (Cortisol im Speichel)
- ▶ korreliert negativ mit **IGASEK** (Sekretorisches IgA im Speichel)
- ▶ wird durch **SEP** (Belastungsbeurlaubung) aktiviert

Zu den Ergebnissen:

ES ZEIGT SICH, dass Aggression mit *Hautbefall* am gleichen Tag verknüpft ist (p = 0.0128), ebenso tendenziell ein hohes Maß an Cortisolausschüttung (p = 0.0624). Wir haben zwei Tage vor einem Anstieg von Hautbefall tendenziell eine Verringerung von *sIgA* im Speichel zu beobachten (p = 0.0682). Erst kommt es zu einem verringerten *sIgA*, dann kommt es zu einer Verschlimmerung des Hautbefalls und einer Erhöhung aggressiver Gefühle, so der zeitliche Ablauf. Zudem spielt die Separation, also das Sistieren der Therapie, tendenziell eine wichtige Rolle (p = 0.0906).

Wenn man dieses statistische Modell graphisch umsetzt, lässt sich der Verlauf einer Behandlung auf dem Hintergrund der erhobenen Werte der Co-Variaten wunderbar nachzeichnen.

Der Verlauf einer Psychomatischen Behandlung bei einer Patientin mit Neurodermitis

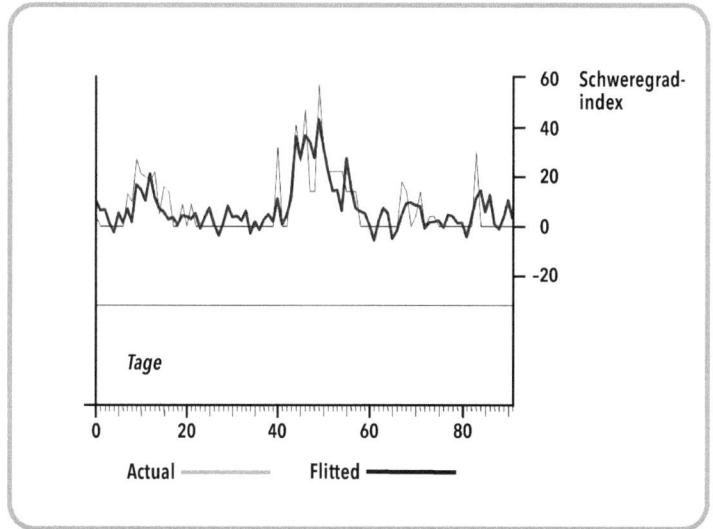

ABB. 3: X-Achse = Verlauf der Behandlung in Tagen | Y-Achse = Schweregradindex des Hautbefalls (Scorad-Schema). Actual = gemessene Werte, Flitted = durch das mathematische Modell geschätzte Werte. Interpretation: Das Modell zeichnet den aktuellen Befall sehr genau nach, ist also mathematisch korrekt.

VOM EINZELFALL ZUR FALLAGGREGATION

DER NÄCHSTE SCHRITT WAR, vier parallele Neurodermitis-Fälle aus stationären Behandlungen (konsekutiv aufgenommen, gleiche Grunderkrankung, gleiches Behandlungsarrangement) zu untersuchen. Es ging uns hier nicht um eine einfache Zusammenstellung dieser Fälle, indem man diese einfach addiert, sondern es wurde ein vektorielles, mathematisches Geschehen, eine sogenannte »pooled time series analysis«. Diese mathematischen Modelle können in einer überaus flexiblen Form eine Gruppe von Verläufen abbilden, ohne das Spezifische des einzelnen Falls zu verwischen. Die einzelnen Stimmungen bei diesen vier Fällen wurden, wie zuvor im Einzelfall, im Tagebuchmodus erhoben: Depression, Aktivierung, Aggression.

Was die PNI-Parameter und den Hautbefall angeht, konnten wir eine viel höhere Variation der Messwerte feststellen, als dies bei den psychometrischen Stimmungs-Daten der Fall war. Diese biologischen Daten bildeten den Prozess also viel individueller ab, als dies bei Fragebogen-Daten möglich war: Auch das spricht für psychoneuroimmunologische Parameter als Prozess-Daten, weil diese sehr biologischen Messwerte sehr viel authentischer und differenzierter das klinische Geschehen einer solchen Behandlung abbilden können als dies durch Fragebogen-Daten zu erzielen wäre.

Fasst man diese so untersuchten vier Fälle zusammen, so lässt sich Folgendes feststellen: Depression spielte eine große Rolle, die fehlende Aktivierung, d. h. die seelische Hemmung der Patienten im therapeutischen Prozess, zeigte sich als weiterer prädisponierender Faktor. Aggressivität war wiederum verbunden mit dem Befall, wenig erstaunlich, dazu konnte eine massive Cortisolausschüttung bei erhöhtem Hautbefall nachgewiesen werden.

Die Beurlaubung über Feiertage, entweder über Weihnachten oder über Ostern, also die Separation als Pause der Behandlung, spielte erneut eine wichtige Rolle in der Vorhersage des Hautbefalls. Bester Prädiktor für die Auslösung von Hautbefall in diesem Modell war die erhöhte Cortisolausschüttung.

WAS KÖNNEN WIR ALSO *methodisch*, aber auch *klinisch* aus diesen Studien an Erfahrungen mitnehmen?

Psychobiologische, eben psychoneuroimmunologische Parameter bilden das Authentische im psychoanalytisch-psychosomatischen Prozess sehr viel eher ab, als dies rein psychometrische Fragebogen-Daten ermöglichen. Sie sind sehr gute Psychotherapieprozessparameter, denn sie ergänzen bzw. kontrastieren sogar oft die Psychometrie. Vom Patienten oft verleugnete, massive körperliche Reaktionen spiegeln sich in den biologischen Daten eher wider (als das persönliche Empfinden), auch wenn der Patient dies in den Fragebögen-Antworten vor sich und anderen verschleiern möchte.

Psychoneuroimmunologische Daten geben zudem Informationen über die Immunkompetenz im psychotherapeutischen Prozess. Sie vermögen zu zeigen, wie in hochintensiven psychoanalytisch-orientierten Prozessen psychobiologisch nachzuzeichnende Abläufe entstehen können.

Und sie geben natürlich Anregungen für das weitere gesündere Verhalten im Alltag.

EVA PETERS

WIE DIE HAUT
DEN STRESS REGULIERT

LEHREN AUS DER
PSYCHONEUROIMMUNOLOGISCHEN
UNTERSUCHUNG
EINES BEISPIELORGANS

ES IST HÖCHSTE ZEIT FÜR EINE MEDIZIN, in der das gesprochene Wort, in der der Arzt, die Ärztin, der Psychotherapeut, die Psychotherapeutin als valides Instrument der Diagnostik und der Behandlung mindestens so wertgeschätzt wird wie z. B. ein MRT. Dafür brauchen wir eine aussagekräftige Forschung und einen breiten Zugang zu den Ergebnissen dieser Forschung. Vor allem braucht es transparente Belege, dass tatsächlich ein enger Zusammenhang zwischen dem gesprochenen Wort, das psychisch etwas bewegen kann, und dem besteht, was im Körper somatisch stattfindet.

Außerdem braucht es Belege dafür, wie relevant dieser Zusammenhang für Gesundheit und Krankheit ist. Diese Belege herbeizuschaffen und einen Überblick über das zu gewinnen, was bereits bekannt und belegt ist, ist in der modernen Medizin besonders wichtig, denn wir leben gewissermaßen im Zeitalter der *evidence-based medicine:* Das heißt, unser medizinisches Handeln soll von wissenschaftlich belegten Erkenntnissen geleitet werden. Dies ist aber nur möglich, wenn wissenschaftliche Erkenntnisse auch breit verständlich nutzbar sind.

PSYCHONEUROIMMUNOLOGIE – EIN VIELVERSPRECHENDER NEUER FORSCHUNGSBEREICH

EIN BEREICH, DER HIER BESONDERS vielversprechende Modelle und Erkenntnisse zur Verfügung stellt, ist die Stressforschung (DHABHAR 2014, PETERS 2016). Die Forschungsgebiete der biologischen Psychologie, der biologischen Psychiatrie und der molekularen Psychosomatik werden hier als Psychoneuroimmunologie (PNI) mit der Neuroendokrinologie und der Immunologie zusammengefasst. Diese noch relativ junge Forschungsrichtung hat uns vor allem in den letzten beiden Jahrzehnten mit einer breiten Palette von Botenstoffen und Abwehrzellen bekannt gemacht, die das körperliche, also das somatische, Korrelat zu dem darstellen, was auf der psychischen Ebene unter hoher Belastung in Unordnung geraten kann. Im Gegenzug können wir erwarten, dass ein erfolgreiches Stresstraining und Psychotherapie auch im Somatischen wieder Ordnung herzustellen vermögen (O'TOOLE et al. 2018, SCHAKEL et al. 2019).

DIE HAUT ALS BEISPIELORGAN FÜR DIE STRESSFORSCHUNG

FÜR DAS VERSTÄNDNIS DES ENGEN Ineinandergreifens von Psyche und Soma ist die Haut ein sehr schönes Beispiel-Organ: Einerseits springt es einem förmlich ins Auge, wenn hier etwas nicht stimmt. Es müssen nicht erst zeitintensive und kostspielige Geräte zum Einsatz gebracht werden, um eine Störung des Hautbildes sichtbar zu machen. Andererseits löst die kranke Haut beim Betroffenen genauso wie beim Betrachter immer auch eine emotionale Reaktion aus. Wenn sich vor unseren Augen jemand mit roter Haut kratzt, dann ist das nicht nur für den Betroffenen unangenehm, sondern wir empfinden vielleicht Ekel und beginnen uns auch selbst zu kratzen. Gleichzeitig reagieren wir hoffentlich auch empathisch mit dem Gefühl, dass es sicher anstrengend sein muss, in einer solchen kranken Haut zu leben.

Der Blick in die Umgangssprache bestätigt dann auch, dass ein enger wechselseitiger Bezug zwischen seelischen und körperlichen Symptomen schon lange und breit angenommen wird. Der Körper spricht gewissermaßen, wenn in Reaktion auf ein besonderes seelisches Ereignis die Haare zu Berge stehen, man eine Gänsehaut kriegt, einen der Pelz juckt, man aus der Haut fahren möchte, man seine Haut zu Markte trägt oder eine offene Wunde bleibt. Überlegt man dann, ob sich diese Aussprüche in Krankheitsbilder übersetzen lassen, dann kommen einem eine Reihe von chronisch-entzündlichen Erkrankungen der Haut in den Sinn, z. B. die Neurodermitis, die Schuppenflechte (Psoriasis) oder die Nesselsucht (Urtikaria), aber auch die chronische Wunde (Ulkus) und der Haarausfall. Eigentlich könnte man diese Liste noch um den Krebs, z. B. das maligne Melanom und das Spinaliom, erweitern (PETERS et al. 2012, SANADA et al. 2017), denn wir lernen immer mehr darüber, dass auch beim Krebs Stress eine Rolle spielen kann; doch das ist ein Thema für einen eigenen Artikel. Aus Sicht der Stressforschung ist diesen Krankheiten jedenfalls gemeinsam, dass die Aktivitäten von Nerven-, Hormon- und Immunsystem eng ineinandergreifen und so unter Stress zur Verschlechterung beitragen können. Diese Zusammenhänge wollen wir hier eingehend behandeln.

STRESS KOMPROMITTIERT DIE HAUTBARRIERE – EIN EICHEXPERIMENT DER PSYCHONEUROIMMUNOLOGIE

ICH MÖCHTE SIE ZUNÄCHST MIT EINEM ZITAT des postmodernen Philosophen MICHEL FOUCAULT ganz auf die Haut einstimmen und auf das, was wir als genuine Wechselbeziehung zwischen Stress und Haut beschreiben können. Diese Interaktion ist keine Einbahnstraße, sondern eine Straße, die von beiden Richtungen befahren wird. MICHEL FOUCAULT hat das als Sohn eines Anatomen sehr schön auf den Punkt gebracht, als er schrieb: »Die Anatomie konnte zur pathologischen Anatomie nur werden, weil das Pathologische selber Anatomie betreibt.« Zu diesem Gedanken kam er in den 60er Jahren des vergangenen Jahrhunderts, kurz nachdem zum ersten Mal ein wissenschaftliches Experiment nach den Regeln der *evidence based medicine* gezeigt hatte, dass Stress tatsächlich einen Einfluss auf die Gesundheit haben kann und dass neuroanatomisch-immunologische Veränderungen dabei eine Rolle spielen.

In diesen ersten PNI-Experimenten hatte man Labornagetiere genommen und sie heftigem chronischem Stress ausgesetzt, um zu sehen, wie sie Erkältungsviren abwehren, z. B. indem man sie 3 Stunden täglich an 6 aufeinanderfolgenden Tagen in ein kleines Röhrchen gesperrt und Lärm ausgesetzt hatte (JENSEN & RASMUSSEN 1963). Damit ist eines der ersten PNI-Experimente eigentlich ein dermatologisches Experiment *par excellence*, denn die Viren konnten infolge der Stressbelastung die Hautbarriere schneller und massiver überwinden, und es kam bei den Gestressten eher zu einem grippalen Infekt. Der Grund dafür war eine Veränderung des Immunsystems, die eine veränderte Abwehrlage bewirkte, wie man damals an einer veränderten Anzahl und Verteilung von weißen Blutzellen, bestehend aus Immunzellen wie den Lymphozyten, zeigen konnte.

Einige Jahre später gelang dann, was wir heute in der Forschung immer fordern: die Translation dieser Experimente, d. h. der Nachweis, dass die Ergebnisse aus dem Tierexperiment auch für den Menschen gültig sind (TOTMAN et al. 1977). Interessanterweise würden wir dieses Experiment heute gar nicht mehr machen können, weil es durch keine Ethikkommission mehr genehmigt würde, obwohl der Wunsch nach translationalen Experimenten sehr groß ist. Im Falle dieses Experimentes hatte man nämlich gesunde Probanden gezielt mit Erkältungsviren krank gemacht,

z. B. Rhinoviren. Gleichzeitig hatte man eine Reihe von Untersuchungen mit den Studienteilnehmern durchgeführt, mit dem Argument, die bestmögliche Diagnostik und Behandlung für den ausgelösten Infekt zu suchen. Bei einem Teil der Probanden gehörte zu diesen Untersuchungen eine Darmspiegelung, und wer schon einmal eine Darmspiegelung mitgemacht hat, weiß, wie stressig das sein kann. So zeigte dieses Experiment dann auch, dass die Virusinfektion schneller und heftiger wurde, je mehr Stress die Probanden im Verlauf der Untersuchungen erlebt und angegeben hatten.

An dieser Stelle können wir also durchaus sagen: Stress macht krank und der Mensch ist manchmal wie die Maus und hat wie sie ganz offensichtlich Probleme an den Grenzflächen des Organismus, wenn er unter Stress gerät. Bis heute wird auf diesen Zusammenhang bei jeder Grippewelle in der Presse hingewiesen und werden Maßnahmen zur Stärkung des Immunsystems empfohlen. Das Verhältnis zwischen Stress und Gesundheit ist, wie wir inzwischen wissen, jedoch weitaus komplexer und es muss zwischen Stresskonstellationen unterschieden werden, die den Körper schützen, und solchen, die ihn krank machen. Es gelingt demnach der Haut offenbar bei heftigem, chronischem Stress weniger gut, ihre Abwehrfunktion, die uns erlaubt, krank machende Stoffe aus dem Körper herauszuhalten, zu erfüllen und das zu tun, was die Haut normalerweise macht, wenn sie Gefahr sieht: Alarm schlagen und das Problem beseitigen (DHABHAR 2018).

EINE ABWEHRREAKTION DER HAUT
IST ZUNÄCHST ETWAS GESUNDES

ES IST IM GRUNDE ALSO ZUNÄCHST eine gesunde Abwehrreaktion, die wir sehen und fühlen können, wenn die Haut rot, heiß, feucht oder trocken wird, anschwillt und juckt – das alles meldet Gefahr, die es abzuwehren gilt. Eine solche Gefahr geht zum einen natürlich von Mikroben aus, die in den Körper eindringen wollen, zum anderen geht sie von Chemikalien oder physikalischen Stressoren wie UV-Strahlung oder Verletzungen aus. Nur wenn die Gefahr nicht erfolgreich abgewehrt werden kann, kommt es schließlich zur Erkrankung. Wird nun das Gefahr-Reaktionsmuster im Körper aufgerufen, wenn die Alarmsysteme durch Stress aktiviert sind, kann diese Abwehrreaktion ausufern und eine krankheits-fördernde Qualität gewinnen. Zu solchen Belastungen zählen anhaltende soziale Benachteiligung, dauerhaft hohe Arbeitsbelastung, traumatisierende Lebensereignisse und bedrohliche gesellschaftliche Belastungen genauso wie seelische Erkrankungen: z. B. die Depression, Angsterkrankungen oder posttraumatische Belastungsstörungen (DHABHAR 2013).

NEUROENDOKRINE MECHANISMEN
ERLAUBEN DIE HAUT-STRESSANTWORT

DIE HAUT HAT DABEI EIN EINHEITLICHES Antwortmuster auf körperliche wie seelische Stresssituationen und Belastungen. Für die Neuroimmunologen, die ja wissen wollen, was hinter dem sichtbaren Muster an zugrunde liegenden Mechanismen zu finden ist, ist das besonders interessant und erlaubt, genau zu beschreiben, wie Stress krank machen kann. Wirft man an dieser Stelle einen Blick in die Literatur und erwartet, dass bei der breiten Akzeptanz des Konzeptes der Haut als »Spiegel der Seele« auch viel wissenschaftliche Literatur zu dem Thema zu finden ist, wird man jedoch überrascht. Gibt man z. B. in die Suchmaschine Pubmed die beiden Stichworte »skin AND stress« ein, dann bekommt man etwa 16.000 Treffer. Wenn man die Suche genauer eingrenzt und auf psychosozialen Stress fokussiert, dann wird die Auswahl schon eine ganze Ecke kleiner, und man findet keine 3.000 Treffer mehr, wenn man z. B. nach »skin *and* stress *and* (psych* *or* ›life stress‹ *or* ›posttraumatic‹ *or* ›experimental stressor‹ *or* ›perceived‹ *or* ›social‹ *or* ›restraint‹ *or* ›crowding‹ *or* ›noise‹) *not* (›oxidative stress‹ *or* ›cell* stress‹)« sucht. Wenn man schließlich »psychoneuroimmunology *and* skin« kombiniert, dann bleiben keine 100 Treffer. Obwohl der Zusammenhang zwischen Hautgesundheit und seelischer Gesundheit also fast schon ein Allgemeinplatz zu sein scheint, werden offenbar immer noch relativ wenige Studien über diesen Zusammenhang publiziert.

Stellt man die Frage nach den biologischen Spielern in diesem Zusammenhang z. B. Medizinstudenten in einer Vorlesung, verwundert es daher nicht, dass meist nur zwei zentrale Spieler sofort genannt werden: das Nervensystem mit seinem Vertreter Adrenalin und das endokrine System mit seinem Vertreter Cortisol. Mit diesen beiden Spielern hören die Assoziationen aber meistens schon auf und mehr ist allgemein nicht bekannt. Wir wissen inzwischen aber schon viel mehr über den Stress, als dass es bei Stress eine systemische, d. h. den gesamten Körper inklusive Gehirn und Haut erfassende, neuroendokrine Aktivierung gibt, die sicher irgendwie auch ihre Wirkung auf das Immunsystem und damit auf Entzündungen in peripheren Organen entfaltet.

DIE HAUTANATOMIE VERRÄT,
WIE STRESS LOKAL VERMITTELT
WERDEN KANN

SCHON AUS DER MORPHOLOGIE der gestressten Haut können wir einiges darüber abgelesen, was eigentlich neuroendokrin-immuno-logisch in der Haut bei Stress passiert. Wir wissen z. B., dass bei Stress periphere Nervenfasern neben dem klassischen Stressboten-stoff Noradrenalin auch Acetylcholin und die sogenannten Neuro-peptide in die Haut bringen und dass in der Haut produzierte Botenstoffe wie die Neurotrophine für diese sogenannte neuro-nale Plastizität verantwortlich sind (PETERS 2013). Das heißt, dass nicht nur die sogenannten efferenten Nervenfasern, die in der Haut Drüsen, Haarmuskeln und Blutgefäße in ihrer Aktivität steuern, sondern praktisch jede Nervenfaser mit Botenstoffen vollgepackt ist, die unter Stress freigesetzt werden können, also auch die eigentlich afferenten sensorischen Nervenfasern. Über die efferenten und afferenten Nervenfasern wird praktische jede Zelle in der Haut von neuronalen Botenstoffen erreicht, und da auch praktisch jede Immunzelle Rezeptoren für diese Botenstoffe hat, können die Immunzellen, die vor Ort in der Haut anzu-treffen sind, bei Stress direkt neuroendokrin aktiviert werden.

Eine besonders interessante Immunzelle in diesem Zusam-menhang ist die Mastzelle (THEOHARIDES 2017). Diese Zelle enthält von vornherein sehr viel Botenstoffe, die wir als Auslöser von Symptomen einer gestressten Haut kennen. Das Histamin der Mastzellen sorgt z. B. für Rötung und Schwellungen usw.

Außerdem produzieren und enthalten Mastzellen neuronale Botenstoffe wie die Neurotrophine und Neuropeptide sowie Boten-stoffe des Immunsystems wie die Zytokine. Wir haben es hier also mit einer Zelle zu tun, die alle Entzündungsstoffe, die bei Stress in der Haut zu Symptomen führen können, schon enthält und auf einen Reiz hin nur noch ausschütten muss. Gleichzeitig enthält sie auch Enzyme, sogenannte Proteasen, die bestimmte Rezeptoren auf der Oberfläche von sensiblen Nervenfasern modifizieren können und dadurch einen vermehrten Juckreiz nach zentral ins Gehirn melden (NELISSEN et al. 2013).

Was dann passiert, ist, dass diese Mediatoren, die durch die Interaktion zwischen Nervenfasern und Immunzellen wie den Mastzellen ausgeschüttet werden, eine Kaskade von Ereignissen nach sich ziehen. Blutgefäße werden aktiviert und gefenstert, d. h. sie können plötzlich Flüssigkeit und Zellen aus der Blutbahn in das Gewebe austreten lassen, was z. B. die Rötung und Schwellung verstärkt und zu einer fühlbaren Verdichtung des Gewebes führt, der Induration. Bestimmte Immunzellen werden unter dem Einfluss der Stressmediatoren sogar gezielt angelockt und angeregt, ihre Arbeit in einer ganz bestimmten Art und Weise zu tun, z. B. als Fresszellen der unspezifischen Immunantwort, sogenannte Makrophagen, oder als Zellen der spezifischen Immunantwort wie die Helferzellen usw. (HARVIMA et al. 2010).

STRESS IST IN UND AN DER HAUT WAHRNEHMBAR

DIESE KASKADE VON EREIGNISSEN summiert sich so zu den Konsequenzen, die wir wahrnehmen können – dem Juckreiz, der Überhitzung, den tastbaren Hautveränderungen usw. – und die dann auch auf der Verhaltensebene und der Ebene der emotionalen Verarbeitung dieser Ereignisse einen Ausdruck finden: übermäßiges Kratzen, sozialer Rückzug, Frustration und Traurigkeit usw. (EVERS et al. 2016, PAVLOVIC et al. 2008).

Wenn wir uns die Effekte dieser neuroendokrin-immunen Kaskade an anderen Grenzflächen des Körpers zur Außenwelt anschauen, dann bewirkt sie an den Atemwegen z. B. Hustenreiz und am Darm eine Flush-Symptomatik (plötzlicher Durchfall). Diese Symptome kennen Sie sicher von sich und anderen im Zusammenhang mit Stress. Summa summarum löst Stress also in der Haut und verwandten Organen eine Entzündungsreaktion aus, die man als neurogene Entzündung bezeichnet und die man als unmittelbaren Abwehrreflex bezeichnen könnte. Setzt man diesen Mechanismus in einen größeren Kontext, mit dem Gehirn auf der einen Seite und der Haut auf der anderen, kann zentral wahrgenommener Stress also über die sensorischen und andere Nervenfasern bis in die Haut hinein signalisieren, dass Gefahr im Verzug ist. Von zentral nach peripher findet dadurch eine Verstärkung lokaler Entzündungssignale statt. Im Tierexperiment kann man das sehr gut untersuchen und findet unter Stress eine Verdoppelung der Nervenfasern in der Peripherie. Es wird also regelrecht eine »Alarmanlage« gebaut und scharf geschaltet, die dann auf weitere Reize auch doppelt so stark reagieren kann (PAVLOVIC et al. 2008, SINGH et al. 1999).

HAUTSTRESS VERÄNDERT DAS GEHIRN

UMGEKEHRT FINDET AUCH EINE RÜCKMELDUNG peripherer Störungen an das Gehirn statt und aktiviert dort die Angst-Zentrale. Findet in der Haut also eine Entzündung statt, dann melden die dort freigesetzten Stress-Mediatoren ans Gehirn: »Hallo, hier ist ein Schaden, konzentriere deine Schutz- und Reparaturmechanismen auf diesen Bereich und schütze den übrigen Körper in dieser Zeit mit Rückzug.« Ordnen wir das Ganze dann noch in einen wiederum größeren Kontext ein, arbeiten die drei Stress-Reaktionssysteme – das Nervensystem, das endokrine System und das Immunsystem – immer zusammen und interagieren auf Reize und Anpassungsanforderungen aus der Umwelt immer im Kontext dessen, was wir an Möglichkeiten mitbringen, auf Stress zu reagieren.

Mit anderen Worten: Unsere genetischen und epigenetischen Voraussetzungen prägen unsere Stressantwort und den Ablauf der Reaktion (JESSOP et al. 2000, KIM & KIM 2019, LIU & NUSSLOCK 2018, TAUSK et al. 2008). Haben wir z. B. funktionale Glykocortikoidrezeptoren und Rezeptoren für das Neuropeptid Substanz P im Gehirn, die ein sogenanntes negatives Feedback ermöglichen, d. h. bekommt unser Gehirn mit, wenn erfolgreich Cortisol und Substanz P ausgeschüttet wurden, kann die Aktivierung der Stressreaktion auch wieder beendet werden, andernfalls läuft sie relativ unbegrenzt weiter.

Auf der Ebene des Verhaltens bedeutet dieser größere Kontext auch, dass hinterfragt werden muss, was mit dem Stress zusammen kommt und was wir daraus machen.

Wenn ich z. B. Stress habe – wie verhalte ich mich dann eventuell, um ihn abzuwehren? Rauche ich eine Zigarette, trinke ich ein Bier, esse ich eine Tafel Schokolade, halte ich mich die ganze Nacht wach durch Fernsehen oder Computerspiele? All das ist maladaptives Verhalten, das in die Funktion der Stressachsen hineingreifen und ein gesundes Zusammenspiel stören kann, wodurch zunächst ein hoher inflammatorischer Zustand gefördert wird. Hält der Prozess lange an, wird daraus irgendwann eine Immunsuppression, und schließlich kommt es zu Gewebeschäden mit nachhaltigen Folgen für die Haut und mit Sicherheit auch praktisch jedes andere Organ (LEE & SAWA 2014, MAAROUF et al. 2019, POTACZEK et al. 2017).

KONKRET STELLEN WIR DIESE ZUSAMMENHÄNGE an der Neurodermitis dar. Wir wissen zunächst einmal, dass es sich um eine chronisch entzündliche Erkrankung handelt, bei der Symptome wie Rötung, Schwellung, Juckreiz, Hautverdickung (Induration) und schließlich auch ein Gewebeumbauprozess, die sogenannte Lichenifikation, zu beobachten sind (TSAKOK et al. 2019). Dies zeigt uns an, dass neurogene Entzündung, Hautinfiltration mit Entzündungszellen und schließlich Gewebeschäden stattgefunden haben, so dass das Kriterium einer Erkrankung, bei der Stress-Interaktionen eine Rolle spielen können, *par excellence* erfüllt ist. Dann beobachten wir in unseren so gut antibiotisch abgedeckten, wirtschaftlich hochentwickelten Breitengraden, wo es nur noch selten Mikroben als Feinde gibt, die wirklich relevant sind, dass die Inzidenz dieser Erkrankung, d. h. wie häufig sie pro Kopf vorkommt, ständig weiter ansteigt. Das legt die Frage nahe, wie es dazu kommt und ob Stress für diesen Anstieg mit verantwortlich ist.

ERFORSCHUNG DER MECHANISMEN, DIE NEURODERMITIS UND STRESS VERBINDEN

IN DER ERFORSCHUNG DER NEURODERMITIS wird dieser Frage seit den 1970er Jahren, also seitdem ein Zusammenhang zwischen Stress und Gesundheit breiter bekannt ist, systematisch nachgegangen (CZUBALSKI & RUDZKI 1981, FAULSTICH &

WILLIAMSON 1985, GIL et al. 1987, PURSCHEL 1976). Die ersten Arbeiten zu Stress und Neurodermitis zeigten zunächst eher assoziativ, dass wir auf der einen Seite die Symptome und die Entzündungscharakteristika der Neurodermitis haben – wie eine übermäßig starke T-Helferzell-Typ 2-Immunantwort mit z. B. zu hoher Interleukin-4-Produktion und überschießender Bildung von Antikörpern z. B. gegen Allergene. Auf der anderen Seite wurde beschrieben, dass Neurodermitiker mehr unter Aggressionen leiden, angespannter sind und häufiger Symptome von Angst und Depression entwickeln. Dieses gleichzeitige Vorhandensein besonderer immunologischer Merkmale und hoher psychischer Belastung kann aber nicht aufklären, was zuerst kommt – was Huhn und Ei in diesem Verhältnis ist (PETERS 2016).

Es ist schön zu sehen, dass es in den letzten Jahren viele neue interessante und auch translationale Forschungsvorhaben gegeben hat, die auf diese Frage eingehen. Eine der ersten Arbeiten hierzu wurde von ANGELIKA BUSKE-KIRSCHBAUM veröffentlicht (BUSKE-KIRSCHBAUM et al. 2010, BUSKE-KIRSCHBAUM et al. 1998). Sie setzte Neurodermitiker mit dem sogenannten Trierer Social Stress Test unter akuten Stress und konnte dann beobachten, dass die Neurodermitiker auf diesen Stress hin viel weniger Cortisol in den Speichel absonderten als Nicht-Neurodermitiker. Das heißt, dass ein Neurodermitiker hinsichtlich der zentralen Stressachse, der sogenannten Hypothalamus-Hypophysen-Nebennierenrinden-Achse, anders auf akuten Stress reagiert. Sie konnte außerdem zeigen, dass diese veränderte Reaktion mit einer Verschiebung der Immunbalance einhergeht. Konkret konnte sie zeigen, dass nach akutem Stress mehr T-Helferzellen vom Typ 2 vorhanden sind, was die neurodermitische Hautentzündung verschärfen kann.

Andere Kollegen und Kolleginnen wie z. B. SONJA STÄNDER und meine Arbeitsgruppe haben in den letzten Jahren zeigen können, dass neurogene Entzündung durch Stress verändert wird (PETERS et al. 2014, RING et al. 2012, SCHNEIDER et al. 2018, STÄNDER & STEINHOFF 2002). Der Juckreiz in der neurodermitischen Hautläsion nimmt z. B. ab, wenn Patienten durch den Trierer Social Stress Test gereizt werden, dafür nimmt er in der gesunden Haut drumherum zu. Außerdem konnte gezeigt werden, dass es auch beim Menschen eine veränderte Neuroanatomie in der Haut nach Stressexposition gibt, wobei eine gesteigerte Neurotrophinproduktion und Neuropeptide in der Haut eine Rolle spielen. Weitere Achsen, die eine veränderte Funktion aufweisen und zu einer Verstärkung der Entzündung bei Neurodermitis unter Stress beitragen, sind die adrenerge und die cholinerge Achse.

URSACHE UND WIRKUNG IN DER STRESS-NEURODERMITIS-INTERAKTION

BEI NEURODERMITIS KÖNNEN WIR ALSO eine Störung in so ziemlich jeder Stressachse, die bekannt ist, beobachten – von den Neuropeptiden aus den Nervenfasern in direkter Interaktion mit den Mastzellen, die den Juckreiz verantworten, und der Hypothalamus-Hypophysen-Nebennierenrinden-Achse bis zur Verschiebung der Immunbalance. Nichtsdestotrotz wissen wir durch diese Aufklärung der molekularen und zellulären Mechanismen noch nicht, warum die Neurodermitis überhaupt unter Stress vermehrt auftritt, ob also ein ursächlicher Zusammenhang besteht. Zu dieser Frage gibt es interessante neue epidemiologische Studien, vor allem aus dem asiatischen Raum, wo man offenbar andere Möglichkeiten hat, Probanden in großen Zahlen für Studien zu gewinnen und über die Zeit zu beobachten (CHENG et al. 2015, CHIDA et al. 2008, HA et al. 2020, KIM et al. 2015, LIM et al. 2017, PARK & KIM 2016).

In diesen Studien wurde z. B. in Längsschnittanalysen an Adoleszenten – also in einem Alter, in dem die Neurodermitis das erste Mal auftritt – untersucht, ob sich bei Jugendlichen mit der Diagnose Neurodermitis psychische Erkrankungen wahrscheinlicher einstellen als bei einer gesunden Vergleichsgruppe. Mit Hilfe von Tausenden von Studienteilnehmern zeigte sich bei Jugendlichen mit Neurodermitis häufiger die Entwicklung einer schweren Depression, überhaupt einer Depression oder einer bipolaren Störung über die Jahre, die der Diagnose folgten. An diesem Beispiel sieht man also sehr schön, dass eine bestehende Neurodermitis ein höheres Risiko für psychische Erkrankungen nach sich zieht. Das heißt, wir können sagen: Eine chronische Entzündungserkrankung macht für eine psychische Erkrankung vulnerabler und dieser Zusammenhang ist klar und eindeutig belegt.

Im Gegenzug wurden zahlreiche Arbeiten in sogenannten Metaanalysen zusammengefasst, die eine Assoziation zwischen hoher psychischer Belastung und dem Auftreten von Neurodermitis berichteten. Mit dieser Methode ist es möglich, zu schauen, ob die Wahrscheinlichkeit, eine entzündliche Hauterkrankung wie die Neurodermitis zu entwickeln, höher ist, wenn eine hohe psychosoziale Belastung besteht. Diese Arbeiten konnten eindrucksvoll belegen, dass der Zusammenhang zwischen Stress und Hauterkrankung in der Tat keine Einbahnstraße darstellt und dass die Beziehung in beide Richtungen besteht. Diese Erkenntnis bietet natürlich gerade für die Therapie große Möglichkeiten, denn es bedeutet, dass eine Erkrankung wie die Neurodermitis auch von beiden Seiten her zugänglich sein muss für eine Behandlung.

LABORSTRESS KANN
ZUR URSACHENKLÄRUNG
BEITRAGEN

BEI UNS IM LABOR HABEN WIR UNS SEHR intensiv damit beschäftigt, wie wir das genauer objektivieren können, wie wir klar zeigen können, was bei Stress tatsächlich wann und wo in der Haut passiert. Das Tiermodell erlaubt hier auch auf der Ebene der neuro-endokrin-immunen Mechanismen, Ursache und Wirkung zu untersuchen und zu testen, ob Stress ursächlich an verschärfter Entzündung bei Neurodermitis beteiligt ist bzw. ob negative Stressfolgen behandelt werden können. Mit anderen Worten, wir wollten sichtbar machen, dass bei Neurodermitis in der Haut eine neuroimmune Interaktion stattfindet und diese das Hautgeschehen verschlechtert.

Das Labor bietet für das Tierexperiment natürlich viele Möglichkeiten, die bei Menschen nicht vorstellbar sind, wie z. B. einen potentiell krank machenden Stress gezielt einzusetzen und alle Gewebe, in denen es zu einer negativen Stresswirkung kommen kann, für molekulare und histologische Untersuchungen gewinnen zu können. Manche Methoden der tierexperimentellen Arbeit werden allerdings vielleicht abschrecken und manche Forscher werden es eventuell ablehnen, solche Experimente für die Beurteilung von Stresseffekten auf Krankheiten heranzuziehen. So ist es z. B. offensichtlich, dass man folgendes Experiment nicht an Menschen durchführen könnte: Mäuse über Stunden und Tage in enge Röhrchen zu stecken, um sie zu stressen, wie es im sogenannten *restraint stress-Paradigma* durchgeführt wird, einem in der Laborforschung häufig angewendeten Stressparadigma (KAWANO et al. 2018). In anderen Modellen werden Mäuse z. B. in einem Wasserbecken fast ertränkt oder der Gewalt von Jagdtieren wie Ratten ausgesetzt (DHABHAR 2009).

In unserem Labor verwenden wir ein weniger belastendes Stressparadigma, den sogenannten Lärmstress, ein Stress, dem praktisch jeder Großstädter ausgesetzt ist. Für diesen Stress wird im Tiermodell ein Maulwurfvertreiber verwendet, wie man ihn auch im Garten einsetzen kann, um Wühlmäuse mit einem 300-Hertz-Ton, der in unregelmäßigen Abständen emittiert wird, zu stören (PAVLOVIC et al. 2008, 2011, PETERS et al. 2005, 2006, 2011). Unregelmäßigkeit und Unvorhersehbarkeit sind hier die zentralen Kriterien für Stress, an eine unregelmäßige Störung kann man sich nicht gewöhnen – gewissermaßen Großstadtleben für die Maus. Mit Hilfe dieses Lärmstresses konnten wir zeigen, dass, wenn man erst eine neurodermitis-artige Hautentzündung erzeugt und die Tiere dann einem Stress, also 24-Stunden-Lärm, aussetzt, in der Haut eine veränderte Neuroanatomie anzutreffen ist.

LABORSTRESS VERÄNDERT DIE HAUT-NEUROANATOMIE UND DIE HAUT-BARRIERE

KONKRET KONNTEN WIR MIT HILFE von immunologischen Färbemethoden an mikrometerdünnen Hautschnitten unter dem Fluoreszenz-Mikroskop beobachten, dass nach Stress in der Haut deutlich mehr peptiderge Nervenfasern zu finden sind als in nicht-gestressten Tieren. In einer nicht-gestressten Maus halten die Mastzellen außerdem einen ziemlich gesunden Abstand zu den Nervenfasern, während sie in Tieren, die Stress und Entzündung haben, eng bei peptidergen Nervenfasern zu finden sind. Diese Nervenfasern enthalten z. B. das Stress-Neuropeptid Substanz P, und wenn man genau hinschaut, kann man sogar da, wo die Nervenfasern und Mastzellen miteinander interagieren und kommunizieren, die Aktivierung der Mastzelle und ihre sogenannte Degranulation beobachten.

Das heißt, die Mastzelle entlässt genau da, wo sie die Nervenfaser berührt und von dieser Neuropeptide freigesetzt werden können, Granulae mit ihren Botenstoffen in das umliegende Gewebe. Diese Degranulation bewirkt dann nachfolgend die oben beschriebene Entzündung. Damit können wir also sichtbar machen, dass in der Haut unter Stress verstärkt neurogene Entzündung stattfindet. Zu meinen Patienten sage ich an dieser Stelle: »Die Alarmanlage wird scharf geschaltet, und wenn jetzt noch ein Reiz vorbeikommt und stört, dann wird es eben schlimm mit der Entzündung.«

Wir wissen inzwischen auch, dass diese stressgetriggerte neurogene Entzündung Hand in Hand geht mit einer Störung des Zusammenhalts in der äußersten Schicht der Haut-Abwehr, also mit einem Zusammenbruch der sogenannten Haut-Barriere. In der äußersten Hautschicht, der Epidermis, halten die Zellen normalerweise fest zusammen, damit möglichst keine Schadstoffe aus der Umwelt durchkommen und der Körper auch keine kostbare Flüssigkeit unnötig verliert. Dieser Zusammenhalt, der z. B. durch Moleküle wie das Claudin bewerkstelligt wird, ist durch Stress verändert (GRUBER et al. 2015). Wird im Tierexperiment z. B. ein gesundes Tier gestresst, findet sich im Vergleich zu nicht gestressten Tieren eine höhere Dichte dieses Verbindungsmoleküls an den Membranen der Epithelzellen der Haut, den Keratinozyten, und schließt diese fester zusammen. Sind wir also als gesundes Lebewesen Stress ausgesetzt, dann macht die Haut genau das, was der Rest des Körpers auch macht: auf Abwehr schalten. Wenn im Tierexperiment aber eine neurodermitisartige Entzündung vorliegt, dann ist diese Barriere ziemlich aufgelockert. Claudin wird z. B. weniger produziert und kann so auch unter Stress die Keratinozyten weniger fest verbinden, wie wir beobachten konnten. Die Haut wird fragiler, d. h. die Wahrscheinlichkeit steigt, dass Störfaktoren hereinkommen.

Barrierefunktion und neurogene Entzündung interagierten dabei miteinander und es ergeben sich im histologischen Hautschnitt recht dramatische Effekte (MAAROUF et al. 2019, SCHMUTH et al. 2019). Betrachtet man z. B. die gesunde Maushaut, dann finden wir eine recht dünne Epidermis mit gut verbundenen Zellen und darunter, in der sogenannten Dermis, sind granulierte Mastzellen, einige Blutgefäße und wenige andere Zellen des Immunsystems anzutreffen (PETERS 2016).

Wenn ein Tier neurodermitis-artige Entzündungen hat, ist eine deutlich dickere Epidermis zu sehen und in der Dermis sind viele Immunzellen, die man im Mikoskop an einem dichten Gewimmel von Zellkernen in der Dermis erkennen kann. Schaut man schließlich die Haut eines Tieres mit neurodermitis-artiger Entzündung an, das Lärmstress ausgesetzt war, dann sieht man, dass die Zellen der Epidermis sichtbar auseinanderweichen – eine Spongiose, die anzeigt, dass die Barriere deutlich gestört ist. Hier kann vieles rein und raus, die Feuchtigkeit z. B. geht raus, die Keime und zukünftige Allergene dringen ein. Gleichzeitig ist ein unglaublich dichtes Infiltrat zu sehen. Die gesamte Dermis wirkt wie mit Zellen gefüllt und ist verdickt. In Zahlen gemessen kommt es in etwa zu einer Verdoppelung der Entzündungsparameter in der Haut, und Entsprechendes kann auch in vielen anderen Organen durch neuroendokrine Interaktion und Aktivierung bewirkt werden.

Summa summarum finden also nicht nur systemische Stressmediatoren – wie die gut bekannten Botenstoffe Noradrenalin und Cortisol – über klassische efferente Nervenfasern und das Blutgefäßsystem ihren Weg in die Haut. Es werden auch von afferenten Nervenfasern Neuropeptide in die Haut gebracht und darüberhinaus lokal Stressbotenstoffe produziert. Das verändert die Bereitschaft zur neurogenen Entzündung und verändert auch die Barrierefunktion der Haut, so dass vermehrt Fremdstoffe in die Haut eindringen können und verstärkt Immunzellen in der Haut für eine chronische Entzündung sorgen. Für das psychosomatische Verständnis der Neurodermitis ist dabei besonders spannend, dass man diese überschießende Stressreaktion fühlen, sehen und darüber sprechen kann: Die Haut wird trocken und schuppig – das ist die Barriere, die kaputtgeht; es juckt – das zeigt die neuro-endokrine Aktivierung an; man fühlt und sieht die Rötung, das Erythem, und die Schwellung, das Ödem – als Zeichen der Blutgefäßaktivierung; usw.

AUCH POSITIVE STRESSWIRKUNGEN AUF NEURODERMITIS SIND MÖGLICH

DASS DAS KEINE EINBAHNSTRASSE IST, habe ich bereits erwähnt. Eine schon recht alte, aber noch immer schöne Studie aus Japan zeigte als eine der ersten, dass Stress bei der Neurodermitis auch einen schützenden, einen verbessernden Effekt haben kann (KODAMA et al. 1999). Um den Zusammenhang zwischen Stress, wie er im wirklichen Leben stattfindet, und Neurodermitis zu untersuchen, wurden Menschen mit Neurodermitis im Epizentrum eines Erdbeben-Ausbruchs untersucht und mit Menschen mit Neurodermitis verglichen, die an einem weit entfernten Ort lebten, an dem kein Erdbeben stattfand. Nicht besonders überraschend: Die Kollegen konnten zeigen, dass etwa 60 Prozent der Studienteilnehmer im Epizentrum von Stress berichteten und etwa 30 Prozent auch eine Verschlechterung ihrer Neurodermitis beobachteten. Seltsam war allerdings, dass es auch einen nicht ganz unerheblichen Anteil von Leuten mit Neurodermitis gab, etwa 10 Prozent, die über eine Verbesserung berichteten.

Wie kann dieses Phänomen erklärt werden?

Eine mögliche Antwort wäre, dass Stress auf Neurodermitis nicht immer die gleiche Wirkung hat, sondern die Wirkung davon abhängt, in welchem Stadium der Erkrankung der Stress auf die Neurodermitis trifft, also z. B. davon, ob eine Entzündung schon da ist oder nur die Bereitschaft zu einer Entzündung. Im Tierexperiment sind wir dieser Frage einmal nachgegangen. Da Mäuse normalerweise keine Neurodermitis entwickeln, arbeitet man im Tiermodell üblicherweise mit Mäusen, die gegen ein Allergen sensibilisiert wurden und dann auf erneute Reizung mit dem Allergen eine neurodermitis-artige Hautentzündung zeigen. Mäuse in einem solchen Neurodermitis-Modell wurden von uns wie oben beschrieben einmal gestresst, bevor das Allergen auf den Organismus traf, und zeigten dann eine deutliche Verschlechterung der Entzündung. In einem neuen Versuchsansatz wurden die Tiere nun mehrfach, mit großen Abständen und Phasen der Erholung dazwischen, gestresst, und zwar immer dann, wenn eine Sensibilisierung auf das Allergen durchgeführt wurde. Wir haben also in diesem Versuch nicht nur einmal gestresst, kurz bevor wir das Allergen gespritzt haben, sondern wir haben immer dann gestresst, wenn Allergenkontakt in der Sensibilisierungsphase bestand (PAVLOVIC et al. 2011).

Und siehe da, es passierte etwas ganz Interessantes: Wenn auf diesem Wege quasi ein Stresstraining durchgeführt wird, findet etwas statt, was wir als Stresshärtung bezeichnen können. In diesem Paradigma kommunizieren die peripheren neuropeptidergen und Substanz P-positiven Fasern plötzlich nicht mehr mit den Mastzellen, sondern mit sogenannten dendritischen Zellen in der Epidermis.

Diese dendritischen Zellen sind die Zellen des Immunsystems, die Fremdstoffe aufnehmen und dem Immunsystem sagen, ob es eine Abwehrreaktion aufbauen soll oder nicht, z. B.: »Das ist ein Feind, mach mal eine Antwort dagegen«, oder auch: »Hier gibt es keinen Grund, Alarm zu schlagen – diese Störung kannst du tolerieren« (KAWANO et al. 2018, MOYLE et al. 2019). Gleichzeitig sind diese Zellen auch für bestimmte Fehler des Immunsystems verantwortlich, wenn z. B. statt einer Mikrobe ein Allergen zu einem Feind erklärt wird. Findet nun unter Stress vermehrt Kontakt zwischen Nervenfasern, speziell peptidergen Nervenfasern, und dendritischen Zellen in der Epidermis statt, dann passiert mit der Entzündungsantwort genau das Gegenteil von dem, was bei einmaliger Stressexposition direkt vor Allergenkontakt passiert. Statt dass es mehr Zytokine gibt, die die neurodermitische Entzündung fördern, wie das Interleukin 4, gibt es jetzt mehr Zytokine, die die allergische Entzündung behindern, z. B. den Tumor-Nekrosefaktor Alpha. Ein Blick in das Mikroskop zeigt uns jetzt z. B. im histologischen Hautschnitt von gestressten Tieren, dass zahlreiche Zellen in der Dermis zu finden sind, die Marker für sogenannte T-regulatorische Zellen tragen. Diese Zellen können Entzündungen unterdrücken. Im Laufe einer gesunden Entzündungsreaktion treten sie auf den Plan, wenn die Arbeit getan ist und die Abwehrreaktion wieder beendet werden kann. Schließlich muss die Immunantwort ja auch zeitgerecht wieder abgeschlossen werden, sonst würde jede Entzündung unendlich lang weiterlaufen und großen Schaden anrichten.

Man kann das Immunsystem in der chronisch entzündeten Haut mit wiederholten Stress-Expositionen und Entspannungszeiten dazwischen also trainieren. Wenn peptiderge Nervenfasern mit den dendritischen Zellen vermehrt kommunizieren, dann sorgen diese dendritischen Zellen *summa summarum* dafür, dass Zellen auf den Plan gerufen werden, die die Entzündung wieder unterdrücken. Das hat dann tatsächlich nicht nur regulatorische Immunität zur Folge, sondern das dreht den Spieß sogar um und schwächt eine verstärkte Entzündung ab. Das heißt, ich kann fast dieselben Techniken nutzen, um aus einer Verschlechterung eine Verbesserung, eine Gewöhnung zu machen – schlechter und guter Stress sind eine Frage der Dosis und des Trainings.

WIE KÖNNEN WISSENSCHAFTLICHE ERKENNTNISSE IN DIE KLINIK ÜBERTRAGEN WERDEN?

ALS ÄRZTIN MÖCHTE ICH MIT MEINEN Erkenntnissen meinen Patienten helfen. Das heißt, mir ist die Aufgabe gestellt, dieses oben zusammengetragene Wissen nutzbar zu machen und das, was wir in Studien sichtbar gemacht haben, so aufzubereiten, dass es auf einem breiteren Feld eingesetzt werden kann. Es heißt immer, dass bei der Implementierung von wissenschaftlichen Erkenntnissen in die klinische Praxis noch einmal so viel Zeit benötigt wird, wie für die Gewinnung der grundlegenden Erkenntnisse aufgewandt wurde. Ethisch ist es allerdings schwer zu vertreten, Menschen experimentell zu stressen, um erst ihre Erkrankung schlimmer und dann wieder besser zu machen. Man kann auch Personen nicht ununterbrochen um Hautproben, Biopsien, für mikroskopische Untersuchungen bitten, um sich anschauen zu können, ob unter einer Therapie in der menschlichen Haut die Interaktion der Nervenfasern mit den Immunzellen verbessert wird. Will man sich im Kontext anderer Erkrankungen gar innere Organe, wie z. B. die Leber, anschauen, wird es noch komplizierter.

Wir haben deshalb in unserem Labor eine Methode entwickelt, bei der wir den Haarfollikel benutzen, um Stresseffekte zu untersuchen, denn an Haare kommen wir gut heran. Haare sind außerdem sehr stressabhängig in ihrem Wachstumsverhalten und in den Botenstoffen, die dort produziert und abgelagert werden (HARB et al. 2017, PETERS et al. 2007, 2017). Im Haar können wir z. B. ein Neurotrophin nachweisen, das in der Haarwurzel entsteht und das maßgeblich für die Innervation, d. h. für die Versorgung der Haut mit Nervenfasern, verantwortlich ist. Über diesen Nervenwachstumsfaktor wissen wir bereits, dass er in alle genannten Bereiche psychoneuroimmunologischer Regulation von Entzündungsprozessen in der Haut hineingreift, die für die Neurodermitis einerseits, für die psychische Belastung andererseits relevant sind – nämlich sowohl in die Immunmodulation als auch in die Stimmung und die Depression.

Wir haben uns hier drei Studien vorgenommen, um zu prüfen, ob im Haar experimentell sowohl auf Proteinebene als auch epigenetisch Stressbotenstoffe reguliert werden, und schließlich, ob mit Hilfe offensichtlicher Veränderungen im Haar auch im wirklichen Leben Stress nachgewiesen werden kann. Gerade die sogenannte epigenetische Ebene ist dabei hochinteressant. Mit ihrer Hilfe kann untersucht werden, ob sozusagen an der Wurzel, z. B. der Produktion des Stressbotenstoffes BDNF, Veränderungen stattfinden, wenn wir unter hoher Belastung stehen. Die epigenetische Regulation zeigt nämlich an, dass ein Gen zwar vorhanden sein kann, unter bestimmten Umständen, z. B. nach hoher Stressbelastung, aber dauerhaft nicht abgelesen werden kann.

In der ersten Studie wurden gesunde Medizinstudenten in Deutschland untersucht. Bei diesen Studenten haben wir Haarproben genommen, als sie am Ende eines Semesters durch Prüfungen akademischem Stress ausgesetzt waren. Die Haare wurden hierfür in einer Kugelmühle pulverisiert, das BDNF extrahiert und dann mittels ELISA nachgewiesen. Mit diesem Vorgehen konnten wir sehen, dass dann wenig BDNF – also wenig Nervenwachstumsfaktor, der ein gutes, stabiles abwehrfähiges Nervensystem in der Haut unterstützt – nachzuweisen ist, wenn die Studenten sehr viele Somatisierungsbeschwerden angeben. Diese messen wir mit dem Somatisierungsindex, einem validierten Instrument, das nachfragt, ob man Störungen im Körper spürt: Schaudern, Zittern, Bauchschmerzen u. Ä. Dass wir vernünftig gemessen haben, wurde durch Kontrollen bestätigt. Gleichzeitig konnten wir in dieser Studie sehen, dass, je mehr Stress die Studenten hatten, auch mehr Cortisol im Haar messbar war und dass sich Cortisol und BDNF invers zueinander verhielten, d. h., je *mehr* Cortisol, desto *weniger* BDNF, aber desto *mehr* Somatisierungs-Symptome und *mehr* Stress.

Diese Beobachtung war spannend und suggerierte, dass BDNF ein guter psychosomatischer Marker sein könnte, ein Spürbarkeitsmarker für Stress, wenn man so will. In einer zweiten Studie haben wir daher in einer Gruppe von Akademikern (ich kann aus eigener Erfahrung sagen, akademischer Stress ist nicht unrelevant) untersucht, ob das BDNF-Gen unter akademischem Stress adäquat abgelesen werden kann. Die epigenetische Regulation des Gens – also ob es abgelesen und eine korrespondierende mRNA und schließlich das biologisch wirksame Protein synthetisiert werden kann – hängt z. B. vom Acetylierungsmuster des Histons ab, eines Proteins, auf das das BDNF-Gen aufgewickelt ist. Diese Acetylierung des BDNF-Gens kann man in den lebendigen Zellen der Haarwurzel nachweisen, wenn man Haarproben nicht durch Abschneiden alleine gewinnt, sondern ein sogenanntes Trichogramm nimmt, eine in der Dermatologie übliche Untersuchungsform für die Haargesundheit. Mit dieser Methode konnten wir nachweisen, dass das Histon Nr. 4 in seinem Acylierungsstatus in gestressten Individuen so verändert sein kann, dass das BDNF-Gen nicht abgelesen und BDNF auch tatsächlich nicht produziert werden kann. Passend dazu fand sich wieder ein erhöhter Somatisierungsindex, es wurde also über mehr Beschwerden berichtet.

Um schließlich zu prüfen, ob diese Untersuchungsmethode in einen Routine-Kontext gebracht werden kann, haben wir mit mexikanischen Tiermedizinstudenten gearbeitet. Quasi direkt vom Unterricht weg wurden im Seminarraum in der Prüfungszeit zum Semesterende Haarproben genommen. Es konnte damit bestätigt werden: Je höher der Stress erlebt wurde, je mehr über Somatisierungsprobleme berichtet wurde, desto höher war die Cortisol-Konzentration im Haar, während das BDNF umso niedriger war. Diese Methode kann also ins Feld getragen werden.

PSYCHOSOZIALE INTERVENTION HILFT BEI NEURODERMITIS

DIE ANTWORT AUF DIE FRAGE, ob wir Stress auch beim Menschen gut messen können, um in Zukunft zu untersuchen, ob entsprechende Interventionen, also Behandlungen, die auf eine Stressoptimierung abzielen, auch wirksam sind und therapeutisch genutzt werden können, lautet also: Ja!

Fassen wir das einmal in wenigen Worten zusammen: Zahlreiche psychosoziale Therapieformen haben sich bereits als positiv erwiesen (BARBAROT et al. 2013, GROSSMAN et al. 2018, PETERS 2016). Entspannung reduziert z. B. Juckreiz und proallergische Zytokine; Schulungsprogramme wie das Trainingsprogramm der Arbeitsgemeinschaft Neurodermitis-Schulung im Erwachsenenalter (ARNE) haben einen positiven Effekt auf Stresserleben und Hautzustand; Psychotherapie kann nachhaltig Angst und Depression reduzieren. Es ist also eine erfreuliche Entwicklung, dass psychosomatische Mitbetreuung von Patienten mit Hauterkrankungen wie der Neurodermitis inzwischen auch in den Behandlungsempfehlungen von großen Konsortien angeführt wird (WOLLENBERG et al. 2016). In der Zukunft findet diese Haltung hoffentlich auch vermehrt Einzug in die Planung von wissenschaftlichen Studien anderer Fachrichtungen, z. B. der Pharmakotherapie, schon um zu kontrollieren, dass beobachtete Behandlungserfolge nicht durch Stress beeinflusst werden.

PSYCHOSOZIALE INTERVENTION ist kein nettes zusätzliches Pflaster, sondern hoch wirkungsvoll. Letztlich wollen wir die breite Akzeptanz einer ganzheitlich arbeitenden Medizin erreichen und hoffen auf immer mehr Mediziner, die begreifen, dass eine symptomatische Therapie, die nicht gut begleitet wird, nicht die richtige Wirkung zeigt. Das erzeugt frustrierte Patienten, die einen erneuten Gang in die Praxis vermeiden, weil sie nicht mehr erwarten, dort wirksame Behandlung und einen erträglichen Umgang mit ihrer Krankheit zu finden. Als Ergebnis dieser Vermeidungshaltung wird die Haut schlimmer und die Anspannung steigt. Aus dem Symptom entwickelt sich eine Symptomlast, bei der viele Patienten versuchen werden, sie selbst zu regulieren, meistens durch eher maladaptives Verhalten, z. B.

mehr essen, rauchen, Alkohol usw., wie oben beschrieben. Dadurch wächst die Hilflosigkeit und verwandelt sich irgendwann in Depressivität. Damit schließt sich ein *Circulus vitiosus*, den es zu durchbrechen gilt.

Mit den vielfältigen Möglichkeiten, die uns in den vielen verschiedenen gut untersuchten und überprüften Therapierichtungen der Biopsychosozialen Medizin zur Verfügung stehen und die wir, wenn das Kind in den Brunnen gefallen ist, auch einsetzen können, ist nicht nur für Hautpatienten, sondern auch für ihre Versorger viel zu erreichen. Schon eine ordentliche, ausführliche und umfassende Anamnese klärt mehr Ursachen und was sie beheben kann auf als die meisten Laboruntersuchungen und apparativen Diagnostikverfahren. Gleichzeitig befriedigt sie Behandelte und Behandelnde durch die Möglichkeit, menschlich zu interagieren und die Behandlung in beiderseitigem Verständnis voranzutreiben. Mit diesem kleinen Plädoyer für die Vielfalt in der Medizin und einem Zitat des Philosophen LUDWIG WITTGENSTEIN möchte ich abschließen: »Versuchen Sie nicht Verstehen als mentalen Prozess zu fassen, fragen Sie sich lieber, unter welchen Bedingungen kann ich sagen: Jetzt kann ich weitermachen.«

VOLKER TSCHUSCHKE

KASTRIERT SICH DIE PSYCHOONKOLOGIE SELBST?

ZUR KRITIK DER FORSCHUNG IN PSYCHOONKOLOGIE UND PSYCHOTHERAPIE – WARUM WIR ANDERE WISSENSCHAFTLICHE PARADIGMEN BENÖTIGEN

PSYCHE UND KÖRPER WURDEN IN DER MEDIZIN und unserem abendländischen Denken lange als Einheit gesehen – bis vor ca. 400 Jahren der französische Philosoph, Mathematiker und Naturwissenschaftler RENÉ DESCARTES den Grundstein für eine Trennung von Körper und Geist legen sollte, der bis heute von nachhaltiger Wirkung ist. Ab dieser Zeit entwickelten sich Natur- und Geisteswissenschaften in zwei voneinander getrennte Welten.

»… da DESCARTES das Denken bekanntlich für eine Tätigkeit hielt, die sich völlig losgelöst vom Körper vollzieht, behauptet er in dieser Äußerung die radikale Trennung von Geist, der ›denkenden Substanz‹ (*res cogitans*), und dem nichtdenkenden Körper, der Ausdehnung besitzt und über mechanische Teile verfügt (*res extensa*).« (DAMASIO 2018, S. 329; Hervorh. dort).

DAMASIO (2018) sieht in der »abgrundtiefen Trennung von Körper und Geist« (S. 330), wie sie DESCARTES vorgenommen hat, einen »großen Irrtum«. Auch der österreichisch-britische Philosoph Sir KARL R. POPPER übt Kritik an DESCARTES' Auffassung vom Menschen als Maschine, als ein von mechanistischer Kosmologie beherrschter Apparat, der keinen Raum lasse für ein lebendiges Wesen mit Seele (POPPER 1987).

Tatsächlich haben wir heute eine von Ideologien und nichtwissenschaftlichen Interessen geleitete Wissenschaftspolitik zu beklagen, die u. a. zur Dominanz einer akademischen Medizin führte, die über Jahrhunderte hinweg die Wechselwirkungen von Psyche und Körper negierte. Medizinstudenten sind so gut wie nie während ihres Studiums mit dem »menschlichen Faktor« konfrontiert: Ein Umgang mit dem lebendigen Menschen, seinen Ängsten, seinem Krankheitserleben und den Rückkopplungsmechanismen auf den Organismus ist – von sehr wenigen Ausnahmen abgesehen – in der Regel im Studium heute nicht vorgesehen.

Dieses »Skotom für psychische Vorgänge« (UEXKÜLL und WESIACK 2003, S. 6) drückt sich noch heute in den Curricula der Humanmedizin aus. SCHUBERT (2015) spricht davon, dass die moderne biomedizinisch orientierte Medizin einen Bogen um die mit lebendigen Menschen verbundenen Verhaltensdaten mache. Er vermutet sogar, dass eine Beschäftigung mit den psychischen Seiten und ihrem Einfluss auf den Organismus Ängste berühre, die quasi wie in einer Gegenübertragung abgewehrt werden müssten.

Diese tiefe Spaltung zwischen Körper und Psyche durchzieht die gesamte Humanmedizin, prägt also auch die Onkologie. Auf entsprechend große Widerstände stoßen daher auch Disziplinen wie Psychotherapie, Psychoonkologie und Psychoneuroimmunologie. Seit Jahrzehnten bemühen sie sich, die naturwissenschaftlich nachgewiesenen Verbindungen zwischen Körper und Psyche für die Behandlung z. B. von an Krebs Erkrankten zu nutzen (ADER 1981; MEERWEIN 1981; ADER et al. 1991; LEWIS et al. 1994; HOLLAND 1998).

FEHLENTWICKLUNGEN IN DER MEDIZINISCHEN FORSCHUNG

SEIT GERAUMER ZEIT IST FESTZUSTELLEN, dass sich neben der Medizinpraxis selbst auch deren Forschung in eine einseitige, falsche Richtung entwickelt. Schon seit Beginn der 90er Jahre des letzten Jahrhunderts geriet die US-amerikanische Medizin zunehmend unter die Kontrolle einer ausschließlich ökonomisch orientierten Disziplin. Organisationen mit Namen *Managed Care* oder *Medicare* übernahmen als sogenannte Steuerungsmodelle das Zepter in der Gesundheitspolitik, vorgeblich mit dem Ziel, die Kosten im Gesundheitssektor zu senken und die Versorgungsqualität zu erhöhen. Ausschließlich Ersteres ist eingetreten: In allen westlichen Ländern ist eine Verschlechterung der medizinischen Versorgung zu konstatieren, weil die Behandlungszeiten verkürzt, medizinisches Personal (Ärzte, Pfleger) in riesigem Ausmaß abgebaut wurde, und es ist allein die ökonomische Rendite, die den Maßstab vorgibt (MAIO 2013).

Das beste Beispiel für diese Ökonomisierung des Gesundheitswesens sind die in den 80er Jahren des letzten Jahrhunderts eingeführten DRGs (*diagnostic related groups*), bei denen § 17b des Krankenhausfinanzierungsgesetzes (KHG) zufolge die voll- und teilstationären Leistungen der Krankenhäuser festgelegt und nach Fallpauschalen für die verschiedenen diagnostischen Gruppen abgerechnet werden. Über unterschiedliche Behandlungen, Patienten und Behandler hinweg vereinheitlichte Richtlinien zielen ausschließlich auf Kostenreduktionen (LAMBERT 2013), wobei eine Verschlechterung der medizinischen Versorgung in Kauf genommen wird.

Dass es sich bei dem Argument einer Verschlechterung der Versorgungsqualität um Tatsachen und nicht bloße Behauptungen handelt, bekommt man derzeit durch die Corona-Pandemie drastisch vor Augen geführt: Krankenhäuser wurden in der Vergangenheit in großem Ausmaß geschlossen, in bestehenden Kliniken wurden in großer Zahl Betten abgebaut, es fehlen heute Beatmungsgeräte und Materialien wie Atemschutzmasken in der Intensivmedizin, Pflegekraftstellen wurden zu Zigtausenden eingespart – alles im Dienste des Shareholder-Values. Die Medizin ist unter die Kontrolle eines rein betriebswirtschaftlichen Denkens geraten, sie ist vorwiegend an ökonomischen Interessen orientiert und nicht mehr am Geiste des Hippokratischen Eids (MAIO 2013).

Einhergehend mit der Verschlechterung der klinischen Versorgung der Bevölkerung hat sich in der medizinischen Forschung ein neues Paradigma etabliert, das mitunter als »Königsweg« bezeichnet wird: die *evidenz-basierte Medizin (EbM)*, die ebenfalls im Dienst der ökonomisch orientierten Medizin steht. Sie bestimmt die Forschungspraxis von inzwischen allen medizinischen Teildisziplinen. Die evidenzbasierte Medizin geht von dem Grundsatz aus, dass alle klinische Praxis empirisch-wissenschaftlich gestützt sein müsse (SACKETT et al. 1985, 1997; HAYNES et al. 2005).

»EbM ist der gewissenhafte, ausdrückliche und vernünftige Gebrauch der gegenwärtig besten externen, wissenschaftlichen Evidenz für Entscheidungen in der medizinischen Versorgung individueller Patienten. Die Praxis der EbM bedeutet die Integration individueller klinischer Expertise mit der bestverfügbaren externen Evidenz aus systematischer Forschung.

Mit *individueller klinischer Expertise* meinen wir das Können und die Urteilskraft, die Ärzte durch ihre Erfahrung und klinische Praxis erwerben. Ein Zuwachs an Expertise spiegelt sich auf vielerlei Weise wider, besonders aber in treffsichereren Diagnosen und in der mitdenkenden und -fühlenden Identifikation und Berücksichtigung der besonderen Situation, der Rechte und Präferenzen von Patienten bei der klinischen Entscheidungsfindung im Zuge ihrer Behandlung. Mit *bester verfügbarer externer Evidenz* meinen wir klinisch relevante Forschung, oft medizinische Grundlagenforschung, aber insbesondere patientenorientierte Forschung zur Genauigkeit diagnostischer Verfahren (einschließlich der körperlichen Untersuchung), zur Aussagekraft prognostischer Faktoren und zur Wirksamkeit und Sicherheit therapeutischer, rehabilitativer und präventiver Maßnahmen. Externe klinische Evidenz führt zur Neubewertung bisher akzeptierter diagnostischer Tests und therapeutischer Verfahren und ersetzt sie durch solche, die wirksamer, genauer, effektiver und sicherer sind.« (SACKETT et al. 1997, S. 644; Hervorh. bei den Verf.)

Dieser Sicht einer optimierten medizinischen Versorgung ist grundsätzlich und in vollem Umfang zuzustimmen. Jegliche klinische Praxis innerhalb der Medizin sollte sich auf die bestmögliche, verfügbare, wissenschaftlich begründete Evidenz stützen. Das Problem mit der EbM entsteht deshalb auch nicht durch die von der Arbeitsgruppe um SACKETT ausgearbeiteten Prinzipien, sondern ausschließlich durch die missbräuchliche Verwendung der EbM-Leitlinien durch Interessengruppen, die unter dem Schutzschild der EbM andere Ziele als die ausschließliche Verbesserung der medizinischen Behandlung von Menschen verfolgen.

Das Kernstück der EbM ist die randomisiert-kontrollierte Studie *(randomized controlled trial [RCT])*. Die pharmakologische Forschung machte dieses Forschungsprinzip in den 60er und 70er Jahren des letzten Jahrhunderts zu ihrem prinzipiellen Forschungsansatz, nachdem erstmals im Rahmen einer RCT-Studie in den 40er Jahren erfolgreich nachgewiesen wurde, dass Streptomycin bei Tuberkulose-Erkrankungen wirkte (MARSHALL et al. 1948). Das RCT ist das Kernstück des Medizinischen Modells (WAMPOLD & IMEL 2015). Es basiert auf folgenden Prinzipien:

▶ Doppelblind-Design (weder Versuchsleiter/Behandler noch Versuchspersonen/Behandelte verfügen über Informationen, zu welcher Gruppe [Interventionsgruppe oder unbehandelte Kontrollgruppe] die Patienten/Versuchspersonen gehören).

▶ Randomisierung (blinde, zufällige Aufteilung aller Versuchspersonen entweder auf zu behandelnde Interventions- oder nicht zu behandelnde Kontrollgruppe).

▶ Kontrolle aller Störvariablen (Ausschaltung oder Konstanthaltung aller möglichen Einflussvariablen außer der unabhängigen Variablen).

▶ Manipulation ausschließlich einer Variablen (der unabhängigen Variablen), d. h. nur des Verums (des Medikaments bzw. der Behandlungstechnik).

> ▶ Homogenität der Versuchspersonen und der Behandler (vergleichbare Personen in beiden Gruppen).
>
> ▶ Fest definiertes Behandlungsprotokoll (bzw. Manualisierung der Vorgehensweise).

NUN GIBT ES ABER OFFENSICHTLICH sinnvolle Grenzen für ein solches Forschungsparadigma in der Medizin, die allerdings nicht leicht zu ziehen sind. Der Psychiater und Hirnforscher MANFRED SPITZER (2004) zählt pointiert einige Beispiele auf, die dokumentieren, dass der Leisten EbM, über den derzeit in der medizinischen Forschung alles geschlagen werden muss, in vielen Fällen an Absurdität nicht zu überbieten ist.

Erstens seien kaum 10 Prozent des derzeitigen Wissens in der Medizin evidenzbasiert. Würde man also ausschließlich auf RCT-Studienergebnisse zurückgreifen, dann würden die meisten medizinischen Eingriffe nicht stattfinden dürfen, schlicht, weil chirurgische oder sonstige medizinische Vorgehensweisen noch nicht in RCT-Studien überprüft wurden. Operationen wie Tonsill- oder Appendektomien fänden nicht statt, einfach weil es keine Studie darüber gibt, ob z. B. die Entfernung eines Blinddarms bei akuter Blinddarmentzündung einer Nicht-Entfernung des Blinddarms überlegen ist oder nicht. Ähnliche Probleme sind denkbar im Falle der Untersuchung bestimmter OP-Techniken bei Transplantationen oder Implantationstechniken.

Weder der Wert von Trinkwasser noch die lebensrettende Funktion von Fallschirmen seien bisher im Rahmen von RCT-Studien untersucht worden (SPITZER 2004).

So schreibt SPITZER: »SMITH und PELL beispielsweise wandten die Methodik der *evidence based medicine* auf die Frage an, ob Fallschirme zur Reduktion der Verletzungsgefahr beim Fall aus großer Höhe geeignet sind. Sie kommen zu dem Ergebnis, dass man hierzu nichts sagen könne, da letztlich keine geeigneten Studien vorliegen. Sie kommentieren dies wie folgt: ›As with many interventions intended to prevent ill health, the effectiveness of parachutes has not been subjected to rigorous evaluation by using randomised controlled trials. Advocates of *evidence-based medicine* have criticised the adoption of interventions evaluated by using only observational data. We think that everyone might benefit if the most radical protagonists of *evidence-based medicine* organised and participated in a double blind, randomised, placebo-controlled, crossover trial of the parachute.‹« (SMITH & PELL 2003, S. 1459; zit. n. SPITZER 2004, S. 437)

Aus diesen Beispielen wird ersichtlich, dass RCT-Studien nicht der gerne propagierte »Goldstandard« jeglicher Forschung in der Medizin sein können. Es gibt sinnvolle Grenzen, die den Einsatz von RCT-Studien absurd oder sinnlos machen. Damit sollte in keiner Weise die segensreiche Seite von EbM-Studien in bestimmten medizinischen Feldern in Abrede gestellt werden. So können z. B. die Wirkungen bestimmter pharmazeutischer Substanzen vermutlich am besten im Rahmen von RCT-Studien untersucht werden, wahrscheinlich gilt dies auch für bestimmte OP-Techniken oder radiotherapeutische Maßnahmen. Wissenschaftliche Studien nach dem RCT-Paradigma sind überall dort in der Medizin sinnvoll und unverzichtbar, wo Behandlung oder Eingriffe sehr einfachen, klar umrissenen Routinen folgen und die Komplexität reduziert ist. Komplexer werden Studien überall dort in der Medizin, wo die Individualität des jeweils behandelten Patienten eine Rolle spielt, z. B. wenn das Wissen und das Bewusstsein des Patienten mit medizinischen Behandlungstechniken bzw. -maßnahmen interferieren können.

FÜR DIE PSYCHOTHERAPIE WURDEN eigene Abwandlungen des EbM-Begriffs erfunden, z. B. EST (*empirically supported treatments*) oder EVT (*empirically validated treatments*). Jedenfalls spielten die EST-Bestrebungen der Psychotherapieforschung einem ausschließlich ökonomisch orientierten System in die Hände (HENRY 1998).

Die in der Medizin verlangten Forschungskriterien wurden in den 90er Jahren begierig von der *American Psychological Association (APA)* adaptiert, in dem Bestreben, gegenüber den anderen medizinischen Disziplinen so wissenschaftlich wie nur möglich zu erscheinen. Dazu wurde ein medizinähnliches Metamodell gewählt, um den *Managed Care*-Markt zu bedienen (BOHART et al. 1998). DUNCAN & MILLER (2006) bezeichnen die Auswirkungen der *APA*-Politik als »faustischen Pakt« mit dem medizinischen Modell. Unter anderem hat es diese Orientierung am medizinischen Modell für die Psychotherapie mit sich gebracht, dass nunmehr geistige »Störungen« behandelt werden sollten. Wir behandeln nun nicht mehr Patienten oder Menschen, sondern Symptome (BLATT 1995).

Versicherungen und öffentliche Stellen bezahlten zunehmend nur noch psychotherapeutische Leistungen von psychotherapeutischen Behandlungsverfahren, die sich dem Forschungsparadigma der EbM unterworfen hatten. Viele Therapieverfahren, die nicht mehrere randomisiert-kontrollierte (RCT-)Studien durchgeführt und den Erfolg ihres Verfahrens dadurch dokumentiert hatten, wurden von der Liste der anerkannten Verfahren gestrichen und nicht von den Kostenträgern alimentiert. Dutzende von Organisationen stellten ihre eigenen Listen von im psychologischen Bereich anerkannten Techniken, Methoden und Verfahren auf, z. B. wurde die *Cochrane Library* etabliert, die nur randomisiert-kontrollierte Studien führt (NORCROSS et al. 2006).

Die Psychotherapieforschung steht vor einem Dilemma: Sämtliche Voraussetzungen für die Anwendung eines RCT-Paradigmas sind in der Psychotherapie wie in der Psychoonkologie in keiner Weise zu erfüllen (BUDD & HUGHES 2009).

▶ **Doppelblind-Studien** in der Psychotherapie würden bedeuten, dass weder Patient noch Therapeut wissen, zu welcher Gruppe (Interventions- oder Kontrollgruppe) der Patient gehört, auch dürfte der Therapeut nicht darüber informiert sein, was er tut.

▶ Eine **Randomisierung** der Patienten in eine Nicht-Behandlungsgruppe ist heute erstens ethisch nicht vertretbar, zweitens würde sie flagrant wissenschaftlich abgesichertes indikatives Wissen vernachlässigen und dem zu randomisierenden Patienten, selbst im Falle einer Zuweisung zu einer Behandlungsgruppe, stets eine suboptimale Behandlung zukommen lassen und somit unethisch vorgehen.

▶ Eine **Kontrolle** von potenziellen Störvariablen ist in der Psychotherapie schlicht unmöglich. Der Mensch lebt 168 Stunden pro Woche und erfährt im ambulanten Bereich – wenn es hochkommt – 1 bis 4 Therapiesitzungen. Die restlichen 164 bis 167 Stunden geht er wieder in sein (womöglich pathologisches) soziales Umfeld zurück und unterliegt dort keinerlei Kontrolle mehr, was bedeutet, dass unzählige »Störvariablen« zwischen den Therapiesitzungen auf ihn einwirken. Von einer »kontrollierten Studie« kann also keine Rede sein.

▶ Der **Einfluss der einzigen zu manipulierenden Variablen** ist also nicht gewährleistet, unzählige Faktoren nehmen Einfluss auf das Behandlungsergebnis. Damit kann die Wirkung nicht ausschließlich auf das Behandlungsverfahren zurückgeführt werden.

▶ Eine **Homogenisierung der Behandlung** wie auch der Versuchspersonen ist in der Psychotherapie unmöglich zu realisieren. Kein depressiver Patient ist wie ein anderer depressiver Patient, selbst bei exakt gleicher Diagnose nicht. Und Psychotherapeuten unterscheiden sich substanziell in ihrer Behandlungsweise von einem Patienten zum nächsten, selbst bei Patienten mit exakt gleicher Diagnose.

▶ **Komorbidität** ist bei Diagnosen der Normalfall. Es gibt praktisch keine monosymptomatischen Störungsbilder, bei mehr als 95 Prozent aller psychischen Störungen ist Komorbidität die Regel. Da es keine Homogenität gibt, gibt es auch keine vergleichbaren Gruppen (IG und KG).

▶ Psychotherapie kann nicht nach einem Manual erfolgen. Eine **Manualisierung der therapeutischen Vorgehensweise** ist unmöglich, weil es sich stets um einen reziproken Prozess zwischen Behandler und Behandeltem handelt (der Therapeut reagiert auf den Patienten, und der Patient reagiert auf den Therapeuten). Eine strikte, manualgetreue Vorgehensweise könnte zu dem absurden Ergebnis führen, dass der Therapeut z. B., dem Manual folgend, sich in der 35. Sitzung befindet, der Patient aber – aufgrund seiner Probleme und Widerstände – erst in der 5. Sitzung. Eine flexible Handhabung eines Behandlungsmanuals würde das Verum der Behandlung »verwässern«. Dann wäre die Testung der Wirksamkeit des Behandlungsverfahrens sinnlos, weil flexibel von einem Therapeuten zum nächsten Therapeuten bzw. von einem Patienten zum nächsten Patienten Modifikationen an der unabhängigen Variablen (Behandlungstechnik) vorgenommen würden, d. h. man würde nicht mehr wissen, wie eigentlich behandelt und was eigentlich getestet wurde.

ALLE AUFGEFÜHRTEN PUNKTE VERLETZEN RCT-Prinzipien. Die logische Folge ist: Es wurden in der Psychotherapieforschung nie wahre RCT-Studien durchgeführt (die die Bezeichnung verdienten), und sie könnten auch grundsätzlich niemals durchgeführt werden. Das »Wissen« aus *allen* RCT-Studien in der Psychotherapieforschung ist somit Makulatur!

Gleichwohl wird in der akademischen Psychotherapieforschung nach wie vor am RCT-Paradigma als zentralem Element der EbM als »Goldstandard« festgehalten, was sich u. a. in der Mittelvergabe an Forschungsprojekte und bezüglich der Möglichkeit der Publikation von Studien, die kein RCT-Paradigma verwenden, in namhaften Fachzeitschriften negativ auswirkt. Auch werden psychotherapeutische Verfahren von der Anerkennung ausgeschlossen, die die Absurdität der Verkürzung und Verfälschung ihrer Verfahren durch das RCT-Paradigma mitzutragen nicht bereit sind.

Die Ignoranz der akademischen Psychotherapieforschung fördert die Anerkennung von sogenannten »Therapieverfahren«, bei denen vollständige Unklarheit herrscht, worum es sich da eigentlich handelt. Abbildung 1 zeigt den absurden Zusammenhang zwischen RCT-Studienergebnis und Verfahrensanerkennung, wie er in Deutschland derzeit gegeben ist.

Überlappungen
der Kategorien wegen
Symptomähnlichkeit

Nicht reliable Diagnosen ...

... führen zu **Behandlungen** von psychischen Störungen, von denen man nicht weiß, ob es sie so gibt und falls doch, ob sie im konkreten Fall zutreffen ...

RCT-PROBLEM

... in **randomisiert-kontrollierten Studien**, in denen nichts kontrolliert werden kann ...

ADHERENCE-PROBLEM

... mittels **Behandlungstechniken**, die in der Regel nicht kontrolliert werden (keine Prozess-, sondern nur Outcome-Forschung, somit Black-Box-Modell) ...

RCT-PROBLEM
ADHERENCE-PROBLEM

... was zu **Ergebnissen** führt (obwohl alle möglichen »Störvariablen« nicht kontrolliert werden können), die besagen, dass die Behandlungstechnik (das vermeintlich eingesetzte Konzept) von der (dem) wir ja nicht wissen, ob und wie sie (es) gehandhabt wurde, wirksam ist oder nicht bei den verschiedenen Störungsbildern (die es ja so nicht gibt) ...

... und damit einem **Verfahren** (das wir ja nicht kennen) attestieren, es sei wirksam und könne anerkannt werden ...

... was dann auch geschieht (Beirat für Psychotherapie und gemeinsamer Bundesausschuss) ...

... oder aber nicht geschieht (Beirat für Psychotherapie und gemeinsamer Bundesausschuss) ...

ABB. 1: Abfolge und Konsequenzen einer absurden Psychotherapieforschung

Die Situation wird noch absurder, wenn man sich die geringe Bedeutung des eigentlichen psychotherapeutischen Behandlungsverfahrens bzw. -konzepts für die Behandlungseffekte ansieht. Die Forschung hat mittlerweile gezeigt, dass das eigentliche – vermeintlich eingesetzte – Behandlungskonzept im Zusammenhang mit dem Behandlungserfolg eine wesentlich geringere Rolle spielt als das Ausmaß der psychischen Belastung/Chronizität der psychischen Erkrankung sowie die Qualität des therapeutischen Arbeitsbündnisses (ASEY & LAMBERT 1999; WAMPOLD & IMEL 2015; TSCHUSCHKE et al. 2015). Auch spielt die Qualität des Therapeuten eine größere Rolle als das Behandlungskonzept selbst (WAMPOLD & BROWN 2005; ANDERSON et al. 2009; BALDWIN & IMEL 2013; WILLUTZKI et al. 2013; HEINONEN et al. 2014; BERGLAR et al. 2016). Man schätzt, dass das Behandlungskonzept nur ca. 1 bis 15 Prozent des Therapieerfolges, die therapeutische Arbeitsbeziehung ca. 30 Prozent und extratherapeutische Variablen ca. 40 Prozent davon erklären (ASEY & LAMBERT 2001).

FORSCHUNGEN IN PSYCHOONKOLOGIE UND PSYCHONEUROIMMUNOLOGIE

SEHR ÄHNLICHE PROBLEME wie in der Psychotherapieforschung lassen sich auch in Studien zu psychoonkologischen Interventionen finden. Während es durch unzählige Studien abgesichert ist, dass durch psychoonkologische Interventionsmaßnahmen die Lebensqualität bei onkologischen Patienten nachhaltig verbessert werden kann, gab und gibt es sehr heftige Auseinandersetzungen darüber, ob psychoonkologische Interventionsmaßnahmen Einfluss auf die Überlebenszeit bei Krebserkrankungen haben können oder nicht (SPIEGEL et al. 1989; DE BOER et al. 1999; NEWELL et al. 2002; CUNNINGHAM & WATSON 2004; GARSSEN 2004; ANDERSEN et al. 2008; CHIDA et al. 2008; KISSANE 2010). Auch hier kann man sich des Eindrucks nicht erwehren, dass Politik mit im Spiel ist. Alle psychologischen Fächer in der Medizin (Psychosomatische Medizin, Medizinische Psychologie, Psychotherapie, Psychiatrie) sind einem stetigen Kampf mit einer ausschließlich körperbezogenen Medizin ausgesetzt. Psychologische Maßnahmen sind Konkurrenz für eine ökonomisch ausgerichtete Medizin, deren Hauptanliegen es ist, Geld zu verdienen – und da hat es die Psychologie sehr schwer: Die »sprechende Medizin« (psychologische Interventionen) hat keine Lobby! Mit Gesprächen lässt sich kaum Geld verdienen, mit Psychopharmaka und dem Einsatz von Apparaten dagegen sehr wohl.

Die durch psychoonkologisch-psychotherapeutische Interventionen erzielbaren Effekte bei onkologischen Patienten sind umstritten. Zwar ist die Psychoonkologie in Deutschland seit einigen Jahren fester Bestandteil der Versorgung von Patienten in onkologischen Zentren und Tumorkliniken – die stationären Einrichtungen müssen für ihre Zertifizierung nachweisen, dass anerkannt fortgebildetes Personal in psychoonkologischen Diensten beschäftigt wird –, dennoch herrscht ein undurchschaubarer Wirrwarr an Berufen mit unklaren Kompetenzen, und es bleibt zu einem gewissen Grad undurchsichtig, was wer eigentlich kann und darf. Der Eindruck drängt sich auf, dass es sich hier vielfach eher um Alibimaßnahmen als um professionelle psychoonkologische Betreuung handelt. Es mag sein, dass die uneinheitlichen und widersprüchlichen Positionen in der psychoonkologischen Forschung wie auch die unklaren Zuständigkeiten in der klinischen Praxis zum Anerkennungsproblem der Disziplin beitragen.

Metaanalysen bieten bis heute kein einheitliches Bild, was professionelle psychoonkologische Interventionen bei onkologischen Patienten bewirken können. Am Beispiel des *Bewältigungs-*

verhaltens (Coping) – neben der *Lebensqualität* einer der Eckpfeiler in der Psychoonkologie – soll verdeutlicht werden, wie defizitär die Forschung bis heute in diesem Bereich ist und welche berufspolitischen – und damit versorgungstechnischen – Auswirkungen dies für die Psychoonkologie als Fachdisziplin hat.

Praktisch alle psychoonkologischen Behandlungsverfahren zielen auf eine bessere Bewältigung der mit der Krebserkrankung verbundenen Ängste, Sorgen und Stressreaktionen. Was immer auch eine Entstressung und bessere Adaptation an Erkrankung, Behandlung und damit einhergehende Einschränkungen bei den Patienten und ihren nächsten Angehörigen bewirken mögen, sie tragen zur besseren Bewältigung der Nöte bei und erhöhten dadurch nachweislich die Lebensqualität. Was aber heißt Bewältigung? Wie in der psychoonkologischen Forschung der Begriff erfasst und objektiviert wird, ist ein Beleg für die Ignoranz und Unwissenschaftlichkeit dieser insuffizienten Forschung, die uneinheitliche und z. T. widersprüchliche Forschungsergebnisse liefert. Weil man es sich einfach macht, werden in fast allen Studien zur Bewältigungsforschung bei onkologischen Erkrankungen Fragebögen eingesetzt. Patienten sollen selbst einschätzen, was sie zur Bewältigung ihrer Situation tun. Es ist dabei Folgendes zu bedenken: Fragebögen generieren immer unvalide Daten, weil die Antworten der Befragten subjektiven Verzerrungen wie z. B. Selbsttäuschungen und sozialer Erwünschtheit bei den Ankreuzungen unterliegen. Entsprechend gibt es eine Nullkorrelation zwischen bekundeter Meinung und tatsächlichem Verhalten (TSCHUSCHKE 2011).

Ausschließlich aufwendige, halboffene oder offene Interviews, die objektiv von blind gehaltenen Ratern nach einem Manual kodiert werden, würden eine Annäherung an tatsächliches Verhalten erlauben (HÜRNY 1996; TSCHUSCHKE 2020). Da die Forschung der Einfachheit halber nach dem Motto agiert: »publish or perish« und deshalb in ganz überwiegendem Maß Fragebögen einsetzt, erhält sie natürlich aufgrund der unvaliden Patienten-Auskünfte ein völlig falsches Bild über den Zusammenhang zwischen tatsächlichem Bewältigungsverhalten und dessen Effekten auf die Erkrankung.

Eine Metaanalyse zu Beginn der Nullerjahre dieses Jahrhunderts führte aufgrund von 25 zusammengefassten Studien zu der Schlussfolgerung: Coping hänge nicht mit Überlebenszeit bei Krebs zusammen (PETTICREW et al. 2002). Die Kritik an dieser Metaanalyse ist grundsätzlich, sie betrifft die defizitäre methodische Vorgehensweise in den meisten der 25 Studien. In 17 Studien wurde kein Zusammenhang zwischen Coping und Überlebenszeit gefunden, wobei 13 der 17 Studien Fragebögen eingesetzt hatten. Solche Fragebögen erheben punktuelle und einmalige Einschätzungen der Betroffenen selbst, mit allen Verzerrungen, wie sie zuvor angesprochen wurden. Nur 5 der restlichen 8 Studien verwendeten aufwendige Interviews und ergaben einen signifikanten Zusammenhang mit Überlebenszeit (TSCHUSCHKE 2020).

Die Schlussfolgerungen sind, wie gesagt, fatal. Aus schlechter Forschung resultierende falsche Ergebnisse werden für gesundheitspolitische Entscheidungen herangezogen. Dies hat wiederum verheerenden Auswirkungen, weil letztlich auf diese Weise der Nutzen und der Effekt psychoonkologischer Intervention bestritten wird und eine solche Hilfe unterbleibt.

Gleiches gilt für die kompakten psychologisch-psychotherapeutischen Interventionsstudien bei Krebserkrankungen, die Überlebenseffekte untersuchten. Schlechte Studien liefern aufgrund ihrer Methodik und ihres Forschungsdesigns ein völlig verzerrtes Bild. Auch hier mag eine der größten und meistzitierten Studien als Beispiel dafür dienen, wie mit falschen Ergebnissen Politik betrieben wird – wiederum auf Kosten der Patienten und des wissenschaftlichen Erkenntnisfortschitts in der Psychoonkologie.

Eine große kanadische Replikationsstudie intendierte, die Ergebnisse der SPIEGEL et al.-Studie (1989) zu replizieren (GOODWIN et al. 2001). Diese berühmte Studie hatte zum Ergebnis geführt, dass gruppentherapeutische Unterstützung bei Patientinnen mit metastasierten Mammakarzinom-Erkrankungen einen signifikanten Überlebensvorteil darstellte gegenüber unbehandelten Kontrollgruppen und war 1989 in *Lancet* publiziert worden. Das Ergebnis der kanadischen Replikationsstudie allerdings war, dass für über 240 Mamma-Ca-Patientinnen in sechs kanadischen Universitätskliniken ein verbesserter Überlebenseffekt durch Gruppentherapie nicht gefunden werden konnte.

Dieses im *New England Journal of Medicine (NEJM)* veröffentlichte Ergebnis wurde und wird seitdem als Beleg für das Fehlen eines Effekts von gezielten psychotherapeutischen Interventionsmaßnahmen genommen und immer wieder zitiert, selbst von psychoonkologischen Forschern hierzulande. Das Ergebnis soll sogar zur Untermauerung der These dienen, dass psychotherapeutische Interventionen keinen Effekt auf die Überlebenszeit hätten.

Dabei werden fundamentale Design- und Methodik-Defizite der kanadischen Replikationsstudie unterschlagen, die die Ergebnisse der Studie zur Makulatur machen. Erstens hatten die Patientinnen der Interventionsgruppe tendenziell – nicht signifikant – einen größeren Nodalbefall als die Patientinnen der Kontrollgruppe, was ihre Überlebenschancen schmälerte. Zweitens suchte sich ca. die Hälfte der Patientinnen der (nicht mit Gruppentherapie behandelten) Patientinnen der Kontrollgruppe außerhalb der Studie psychologische Hilfe. Dies kann man sehr gut zwischen den Zeilen der Publikation lesen und wurde auch dem Verfasser von einem der Leiter der Studie persönlich bestätigt.

Damit ist klar, wie das im Sinne der Studien-Hypothese nicht signifikante Ergebnis zustandekam: Die Patientinnen der

Interventionsgruppe hatten eine tendenziell schlechtere Ausgangssituation als die Patientinnen der Kontrollgruppe. Zusätzlich nivellierten die Patientinnen der Kontrollgruppe mögliche Unterschiede, indem sie sich heimlich psychologische Hilfe suchten. Ein weiterer Beweis dafür, wie absurd Kontrollgruppen-Designs sind, da in ihnen im Grunde nichts kontrolliert wird (siehe oben)!

Studien mit aufwendig durchgeführten Interviews, die anschließend objektiv und vollständig von blind gehaltenen Ratern Satz für Satz nach einem Manual und mit hoher Interrater-Reliabilität kodiert werden, ergeben mehrheitlich signifikant positive Zusammenhänge zwischen Copingqualität und Überlebenszeit, und das bei unterschiedlichen Krebserkrankungen und in unterschiedlichen Krankheitsstadien (TSCHUSCHKE et al. 2001, 2016; GRULKE et al. 2005).

Als Fazit lassen sich aus dieser Studie und ihrer Rezeption folgende Punkte festhalten: Erstens sind RCT-Studien mit unbehandelten Kontrollen heutzutage nicht mehr möglich, sie waren es auch bereits in den 90er Jahren nicht mehr, als die kanadische Studie durchgeführt wurde, weil Patienten aufgeklärter, informierter und offener bezüglich psychoonkologisch-therapeutischer Hilfen sind. Zweitens kann man aufgrund des heutigen Ethikverständnisses niemandem mehr zumuten, sich eventuell in einer unbehandelten Kontrollgruppe randomisieren zu lassen. Drittens zeigen sich weltweit keine kohärenten Ergebnisse zum Zusammenhang von Coping und Überleben, weil fast durchgängig Fragebögen eingesetzt werden. Viertens ist es erschreckend, wie falsch Forschungsergebnisse selbst innerhalb der Psychoonkologie dargestellt und kommentiert werden. Der Eindruck bewusster Fälschung und Manipulation ist nicht vom Tisch zu wischen. Mit welchem Interesse kastriert sich die Psychoonkologie selbst?

Anspruchsvolle psychoonkologische Forschung, die valide

Aussagen über die Effekte ihrer therapeutischen Maßnahmen treffen möchte, muss den komplexen biologischen Organismus wie auch seine psychischen und sozialen Umgebungsbedingungen in den Blick nehmen. Hierzu zählt insbesondere auch die psychoneuroimmunologische Perspektive (SCHUBERT 2015). Wenn wir davon ausgehen, dass es psychosoziale Wirkungen auf die Lebensqualität von an Krebs Erkrankten gibt, dann unterstellen wir, dass individuelle intrapsychische und/oder umgebungsbedingte Einflüsse die psychische Situation des Betroffenen beeinflussen. Er leidet unter Stress, wenn er Angst hat. Psychischer Stress hat immense belastende körperliche Auswirkungen.

»Das Gehirn, als ein adaptiver und dynamischer Synthesizer von Erleben und Wahrnehmung (…), kann an der komplexen Regulation von betroffenen Signalsystemen teilnehmen, von denen das ganze Spektrum an Zellen und Strukturen betroffen ist, und so eine Tumorgenese fördern. Experimentelle und klinische Studien legen die Vermutung nahe, dass die Aktivierung des Sympathischen Nervensystems und der Hypothalamus-Hypophysen-Nebennieren-Achse bestimmte physiologische Stressungen bewirken, die molekulare Signalwege aktivieren, die auf DNA-Reparatur, Angiogenese, Überleben von Zellen, Entzündung, Invasion von Krebszellen in Nachbargewebe, Metastasenbildung und Nichtansprechen auf Behandlung Einfluss nehmen.« (ANTONI et al. 2006; COLE & SOOD 2012; HARA et al. 2011; LUTGENDORF & SOOD 2011; WU et al. 2004; zit. n. GREEN et al. 2013, S. 53; Übers. v. Verf.).

Andererseits haben Entstressungen signifikant günstige Einflüsse auf den Organismus. Man kann aber nicht davon ausgehen, dass die Wirkungen psychologisch-psychotherapeutischer Maßnahmen quasi »vom Himmel fallen«, dass auf magische Art und Weise Entlastung oder Heilung einträten.

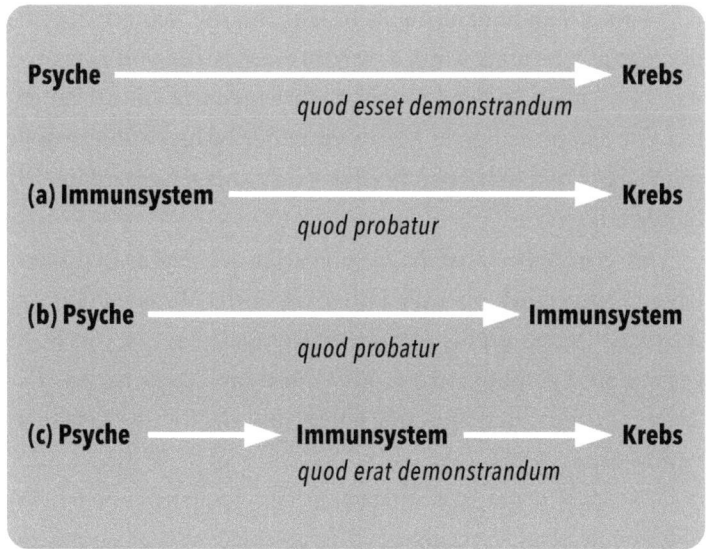

ABB. 2: Mediationshypothese nach BOVBJERG (1994)

PSYCHISCHES BEFINDEN HAT AUF naturwissenschaftlich eindeutig nachweisbaren Wegen Auswirkungen auf endokrine und immunologische Prozesse im Organismus, entsprechend lassen sich auch mögliche günstige Auswirkungen durch psycho(onko)logische Interventionen erklären. Ein Modell, das bis heute Gültigkeit hat, wurde bereits 1994 von BOVBJERG entwickelt (siehe Abb. 2).

Die Abfolgen unter (a) und (b) sind wissenschaftlich eindeutig bestätigt. Nach dem aussagelogischen Gesetz der Transitivität gilt:

(a) ⟶ **(b)** und **(b)** ⟶ **(c)** dann **(a)** ⟶ **(c)**

Dennoch muss der Zusammenhang von (c) empirisch ausreichend abgesichert werden, um die Hypothese zu verifizieren.

Dieser Zusammenhang ist bislang in ganz wenigen Studien überhaupt überprüft worden, z. B. in einer Studie von FAWZY & FAWZY (2000). In dieser ersten Studie wurden 38 von 66 Patienten mit einem malignen Melanom in der Interventionsgruppe mit einem kompakten psychoedukativen Kurzzeitprogramm behandelt.

»Je größer die Abnahme an berichteten depressiven und ängstlichen Symptomen über die Dauer von sechs Monaten der Studiendauer, desto größer war der prozentuale Anstieg von LGLs (granuläre Lymphozyten; d. Verf.) und die Zunahme an NK-Zellen-Zytotoxizität (natural killer cells; d. Verf.)« (FAWZY & FAWZY 2000, S. 166).

Darüber hinaus ist es interessant, dass zusätzlich mit den Abnahmen in den Depressions-Niedergeschlagenheits- und Spannungs-Angst-Subskalen der Skala Profile of Mood Scales (POMS) ein Anstieg an Ärger mit diesen Immunveränderungen korreliert war. Somit waren die Personen, die die größten Veränderungen in ihren Immunwerten zeigten, diejenigen, die geringere Depression und Angst, aber mehr Ärger berichteten. Der Ausdruck von Ärger wurde von den Gruppenleitern eher als Ausdruck von Selbstsicherheit und Herausforderung denn als Ausdruck von Irritation oder Wut bewertet.

»Die vorgelegte Studie weist nach, dass eine psychoedukative kurzzeitige Gruppenintervention mit langfristigen Veränderungen im NK-System assoziiert war. *Größere Veränderungen konnten zum Sechs-Monats-Follow-up, nicht aber unmittelbar nach der Intervention festgestellt werden.* Eine nähere Betrachtung des NK-Systems demonstrierte, dass für die Mehrheit der Interventionspatienten die Prozentzahl an NK-Zellen – definiert über die CD56- und CD16-Antigene – zunahm. Speziell vermehrten sich bei 100 Prozent unserer Patienten die CD16-NK-Zellen und bei 74 Prozent die CD56-NK-Zellen. Weiterhin nahmen bei 94 Prozent die CD57-granulären Lymphozyten zu. Diese Veränderungen zeigten eine konstante Zunahme der Anzahl der NK-Zellen an, vermutlich als Reaktion auf die Intervention. Dies wiederum legt die Vermutung nahe, dass das NK-Zellen-System vielleicht auf psychologische und/oder behaviorale Veränderungen reagiert.

Kurz gefaßt: Coping und affektiver Zustand der Patienten wurden durch die Intervention verbessert, obwohl die Bindeglieder dieser Veränderungen und den Immunzellveränderungen nicht geklärt sind und somit eine Herausforderung für die zukünftige Forschung darstellen.« (FAWZY & FAWZY 2000, S. 166f.; Hervorh. v. A.)

In einer zweiten Studie (FAWZY et al. 1990; 1993; 2003) untersuchte das Team von der University of California, Los Angeles (UCLA) die Effekte von alleiniger Gruppentherapie auf die Überlebenszeit. 68 Patienten mit einem malignen Melanom wurden in die Interventionsgruppe randomisiert, die eine strukturierte gruppentherapeutische Kurzzeitintervention erhielt. Patienten in der Interventionsgruppe wiesen noch nach 10 Jahren ebenfalls eine signifikant bessere Überlebenschance auf im Vergleich zu den Patienten der unbehandelten Kontrollgruppe, auch veränderten sie ihr Bewältigungsverhalten (FAWZY et al. 2003).

ZUSAMMENFASSENDE BEMERKUNGEN

FORSCHUNG IN DER HUMANMEDIZIN ist interessengeleitet, leider unterliegt sie in vielen Bereichen vornehmlich einem ökonomischen Interesse. Entwicklungen in der ökonomisierten Medizin in den USA haben seit Beginn der 90er Jahre des letzten Jahrhunderts die Psychotherapie »auf Talfahrt geschickt« (WOOLFOLK 2017).

»Der Rückgang der Psychotherapie ist zum Teil auf den Zustand des Gesundheitswesens im Allgemeinen zurückzuführen, auf die Einschränkungen durch *Managed Care*-Konzepte und die auferlegten Entbehrungen von *Medicare* und *Medicaid* (und nun möglicherweise auch noch durch den *Affordable Care Act*). Dies ist auch den erfolgreichen ›Medikalisierungskampagnen‹ der Pharmaindustrie sowie der Ärzteschaft zuzuschreiben, die Lebensprobleme als Erkrankungen eines funktionsgestörten Gehirns definieren, als Erkrankungen, die in jeder Hinsicht als vergleichbar zu einem somatisch-medizinischen Leiden verstanden werden. Eine übermäßige Gewichtung der Tertiärversorgung durch medikamentöse Behandlung verlagert den Fokus auf den ›bio‹-Anteil im biopsychosozialen Behandlungsansatz für Lebensprobleme.« (WOOLFOLK, 2017, S. 26; Hervorh. v. Verf.)

Die psychologischen und psychotherapeutischen Berufsverbände haben sich das RCT-Paradigma der ökonomisch motivierten Medizin erst aufzwingen lassen und dann sogar bereitwillig übernommen, bloß um jeden möglicherweise aufkommenden Zweifel an ihrer Wissenschaftlichkeit bereits im Keim ersticken zu können. Es wird ein Forschungsparadigma verfolgt, das dem Gegenstandsbereich nicht unangemessener sein könnte. Dabei ist das RCT-Paradigma in erschütternder Weise »unterkomplex« für die Erlebenswissenschaften (HENNINGSEN & RUDOLF 2000).

Menschen und ihr Gehirn sind in exorbitantem Ausmaß komplexer als beispielsweise Acetylsalicylsäure oder Analgetika. Für den Hirnforscher und Nobelpreisträger Sir JOHN ECCLES (1987) ist das menschliche Gehirn das komplizierteste Gebilde des gesamten Universums. Ein Mensch in psychotherapeutischer Behandlung ist bereits in der darauffolgenden Therapiesitzung ein anderer. In der Zeit seit der letzten Sitzung sind Myriaden an Reizen und Ereignissen außerhalb des Therapiesettings auf ihn eingestürzt, die Inhalte der letzten Behandlungssitzung können ihn noch tiefgreifend beschäftigen und Einfluss auf ihn gehabt haben, so dass er nicht mehr derselbe ist. Wie will da eine sich selbst amputierende Forschung die Veränderungen nur auf die technischen Interventionen des Therapeuten während der Sitzungen zurückführen können?

Die Praktizierung spezifischer psychotherapeutischer Behandlungskonzepte mittels Haltung des Therapeuten und seiner zum Einsatz gebrachten zugehörigen Interventionstechniken ist in weit größerem Ausmaß durch andere Faktoren beeinflusst als durch das »Behandlungsverfahren« selbst. Der Begriff des Behandlungsverfahrens ist vom Gesetzgeber für die Psychotherapie bewusst unklar gewählt worden, angeblich um Weiterentwicklungen im Bereich der Psychotherapie nicht auszuschließen (BTDrucks 13/8035, S. 14, Nr. 9; § 1 Absatz 1 und Absatz 3, Satz 2 des PsychThG, Bundesverwaltungsgericht, 2009).

Aber genau dadurch öffnete sich der Weg zur Untersuchung von »Verfahren« anstatt von psychotherapeutischen Prozessen. Hier wurde unreflektiert – vielleicht aber auch gezielt – der Psychotherapie das medizinische Modell übergestülpt. Die Psychotherapie wurde »medizinalisiert«. Damit wurde der Weg für das RCT-Paradigma in der Psychotherapieforschung weiter verfestigt. Ein Behandlungsverfahren im Sinne eines bestimmten medizinischen, klar vereinheitlichten Vorgehens (z. B. Computertomographie, Röntgen, Radiotherapie, Koloskopie, Ultraschall-Untersuchung etc.) gibt es in der Psychotherapie aber nicht.

»In der Psychotherapie trifft dies nicht zu. Hier ist die Behandlung stets und immer ›personenbezogen‹, somit *individuell*. Psychotherapie entfaltet sich grundsätzlich individuell und ist entscheidend abhängig von den beiden beteiligten Personen, Behandler und Behandeltem, dies zeigen alle Prozessforschungsstudien (ORLINSKY et al. 1994; ASEY & LAMBERT 2001; WAMPOLD et al. 2018). Psychotherapie kann gar nicht die bloße Umsetzung eines theoretisch und abstrakt vorgegebenen Verfahrens sein; der interaktive Prozess zwischen Behandler und Behandeltem ist reziproker Natur und kann entsprechend nicht schematisch vorgegeben sein.

Das Missverständnis durch den Verfahrensbegriff zieht sich durch die gesamte Rechtsprechung bezüglich abgelehnter Psychotherapie-›Verfahren‹. Dabei betont selbst das Bundesverwaltungsgericht in seinem Urteil vom 30.04.2009, dass der Verfahrensbegriff in der Psychotherapie im PsychThG nicht näher umschrieben sei.« (TSCHUSCHKE 2019, S. 22)

Die Medizinalisierung der Psychotherapie vernachlässigt vollständig die kontextuellen Einflüsse und die Eingebettetheit in soziale Bezüge sowie individuelle Faktoren, dabei kann das behandelte Individuum nie herausgelöst und isoliert von diesen je konkreten Bezügen und Bindungen betrachtet oder behandelt werden (WAMPOLD & IMEL 2015). Zudem greift das medizische Modell – ganz im cartesianischen Sinne – in seiner extremen Verkürzung auf ein Apparate- bzw. Maschinenmodell des Menschen zurück.

»Depression und Angst werden jetzt im synaptischen Spalt zwischen Neuronen verortet und genau dort behandelt. Auch wenn der Ursprung einer psychischen Malaise im Sozialen liegt – trostlose Kindheit, verkorkste Beziehungen, Mobbing am Arbeitsplatz –, therapiert wird vor allem die Biologie. Früher waren Familie oder Umwelt an allem schuld. Heute ist es das Gehirn.« (HASLER 2013, S. 82)

Die herrschende Gesundheitsindustrie forciert eine einseitige biologistische Sichtweise von psychischen Erkrankungen, unterstützt durch eine mächtige Lobby der Arzneimittelhersteller, die die öffentliche Meinung und Politiker systematisch beeinflusst und manipuliert, ohne wissenschaftliche Belege in der Hand zu haben, wie HASLER anmerkt.

»Dabei habe die biologische Psychiatrie in den letzten zehn Jahren (gemeint ist die Zeit vor 2012) keine einzige klinisch relevante Entdeckung gemacht, trotz Hunderten Millionen an investierten Forschungsgeldern. Im Vorfeld der Entwicklung der neuesten Version des DSM – des DSM-5 – seien vor Jahren Hoffnungen gesetzt worden in biologische Marker. Unter der Zugrundelegung anerkannter wissenschaftlicher Prüfkriterien – Voraussagekraft, Widerspruchsfreiheit, Stichhaltigkeit und Relevanz – hätten alle neurobiologischen Modelle psychischer Erkrankungen ›jämmerlich schlecht‹ abgeschnitten. Es gebe bezeichnenderweise bis auf den heutigen Tag kein einziges biologisches Diagnoseverfahren, für keine einzige psychische Störung (HASLER 2013, S. 86). Weder mit Hilfe von Gentests noch mit Hilfe von klinisch-chemischen Untersuchungen oder bildgebenden Verfahren sei es gelungen, Normalität von Depression, Manie oder Schizophrenie zu unterscheiden. Wie eh und je würden heute psychiatrische Diagnosen durch klinische Beobachtung, Gespräche mit Patienten und Angehörigen und das Ausfüllen von Fragebögen gestellt.« (HASLER 2013; TSCHUSCHKE 2019, S. 359)

»Die spezifischen biologischen Charakteristika psychiatrischer Störungen lägen noch immer völlig im Dunkeln, so HASLER unter Berufung auf den Psychiater COLIN ROSS und den Klinischen Psychologen ALAN PAM (1995), die die biologische Psychiatrie als ›Pseudowissenschaft‹ bezeichnet hätten. Als um so erstaunlicher muss der Einfluss der pharmazeutischen Industrie auf die weltweit anerkannten und nicht hinterfragten wissenschaftlichen Grundlagen der Psychiatrie gewertet werden.« (TSCHUSCHKE 2019, S. 359)

Man kann dies als einen empirischen Beleg für den mächtigen Einfluss ökonomischer Interessengruppen in der Medizin werten. Umso erschreckender ist die Haltung der psychologischen Fachdisziplinen innerhalb der Medizin, sich widerstandslos einem solchen Diktat zu unterwerfen und somit die genuinen Anliegen und das Potenzial des eigenen Faches der Bedeutungslosigkeit preiszugeben.

Die missbräuchliche Verwendung der EbM zeigt sich vielleicht am deutlichsten in den Fächern, in denen die Arzt-Patient-Beziehung eine vorrangige Rolle spielt: in der Psychosomatik, der Psychotherapie, der Medizinischen Psychologie und der Psychoneuroimmunologie. Es ist unendlich viel komplizierter, die subtilen Wechselwirkungen zwischen psychischem Befinden und den Reaktionen des Organismus zu untersuchen.

Sinnvolle Forschungen in Psychotherapie und Psychoneuroimmunologie können nur durch komplexe Prozess-Ergebnis-Studien erfolgen (CRITS-CHRISTOPH et al. 2013). Ausschließlich detaillierte Prozess-Ergebnisstudien führen in der Psychotherapie zu Erkenntnissen über die wahren Wirkfaktoren therapeutischer Veränderungen (z. B. TSCHUSCHKE et al. 2015, 2016, 2020; BERGLAR et al. 2016).

Die durch RCT-Studien ermittelten Ergebnisse bei Überlebensstudien mit Krebspatienten sind ebenso wenig interpretierbar, wie RCT-Studien in der vergleichenden Psychotherapieforschung. Wenn man nicht sicherstellen kann, was genau in den gruppen- oder einzeltherapeutischen Verfahren therapeutisch realisiert wird (Konzepttreue), wenn man nicht die Effekte der Therapie auf das Bewältigungsverhalten durch objektive Interviews erhebt, darüber hinaus nicht systematisch und begleitend psychoneuroimmunologische Reaktionen kontrolliert, und wenn man schließlich nicht einmal kontrolliert, ob die unbehandelten Kontrollgruppen sich anderweitig Hilfe holen – was eigentlich hat man dann tatsächlich untersucht und was kann man daraus schlussfolgern?

Angesichts einer solchen Forschungslage ist eine Beantwortung der Frage unmöglich, was durch psychoonkologische

Therapiemaßnahmen erzielt werden kann. Außer der gesicherten Erkenntnis einer Verbesserung der Lebensqualität der Patienten ist somit keine weitere empirische Evidenz gewonnen. Ein solches Ergebnis kann durch die menschliche Zuwendung allein erklärt werden, einen unspezifischen Wirkfaktor, der in jedem menschlichen Kontakt und bei jeder Zuwendung zum Tragen kommt. So könnten auch die Ergebnisse mancher Studien erklärbar werden, in denen die Effekte zwischen Interventions- und Kontrollgruppe vergleichbar waren.

Eine valide Forschung muss Wechselwirkungsprozesse zwischen Behandler und Behandeltem, zwischen Psyche und Organismus einschließen. Sie muss, wie dies von SCHUBERT et al. (z. B. 2012) empirisch verwirklicht wurde, hochauflösende Messverfahren einsetzen, welche objektive Informationen über die subtilen Prozesse zwischen psychischem Befinden (Stress, Entspannung) und den entsprechenden neuroendokrinoimmunologischen Reaktionen ermöglichen. Um die subtilen Einflüsse von psychischen Vorgängen auf endokrine und immunologische Variablen und deren Wirkungen wiederum auf das Tumorwachstum zu untersuchen, benötigt man eine Feder- und keine LKW-Waage. Entsprechend sind Black-Box-Forschungsansätze wie das RCT-Paradigma genauso obsolet wie pauschale, unvalide Fragebögen oder die zum x-ten Male gefundene verbesserte Lebensqualität nach psychoonkologischen Maßnahmen.

Beste Beispiele für eine angemessene Forschung über den komplexen Gegenstandsbereich sind aufwendige Untersuchungen in der Psychoonkologie, um die subtilen Wirkungen von psychoonkologischen Interventionen auf psychische Faktoren und deren Einflüsse auf organismische Prozesse und damit wiederum mögliche Einflüsse auf den Tumor erfassen zu können. Wenn sichergestellt ist, dass psychische Prozesse neuroendokrinoimmunologische Prozesse in Gang setzen, die ihrerseits wieder auf das

Tumorgeschehen im Organismus einwirken, dann ist es offensichtlich, dass sowohl die psychischen Prozesse, z. B. in psychoonkologisch-therapeutischen Interventionsmaßnahmen, aufwendig und differenziert erfasst werden müssen wie andererseits auch ihre Auswirkungen auf den psychoneuroimmunologischen Bereich.

Psychische Prozesse spielen im Zusammenhang mit onkologischen Erkrankungen eine sehr subtile Rolle. Die Psyche alleine macht nicht den Krebs und sie kuriert ihn auch nicht. Aber es gibt Verbindungen vom psychischen Erlebenssystem zu organismischen Prozessen, die über endokrinologische und immunologische Faktoren wiederum Einfluss auf den Tumorprozess nehmen und damit die Erkrankung bzw. den Genesungsprozess mitbeeinflussen.

Eine solche Forschung ist gefragt und keine andere.

ECKHARD SCHIFFER

URVERTRAUEN UND GESUNDHEIT

WAS IST SOZIALE SALUTOGENESE?

EIN STARKER KOHÄRENZSINN UND PIRATERIE scheinen miteinander vereinbar zu sein: AARON ANTONOVSKY äußerte sich 1990 in dem einzigen Vortrag, den er in Deutschland hielt, dahingehend, dass er betrübt die Vereinbarkeit von einem starken Kohärenzsinn mit Skrupellosigkeit und Kriminalität feststellen müsse. Der Kohärenzsinn lasse sich wohl mit vielen unterschiedlichen Lebensweisen vereinbaren, auch mit solchen, die für ihn bedeutsame Werte verletzten. Und nachdenklich fügte er hinzu: »Es wurde schon häufig die Frage gestellt, ob es möglich sei, in einer kranken Gesellschaft gesund zu sein. Ich weiß nicht, was unter einer kranken Gesellschaft verstanden wird. Ich glaube nicht, dass Nazideutschland und -österreich kranke Gesellschaften waren. (…) Natürlich muss gesagt werden, dass das starke Kohärenzgefühl und die daraus resultierende Gesundheit von Nazis, von religiösen Fundamentalisten, patriarchalischen Männern, Kolonialisten, aristokratischen und kapitalistischen Unterdrückern nur auf Kosten ihrer Opfer erreicht werden kann.« (ANTONOVSKY 1993, S. 13 ff.)

Nein, ein »Attest« wollte ANTONOVSKY den NS-Schergen nicht ausstellen – und schon gar nicht den Deutschen insgesamt. Krank und damit exkulpierbar seien NS-Täter und Mitläufer nicht gewesen.

Aber gibt es außer der körperlichen und seelischen Gesundheit nicht auch so etwas wie eine »soziale Gesundheit«, die eine salutogenetische Perspektive zulassen könnte? Im Selbstverständnis der psychosomatischen Medizin ist die Betrachtung des Menschen in seiner soziopsychosomatischen Verfasstheit üblich. Warum also nicht auch eine soziopsychosomatische Salutogenese?

DAZU NOCH EINIGE ÜBERLEGUNGEN: Das Ausschalten einer Mitbewerberin oder eines Mitbewerbers, das »Ich *oder* Du« als aggressiver, aber legaler Akt in unserer gegenwärtigen Konkurrenzgesellschaft, ist mit einem starken Kohärenzsinn offenkundig vereinbar: dies steht nur scheinbar im Widerspruch zur Kooperation als Fairplay und zum Bindungsstreben. Letztere sind zwar für einen Gruppenkohärenzsinn wesentlich, können aber auch in der

Mafia und unter Skinheads ihren Ort haben, garantieren also kein Ethos gegenüber anderen außerhalb der Gruppe. Auch hier, bei dem Kohärenzsinn der Gruppe, kann sich dasselbe Problem wie bei dem Kohärenzsinn eines Einzelnen zeigen: Er ist mit Rücksichtslosigkeit und Piraterie gegenüber anderen vereinbar.

Wenn nun aber die Diagnose des amerikanischen Gesellschaftswissenschaftlers RICHARD SENNETT (1989) zutrifft, dass Scheitern »nicht länger nur eine Aussicht der sehr Armen und Unterprivilegierten«, sondern immer häufiger ein »Phänomen auch im Leben der Mittelschicht geworden ist« (ebd., S. 159), dass immer mehr Menschen also zu der großen Zahl von Verlierern gehören können, dann könnte Fairplay und Bindung in diesem Kontext eine erweiterte Bedeutung zukommen. »All diese Bedingungen treiben die Menschen dazu, woanders nach Bindung und Hilfe zu suchen.« (Ebd., S. 189) »Oder sie rotten sich zusammen und suchen einen benennbaren Feind, gegen den sie als Schuldigen für ihr Unglück ihren Hass richten können«, würden wir heute hinzufügen müssen (s. hierzu auch S. 144, *Wer nicht leiden will, muss hassen*).

Hier wird nun die Intersubjektivität bedeutsam, die mit den Lächelspielen in den frühen Intermediärräumen beginnt. DANIEL STERN beschreibt Intersubjektivität als ein vom Bindungsstreben unterscheidbares Motivationssystem: »Das intersubjektive motivationale System unterscheidet sich vom Motivationssytem der Bindung und ergänzt es (...). Die Bindungstheorie beschreibt zwei einander entgegengesetzte Motive und Pole: Einerseits Nähe/Sicherheit, andererseits Distanz/Exploration, Neugierde. (...) Das Bindungssystem ist so angelegt, dass es körperliche Nähe und Gruppenbindung fördert; psychische Intimität fällt indes nicht in seinen Bereich. Psychische Nähe [Mentalisieren inklusive; Ergänzung E. S.] wird durch das System der Intersubjektivität gefördert.« (STERN 2005, S. 112 f.)

Schon das erste dialogische Lächeln und die bald damit verbundenen frühen Lächelspiele sind intersubjektive Begegnungsweisen, in denen wir uns umfassend wahr- und angenommen erleben. (Dies in Unterscheidung zur Ergebnis-/Produktorientierung, bei der es auf das Ergebnis bzw. den ersten Platz ankommt, ggf. auch darauf, »den Spielgegner auszuschalten«.)

Jede weitere darauf folgende dialogisch-schöpferische Entfaltung kann – in jedem Lebensalter – ebenfalls mit einem gemeinsamen Erleben psychischer Intimität einhergehen. Solch eine Intersubjektivität speist sich in unser implizites Gedächtnis der Liebe ein. Dazu hatten übrigens P. FONAGY und C. CAMPELL Folgendes geschrieben: »Die Evolution hat unseren Bindungsbeziehungen die Aufgabe übertragen, die Entwicklung und Reifung des sozialen Gehirns sicherzustellen.« (2017, S. 289) Dadurch kann sich unsere innerseelische Repräsentanz von Kooperativität mehr in der Nähe von Brüderlichkeit/Geschwisterlichkeit und – ich riskiere diesen fast vergessenen Begriff – Barmherzigkeit ansiedeln: für einen gruppenüberschreitenden sozialen (Gruppen-) Kohärenzsinn! Solch eine Salutogenese erwiese sich dann bezüglich der destruktiv-egoistischen Tendenzen des Einzelnen wie auch der Gruppe nicht mehr als indifferent, sondern als deren mögliche Gegenkraft.

Schöpferische Intersubjektivität, die eher die Begegnung sucht als den Sieg, erleichtert auch ein spontanes Zusammenspiel mit alten und uns fremden Menschen (ausführlicher dazu SCHIFFER 2014b). Hierfür ein Beispiel:

BEISPIEL 1: Schöpferische Intersubjektivität

MATTHIAS, 5 JAHRE ALT, kennt seine halbseitig gelähmte Uroma - die 2000 km entfernt in einem Pflegeheim lebt - nur aus Erzählungen. Beim Besuch seiner Großmutter möchte diese mit Matthias zusammen die Uroma besuchen. »Ich nehm zu der Uroma meine Steckringe mit«, sagt Matthias. »Mit denen kann man auch nur mit einer Hand einen Turm bauen, wenn ich den Steckspieß unten festhalte.«

Es gelingt ihm tatsächlich, mit der Uroma, die nur eine Hand benutzen kann, mit den Steckringen einen Turm zu bauen, sehr zur Freude der Uroma!

Es findet eine Begegnung zwischen Matthias und seiner Urgroßmutter statt, in der beide sich trotz der Behinderung aufeinander einstimmen. Aus dem Zusammen-Spielen wird ein fröhliches Zusammenspiel. In Anlehnung an DANIEL STERN könnte man von einem »moment of meeting«, d. h. Augenblick der Begegnung sprechen (STERN et al. 2001).

Solche Momente verändern etwas über den Augenblick hinaus. So festigt sich z. B. die Ahnung, dass die Entfaltung der mitspielenden Personen ebenso für die eigene Entfaltung bedeutsam ist.

Ein Jahr später besucht Matthias die Uroma erneut. Sie ist weiter gealtert, dennoch erkennt sie Matthias und lächelt sofort, als er sie fragt: »Oma, wollen wir was zusammen spielen?!« (SCHIFFER 2014b).

IN DEM SALUTOGENESE-MODELL ANTONOVSKYS kommt soziale Gesundheit nicht vor: »Eine salutogenetische Orientierung macht keine Vorschläge für ein gutes Leben im moralischen Sinne, sie kann nur das Verständnis von Krankheit und Gesundheit erleichtern.« (ANTONOVSKY 1993, S. 13 f.) So weigerte sich ANTONOVSKY auch, NS-Schergen, religiösen Fundamentalisten und Finanzhaien ein »Attest« auszustellen. Krank seien die Betreffenden nicht.

Auch für den Osloer Attentäter ANDERS BEHRING BREIVIK (geb. 1979) schloss das Gericht im August 2012 nach mehreren Begutachtungen Krankheit als strafmildernden Grund aus. ANDERS BREIVIK tötete im Juli 2011 in Oslo und auf der Insel Utøya 77 Menschen. Vorwiegend handelte es sich um Jugendliche, die an dem Zeltlager einer sozialdemokratischen Jugendorganisation teilgenommen hatten.

Er hatte die Sozialdemokratie treffen wollen, weil diese für den »Massenimport von Moslems nach Norwegen« mitverantwortlich sei. Das Gericht erklärte ihn für zurechnungsfähig und verurteilte ihn zur Höchststrafe. Eine krankheitsbegründete Unzurechnungsfähigkeit bestand nach Ansicht des Gerichtes nicht. Aber – war der Attentäter »gesund«?

Dem Salutogenese-Modell folgend existieren Krankheits- und Gesundheitsmomente nebeneinander. Die Frage ist dabei nur, welche Momente überwiegend von mir selbst und/oder den anderen wahrgenommen werden und mein Selbstverständnis sowie meinen Lebensverlauf bestimmen.

»Nicht krank« kann dann u. a. bedeuten:
▶ noch nicht erkennbar krank sein oder
▶ zur Abwehr des eigenen Leidens andere leiden lassen.

ZU LETZTEREM ASPEKT HAT HORST-EBERHARD RICHTER 1993 im Kontext der aufflammenden Fremdenfeindlichkeit in Deutschland ein Buch mit dem Titel verfasst: *Wer nicht leiden will, muss hassen.* Und RAINER KRAUSE beschreibt Hass als einen »Copingversuch, mit der Unerreichbarkeit der Liebe fertig zu werden« (KRAUSE 2001, S. 941).

Wenn ANTONOVSKY seinem eigenen großartigen Konzept konsequent gefolgt wäre, dann hätte er m. E. mit der subjektiv komfortablen Verfasstheit von Schurken oder der umfassenden

Mobbing-Mentalität eines Volkes kein so quälendes definitorisches Problem haben müssen. Denn er hätte fragen können, was sich sozial-salutogenetisch dagegensetzen lässt. Allerdings hätte er dann auch die Konfiguration des Kohärenzsinns und dessen Ermittlungsweise durch die von ihm entwickelten Fragebögen überdenken müssen. Zweckmäßig sind in diesem Zusammenhang weitere Fragen, die sowohl auf Empathie und Kooperationsfähigkeit als insbesondere auch auf Mentalisierungsfähigkeit zielen. (Unter Mentalisieren versteht man verkürzt: sich selbst von außen, das Du von seiner Innenperspektive her zu betrachten.)

Unabhängig von testtechnischen Überlegungen (Näheres dazu bei TAUBNER et al. 2014) sollte es jedoch m. E. durchaus mit zum Denkansatz der Salutogenese gehören, förderliche Momente nicht nur für körperliche und seelische Gesundheit zu suchen, sondern auch im Hinblick auf soziale Gesundheit zu erkunden. Das ANTONOVSKY-Modell könnte dann wie folgt (siehe Abbildung 1) erweitert werden:

Soziale Gesundheit weist einen Doppelaspekt auf: zum einen die Verfasstheit des Individuums im Hinblick auf Mentalisierungs- und Kooperationsfähigkeit sowie Empathie, zum anderen die Verfasstheit der Gruppe/Gesellschaft, in der es lebt. Die beiden Aspekte stehen in einer Wechselbeziehung zueinander.

Dabei ist eines in diesem Kontext besonders erwähnenswert: Der Kohärenzsinn, als Erwachsenenversion des Urvertrauens verstanden, speist sich vorrangig aus gelungenen Beziehungen – früheren und gegenwärtigen. Gemeint sind Begegnungen von Angesicht zu Angesicht, innerhalb derer ich mich wie in den Lächeldialogen liebe- und verständnisvoll angenommen erlebe.

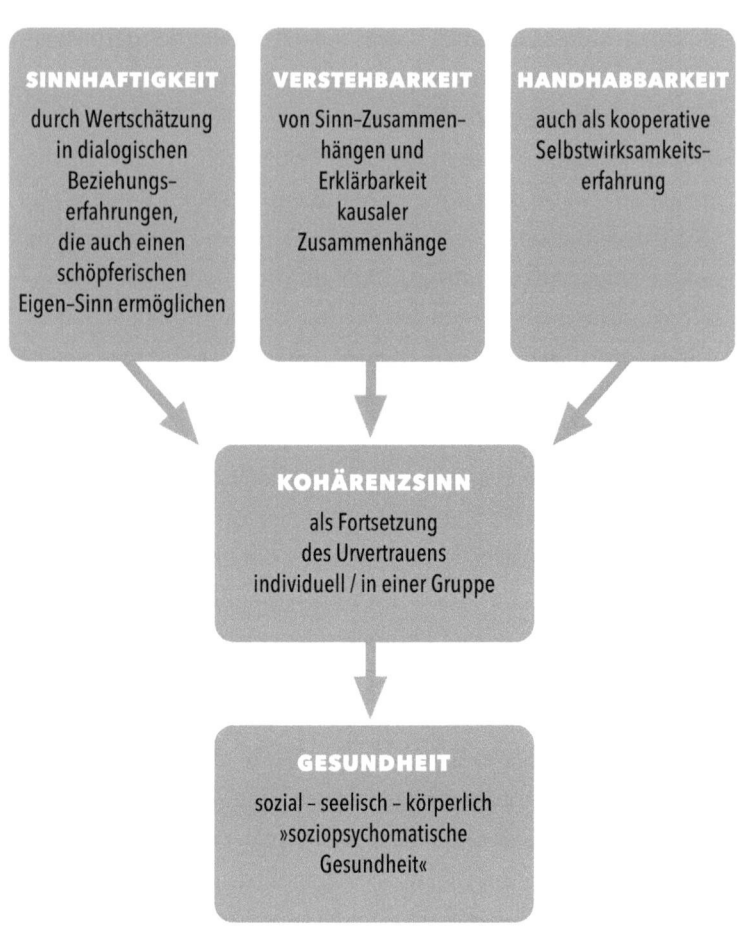

ABB. 1: Erweitertes ANTONOVSKY-Modell; »Schema 1«

DARAUS RESULTIERT DIE SICHERHEIT, NICHT ALLEIN, sondern für andere bedeutungsvoll, nämlich »ein (wertvolles) Geschenk« (KRAUSE 2001, S. 941) zu sein. Und genauso heißt es auch bei ANTONOVSKY (1997, S. 97): »Spiel, Berührung, Zuwendung und Stimme drücken in unendlicher kultureller Vielfalt aus: Du bist uns wichtig.«

Verknüpft sind die frühen Lächelbegegnungen alsbald mit spielerisch-dialogischen Lautbildungen im Sinne eines Duetts (MILCH 2000) und tänzerischer Bewegungen (BRÅTEN 2011). Diese ersten Spuren im Gedächtnis der Liebe werden mit den darauf folgenden Spielerfahrungen verknüpft. Daraus können breite Pfade werden, wenn das Kind auch in späteren spielerisch-schöpferischen Entfaltungen mit anderen zusammen über die »Zauberkraft der Lächeldialoge« erfährt: »Schön, dass es dich gibt!« Es sind Augenblicke der Begegnung – voller Lebensfreude. HENRI PARENS (PARENS 2007, S. 239; SCHIFFER 2014b) folgend kann man mit großer Wahrscheinlichkeit davon ausgehen, dass dies breit umfänglich interkulturell gilt.

Noch ein weiteres Moment verstehen wir aus den frühen Lächelspielen von Mutter und Kind heraus – nämlich Eigen-Rhythmus und den damit auch zusammenhängenden Eigen-Sinn: »Im dritten bis sechsten Lebensmonat (er)folgt die Einstimmung im Spiel von Angesicht zu Angesicht. Es ist die Zeit der Lächelspiele, bei denen sich normalerweise die Augen der beiden in einem vom Kind bestimmten Rhythmus treffen.« (MILCH 2000, S. 18 ff.)

Das Kind bestimmt also Intervalle und Intensität der Blickkontakte. Denn es muss alle neuen Eindrücke einschließlich deren Wiederholungen in seinen Gedächtnisstrukturen auch verarbeiten. Dafür braucht das Kind seine Ruhepausen.

Intersubjektive Spielbegegnungen sind frei von Leistungsnormen und Zwang. Dies ist auch ein wesentliches Kriterium der sogenannten Intermediär- oder Möglichkeitsräume (WINNICOTT 1979), in denen sich das Zusammenspiel entfaltet.

INTERMEDIÄR-
ODER MÖGLICHKEITSRÄUME

»ANGESIEDELT« ZWISCHEN INNEN- und Außenwahrnehmung sind die Möglichkeitsräume nicht vermessbar, nur erlebbar. Gemeint sind Freiräume für die dialogisch-schöpferische Entfaltung und das Zusammenspiel, d. h. Intersubjektivität, in jedem Lebensalter. Gefördert wird darin der individuelle Kohärenzsinn und ebenso der eines Paares oder einer Familie und auch noch größerer Systeme.

Im frühen Lebensalter entwickelt sich das Urvertrauen in den Grundformen der Möglichkeitsräume. Im Kontext der Ausbildung innerer Repräsentanzen vollzieht sich dann im späteren Kindesalter die Umwandlung des Urvertrauens in einen frühen Kohärenzsinn (ANTONOVSKY 1997, S. 97). Werden diese Repräsentanzen einigermaßen stabil, speist sich der Kohärenzsinn zunehmend aus inneren Quellen. Das bedeutet, dass die Abhängigkeit von äußeren Quellen allmählich abnimmt. Gleichsinnig erweisen sich Erfahrungen von Selbstwirksamkeit.

Bei Aktivitäten in Möglichkeits- oder Intermediärräumen werden Oxytocin, Dopamin und Nervenwachstumsfaktoren ausgeschüttet – bedeutsam für Lebensfreude, situative Glücksmomente und Hirnentwicklung.

Eifer sowie »Raufen und Gezicke« sind in Intermediärräumen nicht ausgeschlossen. Letztere sind darin jedoch – durchaus im HEGELschen Sinn – »gut aufgehoben«: Im Kontext prozessorientierter Spielintersubjektivität können über Kooperativität und Wahrnehmung der Antlitzhaftigkeit Aggressionshemmungen gefördert werden (SCHIFFER 2001/2013). Von daher ist das Spielziel eher ein Miteinander als das »Ausschalten« der Mitspielenden.

In den intermediären Räumen verbindet sich der eben genannte kindliche Eigen-Rhythmus aus den Lächelspielen mit dem kindlichen Eigen-Sinn und Selbstwirksamkeitsbedürfnis: Selbst etwas machen, nicht nur passiv etwas arrangiert bekommen. Zum Beispiel: nicht nur in die Drahtseilbahn gesetzt und gefahren werden, sondern selbst den Wau-Wau mit der Seilbahn fahren lassen und Seilbahnwärterin oder Seilbahnwärter sein. Selbstwirksamkeit ist eine wunderbare salutogene Erfahrung: Schau her, ICH kann etwas gestalten!

Für Eigeninitiative, Motivation wie auch konstruktives gesellschaftliches Engagement als weitere Elemente einer sozialen Gesundheit ist dies eine gute Vorerfahrung. Um aber kein Missverständnis aufkommen zu lassen: Intermediärräume sind nicht überall. Im Straßenverkehr z. B. gelten nur Gebote und Verbote.

Darüber erfolgt aber auch ein weiterer Schritt im allgemeinen Unterscheidungslernen.

Grundsätzlich ist der Eigen-Sinn aus intermediären Räumen mit deren Anschlussmöglichkeiten an die frühen Spuren im Gedächtnis der Liebe produktivfrei und zugleich sozial orientiert. Reagieren allerdings Bezugspersonen immer wieder gekränkt oder verärgert, wenn das Kind im Spiel auf seinen Eigen-Rhythmus und Eigen-Sinn beharrt, kann sich bei diesem auf Dauer ein »innerer Großinquisitor«, d. h. eine introjekthafte Normierungs- und Strafinstanz mit sehr problematischen Eigenschaften breit machen. Sie kann bis zur offenen Gewalt motivierend auf ihren »Wirt« einwirken, wenn dieser Menschen trifft, die vermeintlich oder tatsächlich von dem abweichen, was »man« macht. Verkürzt: Es entsteht ein dialogunfähiges und damit oftmals auch brutales Gewissen. Man mag damit nicht krank sein, gesund ist man aber auch nicht. Solch ein Hintergrund könnte auch bei dem Attentäter ANDERS BREIVIK angenommen werden.

Kindlicher Eigen-Sinn hat komplementär eine sozial-salutogene Regulierungskraft, nämlich die Motivation zur Kooperativität einschließlich Altruismus. Diese zeigen sich im zweiten und dritten Lebensjahr. Wieweit es sich bei der kindlichen Hilfsbereitschaft um ein Spontanverhalten handelt und in welchem Umfange dieses im Kontext weiterer Erfahrungen ausgestaltet wird, ist zurzeit noch strittig. TOMASELLO nimmt für das zweite und dritte Lebensjahr an, dass »dieses Verhalten nicht von Erwachsenen abgeschaut ist, sondern ganz natürlich zum Vorschein kommt«. (TOMASELLO 2010, S. 19–21). Erst danach werde dessen Ausgestaltung von sozialen Erfahrungen abhängig (DWECK 2010, S. 97–99).

Spontane und zugleich »ansteckende« Kooperation ist insbesondere in intermediären Räumen möglich, wobei anhaltende Konkurrenzideologien, »Gelddenken« und Gewalterfahrungen diese allerdings auch verschütten können, dazu ausführlich bei SCHIFFER (2013, S. 82 f.).

Hierfür ein Beispiel vom Autor:

BEISPIEL 2: Schöpferische Intersubjektivität

EIN SPIELPLATZ IM WALD. Hier sind etliche Knüppel zu finden. Zwei Jungen verwenden diese in ihren »Als ob«-Spielen je nach Bedarf als Gewehre, Schwerter oder Spieße. Ein Mädchen klopft mit einem Knüppel auf die Stufen einer Rutschentreppe: dong, dong, dong … Das lockt die beiden Jungen an.

Es entsteht eine spontane und ansteckende Kooperation, das Trio, das sich vorher offensichtlich noch nicht kannte, spielt spontan einige Zeit zusammen. Dann entfernt sich das Mädchen tänzelnd und rhythmisch mit ihren Fingern auf den Knüppel klopfend, »sie tanzt aus der Reihe«. Und sie kehrt dann zu den beiden Jungen zurück, die noch weiter musizieren. Ein weiteres Kind schaut zwischendurch fragend zu seiner Mutter. Mit einem freundlichen Lächeln bestätigt diese ihr Kind in den Interaktionen, in die es spontan und voll integriert ist.

ÜBER IHRE VITALEN AUSDRUCKSFORMEN schaffen die Kinder spontan eine Gemeinsamkeit mit wechselseitiger Wertschätzung im Begegnungsmoment. Eine solche Mitgestaltung von eigensinniger Intersubjektivität geht über vorgängige Bindungserfahrungen hinaus! Sie ist für die Sicherheit, unter Wahrung der Identität in dieser Welt nicht allein dazustehen, d. h. spontan den Eigenrhythmus auch eines fremden Du erfassen und darauf antworten zu können, von großer Bedeutung. Es werden übrigens dabei dieselben Botenstoffe, so z. B. auch Oxytocin, wie bei den frühesten Lächelspielen ausgeschüttet.

Im spontanen Zusammenspiel sich wohlfühlen können – auch ohne dabei »der oder die Bessere« zu sein – ist für soziale Gesundheit einschließlich Lebens- und Kooperationsfreude grundlegend. Es ermöglicht auch die Integration in eine mir zunächst noch fremde Gesellschaft.

Da »Singen und Tanzen« sehr wahrscheinlich in allen Kulturen mit zu den frühesten Lächelspielen gehören, können Menschen auch aus fremden Kulturen über gleichartige Gedächtnisspuren »abgeholt werden«, z. B. syrische Flüchtlinge zum Singen und Tanzen zur Mittsommernacht in Schweden.

Ein ähnliches »Abholen« ist auch im gymnasialen Schulunterricht bei Vorurteilen, Feindbildungen und Mobbingtendenzen möglich.

AUSGANGSPUNKT WAR DIE NOT des Lehrerkollegiums angesichts eines zunehmend als destruktiv erlebten Schülerverhaltens. In den Vorgesprächen versuchte ich den Lehrkräften meine systemische Perspektive zu vermitteln: Stärkung des sozialen Kohärenzgefühls aller am Unterricht Beteiligten in schulischen Intermediärräumen. Die Englischlehrerin in einem »Probe-Team« konnte dies dann immer wieder mit großem Geschick im Unterricht – z.B. auch durch Singen englischer Liedertexte – ermöglichen, wobei sie selbst auch in den Prozess mit einbezogen war (ausführlich in SCHIFFER 2017).

> **BEISPIEL 3: Improvisationstheater »Romeo and Juliet« in einer 10. Klasse**
>
> **DIE SCHÜLERINNEN UND SCHÜLER** bekamen ein englisches »Handout« mit fünf Szenenskizzen und verbindendem Text. In der nächsten Doppelstunde wurde für jede Szene je eine Gruppe ausgelost. In den Gruppen wurden die Rollenverteilungen ausgehandelt sowie die - selbstverständlich englischsprachigen - Dialoge skizziert. Gelächter beim Ausprobieren papierener Masken und Kronen. Kreative Kooperativität zeigte sich in jeder Gruppe.
>
> Die Akteurinnen und Akteure unterstützten sich wechselseitig. Es gab keine Häme. Alle konnten sich nach ihren Möglichkeiten entfalten und die jeweils Zuschauenden belohnten die Akteure mit freudigem und anerkennendem Beifall. (Notenleistungsdruck spielte übrigens kaum eine Rolle.)
>
> Die Schülerinnen und Schüler schienen schon bald zu spüren, dass die Rollenspiele nicht nur dazu dienten, den Stoff zu vermitteln, sondern auch dazu, freundliche Begegnung zu ermöglichen.

DER AUS BELGIEN STAMMENDE Aggressionsforscher und Kinderanalytiker HENRI PARENS hatte bereits in den 1970er Jahren in Philadelphia/USA Studien zur Förderung sozialer Verhaltensweisen in Kindergarten und Schule durchgeführt. Dafür hatte er ein Programm für Schul- und Kindergartenkinder entwickelt, über das – im Hinblick auf ein gelingendes Familienleben – destruktive Aggressivität von gesunden Kräften abgepuffert werden sollte. Seine Ausgangsüberlegung, dass Kinder mit ihrem spontanen Interesse, »Familie zu spielen«, auch ein eigenmotiviertes Interesse an einem solchen Unterricht in der Schule haben könnten, fand er weitgehend bestätigt (PARENS 2007, S. 239).

Seine Erfahrungen dienten späterhin als Grundlage für das Projekt *Babywatching in Kindergärten und Schule gegen Aggression und Angst zur Förderung von Sensitivität und Empathie*. Dieses Projekt wurde von KARL HEINZ BRISCH an der Psychosomatischen Kinderklinik der Universität München entwickelt. Er konnte zeigen, dass dadurch Aggressionen und anderweitige Störungen bei Kindergarten- und Schulkindern dauerhaft verringert werden (BRISCH 2017). Neben den von München ausgehenden Impulsen gibt es andernorts auch abgewandelte Verfahren wie z. B. den Baby-Besuch an Bremer Schulen (STENGEL 2013) oder die Baby-Begegnung in Kindergärten und Schulen in Oldenburg.

WAS PASSIERT
BEI DER BABY-BEGEGNUNG?

IN UNTERSCHEIDUNG ZUM BABYWATCHING entwickelten der Autor und Mitarbeiterinnen und Mitarbeiter seinerzeit im Familientherapeutischen Zentrum der Psychosomatischen Abteilung am Christlichen Krankenhaus Quakenbrück das Konzept der Baby-Begegnung (SCHIFFER 2013, S. 114–121): Die Kinder beobachten dabei nicht nur das Baby. Es gibt auch eine Intersubjektivität zwischen dem Baby und den Kindern. So hat es sich gezeigt, dass das Baby mit den Kindergartenkindern (im Silvester-Kindergarten Quakenbrück) schon früh in eine am Spielen orientierte verbale und gestisch-mimische Interaktion tritt. Es war also nicht nur ein »Objekt von Beobachtung«, sondern ein »aktives Subjekt in einer Begegnung«.

Später begegneten sich Baby und Kindergartenkinder unmittelbar im Spiel an der »klingenden Kugelbahn«, einer Art Monochord (es war von der Musiktherapeutin S. HINZ und ihrem Mann E. HINZ entwickelt worden). Die Kinder ließen die Kugel rollen und das bald einjährige Baby versuchte, die an ihm vorbeirollende Kugel zu ergreifen. Vorher hatte das Baby die Kugel mit Mamas Hilfe auf die Bahn gelegt und zur Freude aller ins Rollen und damit die Monochordsaiten zum Klingen gebracht. Die Kinder erlebten, wie die Mutter feinfühlig auf ihr Kind einging, und begegneten der Mutter des Babys im Sinne einer Teilhabe an ihrem Tun (alterozentrische Partizipation; GIANNIS KUGIUMUTZAKIS, zit. nach BRÅTEN 2011, S. 838). Zugleich dachten die Kinder – anfangs auf Nachfragen der Kindergärtnerinnen und Kindergärtner, späterhin auch spontan – über die jeweilige Verfasstheit und Intentionalität von Mutter und Baby sowie deren Wahrnehmungsweisen nach (Mentalisieren; SCHIFFER 2014a, S. 5).

Bemerkenswert sind das Interesse der Kinder, deren Ernst und Aufmerksamkeit mit verringerter motorischer Unruhe bereits vor Beginn der Baby-Begegnung. Wenn die Mutter dann mit dem Kind auf dem Arm hereinkommt, wird es so still und feierlich, »als ob das Christkind hereinkommt«.

VERENA KAST

KONFLIKTE LÖSEN IM TRAUM

PSYCHODYNAMIK UND GESUNDHEIT

WIR ALLE TRÄUMEN, DOCH WIR ERINNERN UNS meist nur zu einem geringen Bruchteil daran. Träume haben in vielen Psychotherapierichtungen einen festen Platz; es gibt auch seit langen Jahren Forschung dazu: qualitative, aber vor allem auch quantitative Forschung. Sie besagt z. B. Folgendes: Wenn Sie 70 Jahre gelebt haben, dann haben Sie 7 Jahre geträumt. Wenn man das Tagträumen, das Gedankenwandern, auch noch als eine Form des Träumens versteht (Fox et al. 2013) – und man ist heute der

Ansicht, dass hier ein direkter Zusammenhang besteht –, dann sind es wesentlich mehr als 7 Jahre. Träume müssen also eine große Bedeutung für den Menschen haben, auch wenn sie sich uns immer auch entziehen.

WAS IST EIN TRAUM?

EIN TRAUM IST ERST EIN TRAUM, wenn wir erwachen oder wenn wir beim Tagträumen aufschrecken und es uns bewusst wird, dass wir in unseren Gedanken ganz »woanders« waren, also geträumt haben.

Solange wir träumen, wissen wir in der Regel nicht, dass wir träumen: Die Traumwelt ist der wachen Welt vergleichbar. Während wir träumen, sind wir in einer für uns alltäglichen Welt körperlich anwesend, in Auseinandersetzungen mit anderen Menschen. Da gibt es Menschen, mit denen man sich freut oder mit denen man Probleme hat; es gibt gute Zufälle oder aber man müht sich vergeblich ab mit etwas, und manchmal haben wir im Traum Fähigkeiten, die uns im Wachen abgehen – aber wir wundern uns nicht darüber im Traum. Wir sind mit Leib und Seele im Traum, d. h. wir sind mit allen unseren Sinnen dabei, ganz körperlich. Auch wenn immer wieder gesagt wird, dass das Sehen im Traum im Vordergrund steht, so stimmt das nur bedingt: Wir hören auch, wir riechen, wir haben Körperwahrnehmungen – alle Sinne sind aktiv in Träumen erlebbar.

Erwachen wir und stellen fest, dass wir geträumt haben, erinnern wir oft den Traum und beginnen, über ihn nachzudenken und Verbindungen herzustellen zwischen dem Traum und dem wachen Leben. Wir fragen uns vielleicht: Was hat denn dieser

Traum zu sagen, warum träume ich das jetzt? Oder: warum träume ich gerade jetzt von einem Krokodil? Oft haben wir auch einfach Freude an einem Traum und wir erzählen ihn gern immer wieder.

WARUM TRÄUMEN WIR?

SOWOHL FÜR C.G. JUNG ALS AUCH für SIGMUND FREUD waren Träume von großer Bedeutung. C.G. JUNG sagte, fast alle Probleme, die ihn menschlich oder auch wissenschaftlich beschäftigt hätten, seien von Träumen begleitet oder sogar vorweggenommen worden. Seine These: Wenn es in therapeutischen Prozessen zu einem Stillstand komme, wenn einfach nichts mehr weitergehe, dann richte er sein Augenmerk auf die Träume, allenfalls auch auf Imaginationen, also auf Vorstellungen, und auf Fantasien, denn dann gäbe es doch etwas, über das man nachdenken könne. Mehr noch: In diesen Träumen und Fantasien wären Anregungen für das bewusste Leben verborgen. Seine Erfahrung war: Wenn man nur lange genug an den Träumen herumdenke, man sie eigentlich meditiere, wenn man sie mit Imaginationen anreichere, dann gäbe uns das eine Idee, wie das Leben weitergehen könnte. Seine Vorstellung war, dass man durch eine Beziehung zum Unbewussten, insbesondere über Träume und Imaginationen, psychische Stillstände überwinden könne und das Leben so wieder in Fluss käme und so auch wieder zielgerichtet würde und damit auch wieder Sinn erlebbar wäre.

In der JUNG'schen Traumdeutung fragt man danach, was der Traum will – zukunftsgerichtet. Wobei das Wort Traumdeutung heute schon ein ungebräuchliches Wort ist, weil wir im

Grunde genommen Träume gar nicht mehr deuten, sondern sie verknüpfen; wir verknüpfen sie wiederum mit Imaginationen, mit dem Alltagsleben, mit dem, was uns gerade emotional beschäftigt, und dann scheinen immer neue mögliche Bedeutungen auf, die uns anregen, über uns und unsere Probleme nachzudenken.

TRÄUME HANDELN VON DEM, WAS UNS BESCHÄFTIGT

DOMHOFF UND FOX (2015) beschreiben robuste Forschungsergebnisse, die besagen, dass etwa 80 Prozent der Träume von dem handeln, was uns auch *in den Tagen vor dem Traum*, nicht nur direkt am Tag vor dem Traum, am meisten emotional beschäftigt hat. Das ist die sogenannte Kontinuitätshypothese. 20 Prozent der Träume seien dann eher Kompensationsträume, also Träume, die etwas ins Bewusstsein brächten, was im Moment eigentlich als unverständlich, aber als spannend, als interessant empfunden werde.

Gerade wenn wir sagen, Träume und Tagträume handelten von dem, was uns emotional am meisten beschäftigt, dann ist das eine neue Sicht auf den Traum: Der Traum stellt Probleme mit den damit verbundenen Emotionen in einen veränderten, erweiterten Kontext und generiert so neue Fragen an uns. In Träumen und in Tagträumen sind sehr viele soziale Interaktionen zu erleben. Die meisten Probleme ereignen sich in sozialen Interaktionen, und weil soziale Interaktionen für Menschen unabdingbar wichtig sind, ist es notwendig, dass wir diese Probleme sinnvoll lösen. C.G. JUNG war der Ansicht, dass die Träume zwischen den Menschen geträumt werden, also im Dienste einer Beziehung, und das auch in einem therapeutischen Prozess zwischen Analytiker und Analysand (KAST 2016).

Aus psychodynamischer Sicht sind es die Konflikte und die damit verbundenen Gefühle und Emotionen, die unsere Träume aktivieren und die in den Träumen auch verändert werden. Die Emotionen im Traum werden ganz real erlebt, denn wir sind mit Leib und Seele im Traumgeschehen oder zumindest ganz interessierte Zuschauer. Das Träumen braucht den ganzen Menschen. Das Denken braucht nicht immer den ganzen Menschen, das Träumen schon.

Konflikte bewirken die Träume. In der JUNG'schen Psychologie spricht man im Zusammenhang von Konflikten von Komplexen, C.G. JUNG bezeichnet die Komplexe als Verursacher oder auch als die Architekten unserer Träume (JUNG 1929/1971a).

WAS IST EINE KOMPLEXEPISODE?

EINE KOMPLEXEPISODE IST EINE dysfunktionale Beziehungserfahrung, die generalisiert worden ist und die man verinnerlicht hat. Und diese Beziehungsepisode ist emotional betont. Es geht dabei um ein Beziehungsthema und um die damit verbundenen Emotionen.

Ich nehme jetzt z. B. einmal das Komplexthema »Scham«. Wenn man einem Kind immer wieder zu verstehen gegeben hat, dass es sich schämen sollte, oder es vorwiegend kritischen, kontrollierenden oder gar missbilligenden Blicken ausgesetzt war, statt freundlichen, ermunternden Blicken der Beziehungspersonen, dann wird diese schwierige Erfahrung verinnerlicht. So ein

Kind – und später auch der Erwachsene – mag sich dann sagen: »Was immer ich tue, es ist nie recht …« Als dysfunktional wird diese Erfahrung erlebt, weil in der Prägesituation, in der das Kind Bindung erfahren müsste, in dem es Unterstützung bekommen sollte, es von einem Erwachsenen kritisiert wird und in die innerliche Einsamkeit zurückgestoßen wird. Damit kann das Problem aber nicht gelöst werden. Das löst dann z. B. Scham aus, oder vielleicht auch Wut als Abwehr der Scham.

Wir gehen davon aus, dass man, wenn immer wieder dieselbe Beziehungserfahrung gemacht wird, diese Beziehungserfahrung verinnerlicht wird, und so entsteht ein inneres Arbeitsmodell oder eben ein Komplex, verbunden mit der Überzeugung: So war es schon immer, so wird es immer sein. Die Komplextheorie ist die Konflikttheorie in der JUNG'schen Psychologie, sie ist aber auch eine Entwicklungstheorie. Mit jedem Komplex, der so gesetzt worden ist, kommt nämlich auch eine Entwicklung zum Stillstand – eine Entwicklung, die durch die Arbeit an den Komplex-episoden und an den damit verbundenen Träumen in einer therapeutischen Beziehung wieder in Gang gesetzt werden kann. C. G. JUNG war der Ansicht, dass die Komplexe mit ihren Themen und ihren Emotionen die Träume triggern. Er ist mit dieser Ansicht nicht allein. Mehr als hundert Jahre später – C. G. JUNG hatte sich 1906 dazu geäußert – arbeiteten Wissenschaftler wie z. B. ERNEST HARTMANN (2011) in den U.S.A. über Träume bei Menschen, die traumatisiert worden sind, also über Situationen, die emotional bedeutsam sind. HARTMANN sagte, Träume hätten quasi eine therapeutische Funktion. Dieses »quasi« soll ausdrücken, dass der Traum im Grunde genommen ein sicherer Ort sei. Und an diesem sicheren Ort kann der Mensch im Träumen das, was so schwierig ist und sich in Traumbildern, aber auch in den damit verbundenen Emotionen und Gefühlen niederschlägt, verarbeiten.

Auch der affektive Neurowissenschaftler JAAK PANKSEPP, der eigentlich mit Mäusen und Ratten arbeitet, hat über Träume geforscht: Er findet, Träume würden »herumspielen«, er verbindet die Träume mit einem seiner Grundemotionssysteme, dem »PLAY-System« (PANKSEPP & BIVEN 2012). Auch ich finde, dass wir, wenn wir mit Träumen arbeiten, mit Ideen, Imaginationen und Körperempfindungen spielen. Das Spiel ist für JAAK PANKSEPP etwas ganz Wichtiges, weil es soziale und gedankliche Verbindungen schafft, weil es kreativ ist.

DREI TRAUMBEISPIELE ZUM THEMA

DER ERSTE TRAUM STAMMT VON einer 28-jährigen Frau (KAST 2019, S. 42 ff.). Der Traum wurde in der Analyse erzählt und besprochen. Ihr aktuelles Thema: Die Analysandin sagt von sich, sie könne nicht vor einem Team sprechen, deshalb könne sie in ihrer Firma nicht weiter aufsteigen. Sie ist sehr gut und hat auch ein Angebot, ein größeres Team zu leiten. Sie meint, wegen ihrer Sprechangst dieses Angebot nicht annehmen zu können, was sie wiederum ärgert.

Sie träumt relativ oft, kann Träume auch gut behalten, und sie bringt den folgenden Traum in die Stunde mit:

Ich soll vor meinem Team sprechen

»ICH BIN IN DEM RAUM, in dem wir uns zu Gesprächen in der Realität auch treffen. Der Raum ist aber größer, ich habe ein Mikrophon, aber ich spreche nicht, ich singe. Da tönt es von irgendwoher: ›Hört auf mit diesem Scheißlärm‹. Ich erschrecke, bin wie gelähmt, werde aber auch ein bisschen wütend. Ich weiß nicht, was ich tun soll, meine Kolleginnen und Kollegen schauen sich um, kommen näher zu mir heran und bitten mich, weiterzusingen. Der Traum verliert sich, aber es war ein gutes Gefühl, und die Stimmen, die ›Scheißlärm‹ sagten, verschwanden.«

DIE TRÄUMERIN WUNDERT SICH, dass sie singt, sie hat einen sehr nüchternen Beruf. Aber es habe sich gut angefühlt, nur schrecklich war diese Stimme im Hintergrund, mit dem »Scheißlärm«. Dann lässt sie sich aus über die Teammitglieder, die sich um sie scharen und ihr zu verstehen geben, dass sie ihren Gesang gut finden. Darüber spricht sie dann länger. Schließlich meint sie: »Ich habe gewonnen. Ich habe gewonnen mit diesen Menschen, die da um mich herum sind, die haben mir richtig geholfen.« Verstehen wir den Traum auf der Objektstufe (KAST 2006/2019, S. 160 ff.), dann verliert die Träumerin die Angst vor den Mitgliedern des Teams, sie sind gar nicht so kritisch, wie sie denkt.

Wir haben in der JUNG'schen Psychologie auch ein subjektstufiges Verständnis des Traums: In diesem Verständnis gehört alles, was im Traum vorkommt, zu einem selbst, zur eigenen Persönlichkeit. Dieses Verständnis gründet darin, dass der Traum ja jeweils unsere ureigenste Produktion ist. Auf einer inneren Ebene, subjektstufig, würde man die Kolleginnen und Kollegen als innere helfende Gestalten, die in dieser emotionalen Situation sich um sie scharen und sie auch schützen, aber auch als Gemeinschaft vermitteln.

Woher kommt das Wort »Scheißlärm«? Die Analysandin sagt: »Naja, mein Vater hat immer von ›Scheißlärm‹ gesprochen.« Was das aber mit ihr zu tun habe, möchte ich wissen. Und dann sagt sie: »… vielleicht schon, mit dem Singen.« Und dann erinnert sie sich daran, dass sie so etwa 12, 13 war und in der Schule gesungen hatte, und der Lehrer hätte ihr gesagt, dass sie eine sehr schöne Stimme habe. Sie sei damals nach Hause gegangen, habe sich ans offene Fenster gestellt und laut gesungen. Weil sie eben eine schöne Stimme hatte. Und da muss offenbar ihr Vater gekommen sein und gerufen haben: »Hör auf mit diesem Scheißlärm!«

Diese Erinnerung kann man als das Narrativ zu einer wichtigen Komplexepisode verstehen, die im Traum verträumt wird. In der Regel handelt es sich bei Komplexepisoden nicht um einmalige Erfahrungen, sondern um Erfahrungen, die immer wieder gemacht worden sind; eine erinnerte Erfahrung, ein Narrativ zum Komplex, steht dann exemplarisch für viele andere, emotional vergleichbare Erfahrungen, die vielleicht weniger kränkend oder beeinträchtigend waren. Die Komplexepisode, die hier den Traum getriggert hat, ist eine Scham-Episode; und der Traum arbeitet an dieser Scham-Episode. Komplexe generieren die Träume, in den Träumen werden die Komplexe aber auch verarbeitet.

Die junge Frau ist schon länger in Analyse und gewohnt, mit Träumen zu arbeiten. Anders als in der erinnerten Situation mit dem kritisierenden Vater sind die vielen inneren Helfer, die im Traum auftreten. Gerade diese helfenden, unterstützenden Gestalten haben in der Lebenssituation, in der ihr Vater gesagt hatte: »Hör auf mit dem Scheißlärm«, gefehlt. Da hätte ja eine Großmutter sagen können: »Ich find es aber schön«, oder etwas in der Art, aber das ist halt nicht passiert.

Der Traum hat die Komplexepisode verändert, die helfenden Gestalten hereingebracht. Sie weiß selber, dass sie ihre Kolleginnen und Kollegen als sehr kritisch erlebt, abwertend kritisch. Es gehört zu unbewussten Komplexepisoden, dass die Erfahrungen, die zu der Komplexepisode geführt haben, leicht auf die alltäglichen Beziehungen übertragen werden. Hier korrigiert der Traum ihre Sichtweise auf die Teammitglieder. Diese sind nicht kritisch, sondern nähern sich ihr, bitten sie sogar, weiterzusingen. Man kann an einem Traum auch mit Imaginationen weiterarbeiten, in diesem Fall damit, sich die Situation, in der die Teammitglieder sich nähern, bildhaft vorzustellen und abzuwarten, wie sich die Bilder und damit die Emotionen und Gefühle verändern. Diese Imagination führt dazu, dass sie in der Vorstellung alle miteinander singen, und das löste in der Träumerin Freude aus und ein Gefühl des Miteinander und ließ sie viel entspannter sein im Umgang mit ihrem Team.

Der nächste Traum wurde in einer Traumgruppe von älteren Menschen, so um die 70 herum, erzählt. Die Gruppe trifft sich alle drei Wochen und die Teilnehmerinnen sprechen jeweils über einen Traum. Eine 70-jährige Frau träumt:

Der Fremdkörper

»ICH BEFINDE MICH IN EINEM großen Wohnraum, ich sitze an einem Tisch, überall liegt Gerümpel herum. Mitten auf dem Tisch steht eine Tasse, ich trinke einen Schluck daraus und merke zu spät, dass irgendetwas obenauf schwamm, das ich eben verschluckt habe. Es steckt jetzt in meinem Hals fest. Ich versuche, es herauszuwürgen, aber es gelingt nicht. Ich schlucke und schlucke, das ist ganz schlimm, ich denke, ich ersticke. Endlich ist das Ding in meinem Magen, es sticht mich, ich ahne, dass es ein Metallsplitter ist. Ich bitte meinen Mann, einen Arzt zu rufen. Später bin ich im Spital. Der Arzt geht in einen Nebenraum und hantiert lange darin herum. Ich warte auf meine Operation. Plötzlich kommt mir in den Sinn, dass ich Sauerkraut hätte essen können, Sauerkraut hätte den Splitter eingewickelt und er wäre gefahrlos ausgeschieden worden.«

SO WEIT DER TRAUM VOM FREMDKÖRPER. Wenn man für das Verständnis des Traums die Kontinuitätshypothese beizieht, fragt man, was die Menschen in den Tagen, bevor sie den Traum geträumt hat, beschäftigt hat. Die Frau erzählte dann auch, dass sie etwa zwei Wochen, bevor sie den Traum geträumt hatte, Magenschmerzen gehabt habe, »wegen ihrer Übersäuerung«.

Wenn wir diesen Traum noch einmal innerlich in unserer Vorstellung an uns vorbeiziehen lassen – ein großer Wohnraum, eigentlich schön viel Platz, aber Gerümpel überall, eine Ansammlung von Dingen, bei denen man sich eigentlich entscheiden müsste, wo sie hingehören, ob sie entsorgt gehören. Alles wirkt etwas freudlos. Dazu passt, dass sie unachtsam aus der Tasse trinkt und erst zu spät wahrnimmt, dass etwas obenauf geschwommen ist. Sie übersieht den Fremdkörper, schaut nicht hin, spürt ihn aber jetzt umso mehr. Ein Metallsplitter würde in der Realität nicht obenauf schwimmen, er würde versinken.

Diese Unstimmigkeit weist darauf hin, dass etwas, was eher unsichtbar wäre, sichtbar gemacht wird, schon obenauf schwimmt. Und dennoch kann sie es übersehen. Aber dann schluckt sie und schluckt, und im Magen sticht es dann. Übersehen kann man den Splitter, aber das Körpergefühl des schwierigen Schluckens begleitet den Traum.

Wenn wir einfach nur die Wörter hören, die Bilder dieses Traumes uns vorstellen, dann deutet sich an, worum es in diesem Traum gehen könnte, was gesehen und geschluckt werden muss. Die Träumerin hat zwischendurch auch Angst zu ersticken – ein Traum, der zwischen Unachtsamkeit und Angst steht, und aus der Angst heraus bittet sie um Hilfe: zunächst ihren Mann, dann den Arzt, der sie operieren soll.

Im Gespräch über den Traum ist ihr diese Szene wichtig, und es ärgert sie, dass der Arzt nicht einfach macht, was sie braucht. »Ich war schon sauer, dass der Arzt die ganze Zeit im anderen

Raum war und da irgendwas herumgewerkelt hat.« Und sie ist so sauer, und gerade in dem Moment kommt ihr das Sauerkraut in den Sinn.

Warum Sauerkraut? Dieses Bild stellt meiner Meinung nach das körperliche Symptom, das sie hat, die Magenbeschwerden, die sie mit Übersäuerung in Verbindung bringt, in einen größeren Zusammenhang und generiert damit Fragen: Fragen nach Schlucken, im Zusammenhang mit abgebrochenen Splittern, mit etwas Spitzem, Schneidendem. Was schluckt und schluckt und schluckt sie? Und was ist nun mit diesem Sauerkraut?

Sie erinnert sich daran, dass früher, wenn ihre Kinder etwas verschluckt hatten, natürlich nichts Spitzes, man ihnen Brei gegeben hat, damit das Verschluckte eben seinen natürlichen Gang nahm. Aber hier ist es Sauerkraut, das würde kaum diesen Zweck erfüllen. Sauerkraut mag sie nicht besonders. Warum nicht? Es ist sauer. Sie kann mit einem »sauren« Gesichtsausdruck sagen: »Wenn ich Sauerkraut esse, zieht sich bei mir alles zusammen.«

Wir haben ein Wort – und Bedeutungsfeld um die Themen: Spitzes, Saures, sauer sein, Sauerkraut essen: Dazu fällt ihr als Erstes ein, dass sie nie sauer ist, dass sie es zumindest nicht zeigt, aber dann sei sie gelegentlich so schneidend, würden die anderen sagen. Das ist schon einmal eine allererste Einsicht. Eine andere Idee: Man müsste das Thema Messer einmal etwas genauer betrachten. Die Träumerin hält sich für eine sehr friedfertige Frau. Darauf sagte sie sofort: »Diese abgebrochenen Messer gehören meinem Mann.« Projiziert sie? Natürlich projizieren wir immer, und diese abgebrochenen Messer haben sicher auch mit der Beziehung zu tun. Aber es ist ihr Traum und es ging darum, wo sie denn mit den Messern so in die Unterlage gebohrt hat, dass die Spitzen abgebrochen sind – symbolisch gesehen. Diese durch den Traum generierten Fragen könnten auch einen Hintergrund freilegen für ihr Problem mit dem Magen, für ihr »Übersäuerungsproblem«.

Und nun zu unserem dritten Traum, in dem es um das Thema »Trauer« geht. Für Trauerprozesse sind Träume sehr bedeutsam (KAST 1982/2013). Träume helfen, den Tod eines geliebten Menschen zu verarbeiten. Leider träumen nicht alle Leute während des Trauerprozesses, aber immerhin etwa 70 Prozent können dabei immer wieder Träume erinnern. Träume geben Anstöße dafür, was jeweils im Trauerprozess wichtig ist oder ansteht, so dass in der Folge der Trauerprozess nicht nur als ein Prozess des Verarbeitens eines Verlustes, sondern auch als ein Entwicklungsprozess verstanden werden kann.

Dazu ein Traum eines 50-jährigen Mannes, der seine Partnerin durch einen Autounfall verloren hatte und sehr schlecht mit der neuen Lebenssituation zurechtkam. Denn der Tod kam »zu plötzlich«, »niemand hatte damit gerechnet«. Der Traum wurde zwei Jahre nach Beginn der Therapie geträumt:

Der Anbau

»ICH HABE WIEDER VON KARIN, meiner verstorbenen Frau, geträumt. Dieses Mal sah sie ganz gesund aus, war voller Energie. Sie trug die Wildlederjacke, die sie immer so gern getragen hatte und die ihr so gut gestanden hat. Bei ihr war eine Architektin, die ich zu kennen meine, und die beiden hatten offenbar Pläne, sie wollten anbauen. Es war eine angenehme, anregende Atmosphäre, ich hatte nicht direkt etwas mit den beiden zu tun, aber das, was sie planten, das war für mich und ich freute mich.«

DEM TRÄUMER WAR WICHTIG, dass seine Frau nun zum ersten Mal ganz gesund im Traum auftauchte. Es ist eine regelhafte Beobachtung, dass nach einem durchgestandenen Trauerprozess die Verstorbenen oft »gesund« oder »im besten Alter« erscheinen. Das zeigt sich auch in Beispielen in der Traumbank von DOMHOFF (www.dreambank.net).

Die Verstorbenen erscheinen in den Träumen zuerst krank, und dann werden sie in der Regel mit der Zeit immer gesünder, und am Ende sind sie oft »im besten Alter«, was immer das dann auch heißt. Das ist natürlich kein linearer Prozess, sondern ein zirkulärer mit einem Ziel, und es ist auch eine statistische Aussage.

Der vorliegenden Traum wurde geträumt, nachdem vieles emotional durchlitten war; der Träumer hat in der Trauerarbeit sich von der Beziehung zu seiner Frau abgelöst, sich von einem Beziehungsselbst auf sein eigenes Selbst zurückorganisiert und vieles von dem, was seine Frau in ihm geweckt hatte, was die Lebensqualität mit ihr ausmachte, ins eigene Leben integriert – anderes auch einfach verloren gegeben, dankbar, dass es einmal in seinem Leben existiert hatte (KAST 1982/2013, S. 188 f.). Karin, seine verstorbene Frau, kann mit ihrer Wildlederjacke, einem Identitätszeichen von ihr, ganz gesund im Traum erscheinen. Der Träumer konnte intuitiv verstehen, dass er, wie Karin, innerlich gesundet ist. Dass er auch wieder neu sich dem Leben zuwenden kann, immer noch mit dankbarer Wehmut an seine Frau denken wird, aber nicht nur mit abgrundtiefer Trauer. Und zu dieser Erkenntnis passt für ihn, dass mit einer Architektin jetzt etwas angebaut werden kann.

»Anbauen«, sagte er im Gespräch, heißt, den Lebensraum zu vergrößern, Zimmer für neue Menschen gestalten. Als wir uns fragten, wie denn der neue Anbau aussehen könnte, überlegte er länger und meinte dann: eben zuerst Zimmer für neue Menschen. Und dann korrigierte er sich: »Ein Zimmer mit Aussicht für mich! Eine große Fensterfront – das war gar nicht mein Haus im Traum, das ist ein viel größeres Haus, das ist ein neues Haus, da ist Weitblick, da ist Ausblick, und da ist sicher auch Raum für andere Menschen.« Und als er das sagte, atmete er einige Male wie befreit tief aus.

Die Architektin, so meinte er, könnte eigentlich die Analytikerin sein. Ich war alles Mögliche in seinen Träumen, warum am Ende der Therapie nicht auch Architektin, die Pläne zum Anbauen mit ihm ansieht?

FAZIT

TRÄUME SIND KREATIV, sie wiederholen nicht einfach, sie verbinden Gedächtnisinhalte in einer neuen Weise und sie sind verkörperte Simulationen. Sie können so eine neue Perspektive einbringen, unter der aktuelle Konflikte auch verstanden werden können. Träume bleiben immer auch geheimnisvoll, es gibt viele Möglichkeiten, sie zu verstehen. Es gibt niemals die eine Deutung, die richtig ist, oder ein Verständnis des Traums, das allein richtig ist.

Ich habe hier Träume befragt unter dem Aspekt, ob sie Anstöße zu Konfliktlösungen geben; man könnte sie aber auch ganz anders betrachten, indem man positive Funktionen im Traum sucht oder dem explorativen Drang nachgeht. Es gibt viele Perspektiven, unter denen man auf Träume blicken kann.

Noch einmal zu den Konfliktlösungen: Träume geben uns Hinweise für Konfliktlösungen, indem sie die Probleme in einen größeren, weiteren Zusammenhang stellen und es einem dadurch ermöglichen, ungewöhnliche Fragen zu stellen; das Problem kann dadurch auch mit Möglichkeiten von kreativem Gestalten wie der Imagination oder dem Malen dargestellt werden und vermittelt die Erfahrung, mit dem Problem umgehen zu können.

TANJA LANGE

TRÄUME ODER WACHE ICH?

REM-SCHLAF UND IMMUNSYSTEM

SCHON LANGE BESCHÄFTIGE ICH MICH mit der Psychoneuro-immunologie, insbesonders mit schlaf-immunologischen Zusammenhängen in der Forschung und in meinem klinischen Alltag, wobei mein bisheriger Focus auf dem Tiefschlaf lag. Hier gibt es viele Verbindungen zum Immunsystem, die Bedeutung des *rapid eye movement*-(REM-)Schlafs bei der Immunabwehr ist jedoch untererforscht und noch weitestgehend unklar. Im Folgenden möchte ich die bisherigen Erkenntnisse zusammenfassen.

DIE EINZELNEN SCHLAFSTADIEN

WIE ERFASSEN WIR DIE UNTERSCHIEDLICHEN Schlafstadien? Um diese festzustellen, verwenden wir die Polysomnographie, d. h. wir verkabeln unsere Probanden mit mehreren Elektroden und messen damit die Hirnaktivität mit dem Elektroenzephalogramm (EEG), die Augenbewegungen mit dem Elektrookulogramm (EOG) und die Muskelaktivität mit dem Elektromyogramm (EMG).

Wir können so – anhand der Muster – verschiedene Schlafstadien unterscheiden. Es gibt den Non-REM-Schlaf mit einer zunehmenden Schlaftiefe für die Schlafstadien 1, 2, 3 und 4. Nach einer neueren Klassifikation werden die Schlafstadien 3 und 4 jetzt als Non-REM-Schlaf 3 (N3) oder Tiefschlaf zusammengefasst.

Der Tiefschlaf ist gekennzeichnet durch eine Synchronisierung der Hirnaktivität und durch langsame hochamplitudige Deltawellen. Dem Non-REM-Schlaf gegenübergestellt wird der REM-Schlaf. Hier ist das EEG wieder desynchronisiert und so aktiv wie im Wachzustand. Und wir verzeichnen die schnellen Augenbewegungen, die dem REM-Schlaf seinen Namen gegeben haben. Ein weiteres besonderes Merkmal des REM-Schlafs ist der komplette Verlust der Muskelaktivität.

Im Verlauf einer Nacht durchlaufen wir mehrere Schlafzyklen mit der wiederholten Abfolge der Schlafstadien N1–2–3, erst dann kommt die erste REM-Periode. Wir haben vier bis fünf solcher Zyklen pro Nacht. Am Anfang überwiegt der Tiefschlaf, am Morgen dann der REM-Schlaf (siehe Abb. 1, BESEDOVSKY et al. 2019).

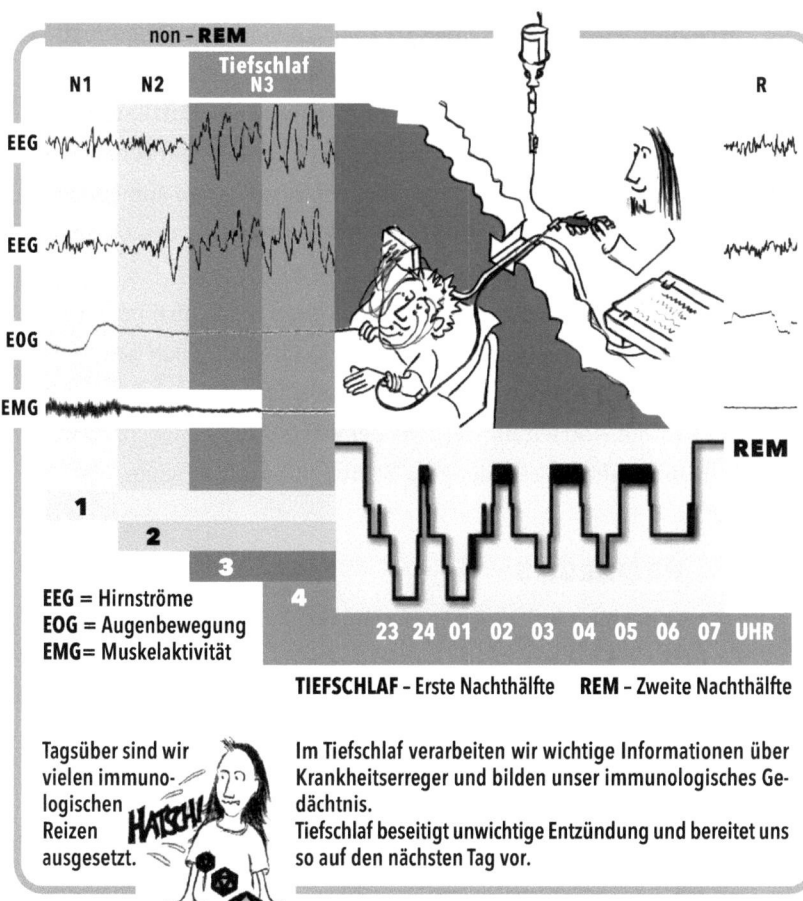

ABB. 1: Aufbau des Schlaflabors, Polysomnographie, immunologische Funktionen des Tiefschlafs

DER 1. PROZESS DER SCHLAFREGULATION

WIE IST DER SCHLAF REGULIERT? Wir sprechen hier von einem 2-Prozess-Modell der Schlafregulation. Da gibt es den Prozess S, das ist der Schlafdruck, ein homöostatischer Prozess, der die Dauer und Intensität des Tiefschlafs reguliert und der durch Schlaffaktoren vermittelt wird. Zwei wichtige Schlaffaktoren sind Botenstoffe des Immunsystems: der Tumor-Nekrose Faktor-(TNF) und das Interleukin-1 (IL-1). Diese sind für die Entstehung von Entzündungen von großer Bedeutung. TNF und IL-1 reichern sich im Verlauf des Tages in unserem Gehirn an, weil wir Informationen aufnehmen, unsere Synapsen feuern und dann Immunzellen des Gehirns TNF und IL-1 produzieren (KRUEGER et al. 2008).

Diese Anreicherung von Schlaffaktoren im Gehirn im Tagesverlauf macht uns müde, schläfrig und ruft schließlich den Tiefschlaf hervor. Wahrscheinlich führt jedoch jegliche Interaktion mit der Umwelt – ob wir nun lernen oder gerade Stress erleben, ob wir Nahrung aufnehmen oder gute Bakterien in uns arbeiten, ob wir

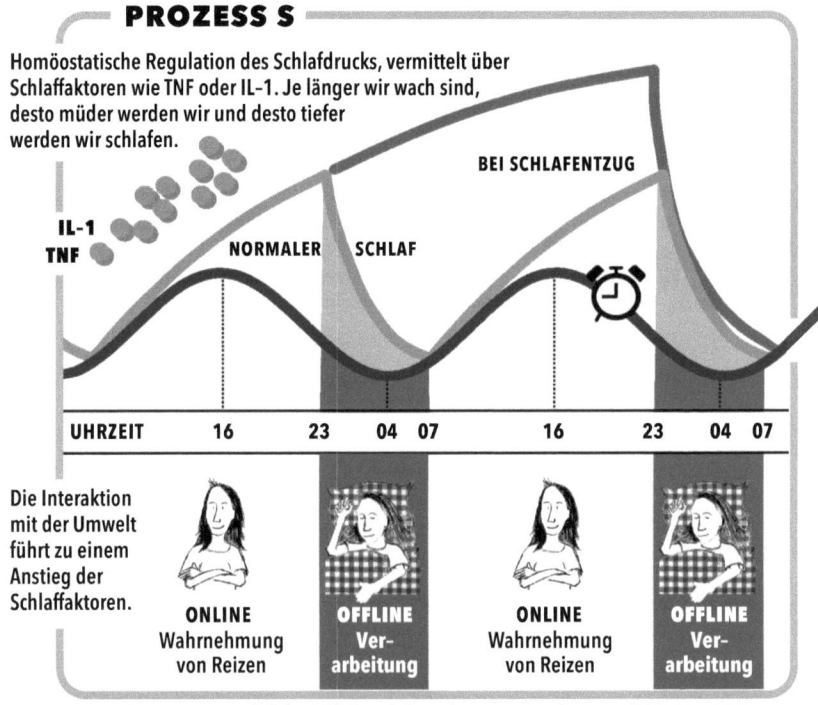

ABB. 2: 2-Prozessmodell der Schlafregulation mit Prozess S und Prozess C, (S. 176-177)

dem täglichen Angriff von Viren und Bakterien, die aber gar nicht krank machen, widerstehen – zu einem Anstieg von TNF und IL-1 nicht nur im Gehirn, sondern im ganzen Körper. Auf diese Weise könnten uns Umweltinteraktionen im Tagesverlauf müde und schläfrig machen. Ist schließlich ein Schwellenwert der Schlaffaktoren erreicht, sagt das Gehirn: Ich kann nicht mehr, ich will abschalten. Wir fallen in den Schlaf, in den Tiefschlaf und können nun all diese Umweltinteraktionen und -informationen verarbeiten (BESEDOVSKY et al. 2019).

Das ist die Idee, die hinter dem Begriff *Use-dependent-sleep* steckt. Je mehr ich erlebe, desto müder und schläfriger werde ich und desto tiefer werde ich schlafen. Im Tiefschlaf werden die Schlaffaktoren wieder abgebaut. Vielleicht einfach dadurch, dass wir nicht mehr mit der Umwelt interagieren. Im Gehirn wurde vor wenigen Jahren ein zusätzlicher aktiver Reinigungsprozess nachgewiesen. Im Tiefschlaf öffnen sich sogenannte Wasserkanäle, die ein Durchspülen des Gehirns und damit einen Abtransport von Stoffwechselprodukten ermöglichen (XIE et al. 2013). Solch ein Reinigungsprozess ist auch für den gesamten Körper vorstellbar. Wenn wir nicht schlafen, wenn wir keinen Tiefschlaf erleben, dann fehlt dieser entscheidende Schutz vor Entzündungen, und wenn wir das dauerhaft so machen, könnten wir einer anhaltenden Ent-

▶ PROZESS C

Circadiane Regulation der Wachheit, vermittelt über das aktivierende System (Noradrenalin, Serotonin, …) und den Wachschalter (Orexin). Bei Schlafentzug sind wir nachts um 4 Uhr am müdesten.

Im Schlaf fallen die Schlaffaktoren wieder ab.

Schlafentzug kann zu Entzündung führen.

ABB. 2: siehe S. 176 | Illustrationen Abb. 1 und 2: © Tanja Lange 1999.

zündung Vorschub leisten. Es kommt dann zu einer chronischen systemischen Entzündung im gesamten Körper, die wir sogar im Blut messen können (BESEDOVSKY et al. 2019). Prozess S interagiert mit einem zweiten Prozess der Schlafregulation, den ich weiter unten erläutern werde (Abb. 2).

SCHLAFMANGEL ALS RISIKOFAKTOR

SCHLAFMANGEL IST EINER VON VIELEN Risikofaktoren der modernen Welt, genauso wie schlechte Ernährung, Rauchen, Stress und ein sitzender Lebensstil. All dies kann eine systemische chronische Entzündung hervorrufen, die wir mit üblichen Laborparametern gar nicht so gut erfassen können, d. h. die gängigen Entzündungsmarker sind erhöht, aber noch innerhalb der Normalbereiche, und andere Werte wie TNF steigen an, Normalbereiche wurden jedoch noch nicht definiert. Wir wissen, dass diese unterschwellige Entzündung Erkrankungen der westliche Welt triggern kann: kardiovaskuläre Erkrankungen (z. B. Arteriosklerose), neurodegenerative Erkrankungen (z. B. Alzheimer Demenz), Stoffwechselerkrankungen (z. B. Insulinresistenz und Diabetes mellitus) und vielleicht sogar die Entstehung von Krebs (FURMAN et al. 2019). Guter Schlaf könnte also ein Puffer gegen die Entzündung sein, weil er uns von Umweltinteraktionen abschottet und wahrscheinlich bei der Beseitigung von Entzündungsmediatoren hilft (BESEDOVSKY et al. 2019).

UNSER IMMUNSYSTEM KÄMPFT an verschiedenen Fronten. Wie gezeigt, gewährt es unsere »innere Sicherheit«, d. h. es sorgt dafür, dass die Körpersysteme, das Gehirn, die Organe, einzelne Zellen nicht überfordert werden. Dass wir unser Verhalten ändern, unsere Interaktion mit der Umwelt abschalten, aus der Aktivität in den Schlaf gehen, wenn es zu viel wird. Dann wird die Entzündung wieder beseitigt. Aber unser Immunsystem kämpft ja auch gegen Bakterien und Viren und sorgt damit für unsere »äußere Sicherheit«. Krankheitserreger, die unseren Körper bedrohen, werden abgewehrt.

Dabei ist das Immunsystem unser siebter Sinn. Wir verfügen über die bekannten fünf klassischen Sinne zur Wahrnehmung der Umwelt, die *Exterozeption* – Sehen, Hören, Riechen, Schmecken, Fühlen –, und über unseren sechsten Sinn, die *Interozeption*, also die Wahrnehmung unserer Körperstellung, unserer Organe, ob wir Bauchschmerzen haben und uns übel ist usw.

Das *Immunsystem* ist dann der siebte Sinn, der eine Überforderung oder pathogene Krankheitserreger wahrnimmt und seine Wahrnehmung an das Gehirn meldet. So wie das jeder andere Sinn auch tut (KIPNIS 2018).

Nehmen wir das Beispiel einer Infektion. Wenn diese an das Gehirn gemeldet wird, zeigt sich ein Krankheitsverhalten, das ziemlich typisch abläuft (MILLER & RAISON 2016). Vermittelt wird das Krankheitsverhalten über TNF und IL-1, die vorhin genannten Schlaffaktoren, und deshalb sind wir bei einem Infekt auch müde und schläfrig. Zumindest im Tierversuch zeigte sich auch eine Zunahme von Tiefschlaf, beim Menschen fehlt dafür noch der endgültige Beweis. Sowohl beim Menschen als auch beim Tier sehen wir jedoch als Zeichen des Krankheitsverhaltens eine starke Unterdrückung des REM-Schlafes. Weitere Veränderungen des Krankheitsverhaltens sind, dass wir antriebslos und appetitlos sind und eigentlich auch nicht mehr sozial interagieren wollen. Wir fühlen uns schlecht, die Stimmung ist gedrückt und vielleicht haben wir auch Angst. All diese Veränderungen machen sehr viel Sinn. Dadurch, dass wir uns zurückziehen, nach innen kehren, wird Energie eingespart, dadurch, dass wir mehr Tiefschlaf haben, können bestimmte Aspekte der Immunabwehr

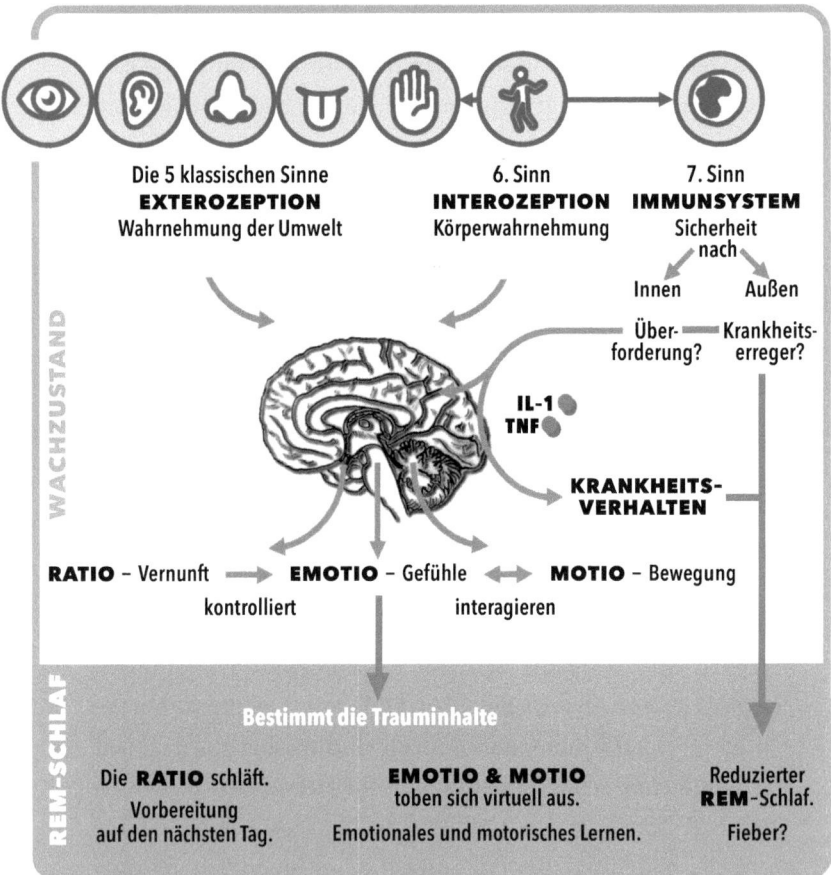

ABB. 3: Die 7 Sinne, Ratio, Emotio und Motio, sowie Veränderungen im REM-Schlaf

wie die immunologische Gedächtnisbildung unterstützt werden. Zusammengefasst, schützt uns also der Tiefschlaf vor der Entzündung durch Umweltreize, d. h. das innere Gleichgewicht, die Homöostase wird wiederhergestellt. Und wenn uns ein Infekt erwischt hat, dann hilft uns der Tiefschlaf bei der Immunabwehr, um so den Infekt besser zu überstehen und eine langfristige Erinnerung daran zu behalten (BESEDOVSKY et al. 2019; Abbildungen 1 und 3).

DER REM-SCHLAF

ANDERS ALS DER TIEFSCHLAF WIRD DER REM-Schlaf bei einer Infektion unterdrückt. Warum ist das so? Als Erklärung wird im Großen und Ganzen vermutet: Der REM-Schlaf ist nicht vereinbar mit der Regulation unserer Körpertemperatur. Im REM-Schlaf haben wir keine Thermoregulation, wir sind in dieser Phase quasi Wechselblüter, so wie Echsen, d. h. wir können uns nicht vor Kälte schützen und können auch kein Fieber generieren. Fieber ist aber gut für die Immunabwehr, das brauchen wir, das braucht unser Immunsystem, denn es kann dann Bakterien und Viren besser bekämpfen. Vermutlich unterdrückt daher der Körper im Rahmen einer Infektion den REM-Schlaf, damit Fieber entstehen kann. Wenn ich dann Fieber habe, würde ich im REM-Schlaf Gefahr laufen zu überhitzen und das gilt es auf jeden Fall zu vermeiden. Also verzichtet unser Organismus in diesem Fall auf den REM-Schlaf (IMERI & OPP 2009).

Doch was bedeutet das im Umkehrschluss: Welche Rolle spielt der REM-Schlaf in der Immunabwehr? Hat er eine Bedeutung oder ist der total unwichtig, so dass auf ihn verzichtet werden kann? Diese Frage lässt sich moment nicht beantworten, vielleicht aber in zehn Jahren (siehe Abb. 3).

DER 2. PROZESS
DER SCHLAFREGULATION

WENN KEINE INFEKTION VORLIEGT, dann wird unser Schlaf nicht nur durch die Schlaffaktoren reguliert (siehe oben, homöostatischer Prozess S), sondern auch durch unsere innere Uhr, den circadianen Rhythmus, gesteuert. Dieser 2. Prozess der Schlafregulation wird Prozess C genannt, die rhythmische Regulation unserer Wachheit im 24-Stundenverlauf. Prozess C beruht unter anderem auf einem aktivierenden System mit den Neurotransmittern Noradrenalin, Dopamin, Serotonin – alles, was uns aufregt, anregt, erregt, macht uns wach und lässt uns nicht schlafen. Prozess C steigt zunächst parallel zum Prozess S an und wirkt dabei dem Schlafdruck entgegen. So kommen wir ganz gut über den Tag, unsere Wachheit bleibt erhalten. Gegen Abend sinkt Prozess C dann ab, der Schlafdruck setzt sich durch und dann kippt der Wachschalter, der über Orexin vermittelt wird. Wenn das Orexinsignal wegfällt, können wir einschlafen. Zunächst kommt der Tiefschlaf und dann über eine komplizierte Regulation im Hirnstamm mit REM-on-Zellen und REM-off-Zellen der REM-Schlaf.

Bei einer Infektion fallen nicht nur Schlaffaktoren an, auch das Orexin ist heruntergeregelt, und so öffnet sich das Fenster zum Schlaf. Gleichzeitig habe ich bei einer Infektion jedoch auch eine Hochregulierung von Noradrenalin und Serotonin, denn eine solche Infektion ist ja eine gefährliche Situation, die kann uns umbringen, und das signalisiert das Immunsystem an unser Gehirn. Deshalb sind wir aufmerksamer, wir haben neben der Schläfrigkeit auch eine Aktivierung, der Schlaf ist eher fragmentiert, zerstückelt, wir wachen immer wieder auf und prüfen: Ist alles in Ordnung? Auf diese Weise wird wohl auch der REM-Schlaf unterdrückt. Obwohl das mangelnde Orexin eigentlich sagt: »REM-Schlaf, du darfst kommen«, lassen die hohe Konzentration von wachmachenden, aktivierenden Botenstoffen den REM-Schlaf nicht zu.

Was bedeutet das alles für das Immunsystem? Wir wissen es nicht, wir wissen es zumindest heute noch nicht (IMERI & OPP 2009; siehe Abbildung 2).

TRÄUME

WIR TRÄUMEN IN ALLEN SCHLAFPHASEN, also auch im Schlafstadium 2, im Tiefschlaf. Aber am häufigsten, am intensivsten und bizzarsten im REM-Schlaf. Wie schon erwähnt, können dabei alle Sinne betroffen sein. Häufig hören wir etwas oder sehen etwas im Traum, ich hatte sogar einmal einen Riechalbtraum. Wir können alle in uns hineinhorchen, welche Gefühle oder Sinneswahrnehmungen wir schon selbst bei uns im Traum wahrgenommen haben.

Häufige Themen sind das Fallen, das Weglaufen, das Scheitern und natürlich der Sex. Bisher hatte die Neurowissenschaft hier ein gewisses Problem, an die Trauminhalte zu kommen: Erst einmal muss sich ein Proband an die Träume erinnern, dann erzählt er sie und der Forscher schreibt sie auf und muss sie irgendwie auswerten. Das alles ist ziemlich aufwendig und sicher kein genaues Abbild der Träume. Aber vielleicht gibt es inzwischen auch andere Wege, das Unsichtbare sichtbar zu machen. Man kann wohl mit funktioneller Bildgebung, der funktionellen Magnetresonanztomographie (fMRT), die Bilder, die im REM-Schlaf entstehen, entschlüsseln und darstellen. Über *mashine-learning* werten Computer fMRT-Daten aus, z. B. wenn ein Proband im Wachzustand ein Auto sieht. Diese Muster im fMRT werden über eine Fülle von dargebotenen Abbildern ausgewertet und gelernt, schließlich kann der Computer nur anhand der fMRT-Daten sagen, welches Abbild gerade gesehen wurde. Mit diesem Wissen kann man dann fMRT-Daten im Traumschlaf analysieren und entschlüsseln, was der Proband in seinen Träumen gerade sieht. Diese generierten Bilder sind sehr eindrucksvoll und für Interessierte im Internet zu finden. Vielleicht ist dieses sehr aufwendige Verfahren die Zukunft, der Blick in unser Gehirn im Schlaf (HORIKAWA et al. 2013).

R(ATIO)-E(MOTIO)-M(OTIO)

WELCHE AUSWIRKUNGEN HABEN NUN REM-Schlaf und Träume auf das Immunsystem, gibt es hier überhaupt eine Verbindung? Dies ist ein sehr komplexes Thema, noch sind die Daten relativ vage. Im Folgenden möchte ich anhand der Überbegriffe *R – Ratio, E – Emotio, M – Motio* darlegen, warum Menschen, die ein hohes Level an eudaimonischem Wohlbefinden haben, die also viel Selbstwirksamkeit, Sinnhaftigkeit und persönliche Weiterentwicklung im Leben erfahren, auch eine lange REM-Schlaf-Dauer haben sowie geringe Level an Stresshormonen und Entzündungsmediatoren (RYFF et al. 2004).

DIE RATIO (DIE VERNUNFT)

DIE RATIO HAT IHREN SITZ IN UNSEREM präfrontalen Cortex, im Frontalhirn, in der Stirnhirnrinde. Diese empfängt alle sensorischen Signale und filtert sie. Der präfrontale Cortex wird deshalb auch als »das Immunsystem des Gehirns« bezeichnet.

Er reguliert Emotionen, wägt Vor- und Nachteile ab, entscheidet, plant und schützt uns auf diese Weise vor voreiligem Handeln. Wenn wir z. B. in brenzlige Situationen kommen, wenn der Chef uns ärgert, unsere Stresslevel steigen und wir eigentlich sagen möchten: »Ich kündige« – dann ist es unser Frontalhirn, das sagt: »Jetzt beruhige dich und denk noch mal nach.« Es ist sozusagen unser Supervisor, der die ganze Zeit aktiv ist. Hier sitzen unsere Vernunft, unser Verstand, unsere Moral.

Wir wissen auch, wie es sich anfühlt, wenn der präfrontale Cortex in seiner Funktion als Kontrollinstanz nachlässt. Wenn wir eine Flasche Wein getrunken haben und sich alles ein bisschen leichter und enthemmter anfühlt, dann ist der präfrontale Cortex oder sind Teile davon deaktiviert. Ähnliches passiert im REM-Schlaf und wahrscheinlich macht uns das kreativ. Wenn die Kontrollinstanz einfach einmal schläft, können wir alles in einem anderen Kontext, aus einer anderen Perspektive sehen. Wir können anderes zulassen, divergent, also weitschweifend denken. Es gibt jedoch auch Hinweise darauf, dass der Tiefschlaf für die Kreativität und die kreative Problemlösung ebenso wichtig ist. Und wahrscheinlich ist das Wechselspiel zwischen Tiefschlaf und REM-Schlaf dafür verantwortlich, dass uns im Schlaf neue Ideen und neue Lösungsmöglichkeiten erreichen (LEWIS et al. 2018). Es gibt hier die Anekdote, dass HERGÉ, der Erfinder von »Tintin«, seine weltberühmte Comicfigur erträumt hätte, genauso wie auch PAUL MCCARTNEY die Melodie zu »Yesterday«.

Wenn wir nicht schlafen – also Schlafmangel haben – funktioniert auch unser präfrontaler Cortex am nächsten Tag nicht mehr so gut. Ich denke, dieses Gefühl kennen wir alle: ein bisschen wie betrunken, das Denken ist chaotischer, weitschweifiger … Vermutlich braucht der präfrontale Cortex seinen Schlaf, um am darauffolgenden Tag eine gute Kontrolle ausüben zu können.

Wie ist das nun bei einem Klartraum? Es gibt das Phänomen

der Klarträume, der luziden Träume. Menschen, die dazu in der Lage sind und es trainiert haben, können während des REM-Schlafs ihren präfrontalen Cortex – oder Teile davon – im Traum wieder einschalten. Auf diese Weise kommt erneut ein bisschen Vernunft ins Spiel; man weiß dann, dass man träumt, und kann so seine Träume steuern. Wenn man sich fragt: »Das ist jetzt bizarr, das muss ein Traum sein«, dann antwortet der aufgeweckte präfrontale Cortex: »Ich habe wieder Kontrolle, ich kann steuern, was da kommt.« (MUTZ & JAVADI 2017)

Welche Zusammenhänge gibt es zwischen der Ratio, dem Immunsystem und dem Krankheitsverhalten? Wenn man ein Experiment macht und bei gesunden Probanden ein Krankheitsverhalten induziert, indem man z. B. eine Typhus-Impfung verabreicht, bekommen die Geimpften Fieber, und die oben genannten Schlaffaktoren machen sie müde und schläfrig. Wenn die Probanden dann ins fMRT gelegt werden, kann man erkennen, dass ein bestimmtes Hirnareal, die *Insula,* aktiviert ist (HARRISON et al. 2015). Die *Insula* ist der Bereich für die Interozeption, d. h. der Blick geht nach innen. Diese vermehrte Aktivität unseres sechsten Sinns ist ausgesprochen »sinn«-voll. Dem Kranken ist vielleicht übel, er hat Schmerzen, er muss wissen, wie es seinem Körper geht, und er schottet sich gleichzeitig von der Umwelt ab, d. h. die anderen fünf klassischen Sinne werden wahrscheinlich heruntergefahren. Die Interozeption – also unser sechster Sinn – schickt die Information wie alle anderen Sinnesinformationen an den präfrontalen Cortex. Unklar ist derzeit jedoch, ob bei einer Infektion der präfrontale Cortex eher aktiviert oder deaktiviert wird und wie dieses Zusammenspiel sich bei unterdrücktem REM-Schlaf verändert.

Zusammenfassend kann man zur Ratio Folgendes festhalten: Teile des Stirnhirns schalten sich im REM-Schlaf ab; dadurch sind wir vermutlich kreativer. Wenn wir Schlafentzug haben, funktioniert das Stirnhirn am nächsten Tag anscheinend nicht mehr so gut. Im Klartraum können wir den präfrontalen Cortex wecken. Ob der präfrontale Cortex auch bei einer Immunaktivierung vermehrt kontrolliert und wie das mit dem REM-Schlaf zusammenhängt, sind noch offene Fragen (siehe Abb. 3).

DIE EMOTIO (DIE GEFÜHLE)

DIE EMOTIO HAT IHREN SITZ im limbischen System, dem *Gyrus cinguli*, dem *Hippocampus*, der *Amygdala* (dem Mandelkern) usw. Wenn der präfrontale Cortex, der unsere Emotionen stark reguliert, im REM-Schlaf deaktiviert ist, dann wird im Gegenzug das limbische System im REM-Schlaf aktiviert; d. h., alle Emotionen dürfen raus (MUTZ & JAVADI 2017).

Normalerweise werden im Wachzustand unsere Gefühle durch unsere Sinne – die fünf klassischen Sinne und die Interozeption – bestimmt. Alles das – was wir sehen, was wir hören, was wir riechen, was wir fühlen – beeinflusst unsere Stimmung (DAMASIO & CARVALHO 2013).

Im Traum scheint es genau andersherum zu sein: Das vorherrschende Grundgefühl beim Einschlafen bestimmt hier die Sinneseindrücke und damit den Trauminhalt – ich gehe vielleicht mit einer gewissen Ängstlichkeit schlafen und so wird mein Gehirn eher negative Trauminhalte generieren (SIKKA et al. 2018). Die Enthemmung aufgrund der schlafenden Ratio betrifft auch unsere Libido. Es kommt im REM-Schlaf regelhaft zur sexuellen Erregung, Penis und Klitoris schwellen an. Diese Tatsache kann man im Schlaflabor nutzen, um eine erektile Dysfunktion abzuklären. Wenn es im REM-Schlaf mit einer Erektion klappt, im richtigen Leben aber nicht, dann hat die Fehlfunktion eher eine psychische Ursache.

Der REM-Schlaf ist zudem wichtig für unser emotionales Gedächtnis und somit für unsere emotionale Regulation. Das, was ich tagsüber erlebt habe, hat eine inhaltliche und eine emotionale Komponente. Im REM-Schlaf werden diese Aspekte noch mal neu und getrennt bewertet, wobei die emotionale Komponente freien Lauf hat. Im Idealfall können belastende Gedächtnisinhalte so ihren Schrecken verlieren: Im Traum können die ausgelebten und neu bewerteten emotionalen Tönungen immer schwächer werden, und nach mehreren REM-Schlafperioden bleiben schließlich nur noch die neutralen Gedächtnisinhalte im Langzeitspeicher (VAN DER HELM & WALKER 2011). Emotional stabilisiert können wir dann am nächsten Tag auch wieder besser emotional reagieren. Fehlt der REM-Schlaf, dann klappt das nicht so gut. Auch das kennen wir alle: Ohne Schlaf spielt unser Gefühlsleben schnell verrückt. Dass die Emotionen hochkochen, wenn der Verstand im REM-Schlaf ausgeschaltet ist, erklärt vielleicht auch unsere bizarren, gefühlsintensiven Träume.

Der Idealfall einer emotionalen Regulierung im REM-Schlaf tritt leider nicht immer ein. Eine sehr belastende Situation, ein Trauma kann auch zu überschießenden Emotionen im REM-Schlaf, zu wiederholten Albträumen und vielleicht sogar zu einer verstärkten Langzeitspeicherung der traumatischen Inhalte führen. Man vermutet hier, dass die Schlaflosigkeit nach einem Trauma ein sinnvoller Schutz vor solch einer fehlenden emotionalen Regulation im REM-Schlaf ist (PORCHERET et al. 2015). Der Klartraum als Zwischenzustand, als Bewusstsein des Träumens, könnte hier therapeutisch genutzt werden, um Albträume zu beeinflussen, zu steuern und so überschießende Emotionen im Traum zu regulieren.

Welche Rolle spielen Emotionen bei der Immunabwehr und dem Krankheitsverhalten? Wenn wir krank sind, haben wir eine verstärkte Interozeption, wir sorgen uns um unseren Körper (HARRISON et al. 2015). Uns ist übel, alles tut weh, und entsprechend sind die Gefühle negativ. Wir haben Angst, wir fühlen uns verletzlich und sind besorgt, dass uns etwas passiert. Das erhöht unsere Aufmerksamkeit. Wir werden misstrauischer, vorsichtiger, … wollen jetzt nicht unbedingt auf eine Cocktail-Party gehen. Wir ziehen uns zurück, gehen auf Distanz und suchen vertraute Personen, die uns versorgen und schützen (MILLER & RAISON 2016). Kinder klammern sich nun an ihre Bezugsperson, wollen kuscheln und suchen eine stärkere Bindung.

Die Immunaktivierung hat also ganz klare Effekte auf unsere Emotionen. Es gibt aber auch den umgekehrten Weg: dass die Emotionen unser Immunsystem beeinflussen (D'ACQUISTO 2017). Man weiß schon recht lange, dass akuter Stress – also eine richtige Flucht- oder Kampfsituation oder eine Schreckstarre – zu einer akuten Alarmierung des Immunsystems mit einer Entzündungsreaktion führt. Dies erfolgt hauptsächlich über das sympathische Nervensystem. Recht eindrucksvoll, und auch schon sehr lange bekannt, ist dabei die adrenerge Leukozytose, die über Adrenalin, einen Botenstoff des sympathischen Nervensystems, vermittelt ist. Es geht hier um den Zusammenhang zwischen Stress, Adrenalinanstieg und der erhöhten Anzahl bestimmter Leukozyten, vor allem der natürlichen Killerzellen, der NK-Zellen (BENSCHOP et al. 1996). So hatten Patienten, die vor einer Operation emotional stark belastet waren, viel mehr Leukozyten als Patienten, die emotional weniger stark betroffen waren. Was mich besonders fasziniert, ist, dass auch andere Emotionen, also Wut und Eifersucht, aber auch Freude in der Akutsituation nach dem gleichen Muster funktionieren. Alles, was anregt, aufregt, erregt, seien es negative oder positive Gefühle, erhöht das Adrenalin und mit ihm steigen auch die NK-Zellen im Blut an. Dies ist auch beim Sex zu beobachten. Hier kommt es zu einem abrupten Anstieg von Adrenalin und NK-Zellen im Blut.

Wenn jetzt im REM-Schlaf unsere Emotionen und unsere sexuelle Erregung so hochkochen, reagiert dann auch unser Immunsystem? Erstaunlicherweise scheint dies nicht der Fall zu sein, mehr dazu später (siehe Abb. 4, S. 190–191).

Wenn wir von den Zusammenhängen zwischen Immunsystem, REM-Schlaf und Träumen reden, frage ich mich: Was ist eigentlich mit dem Fiebertraum? Der ist seltsamerweise überhaupt nicht erforscht. Bei der Infektion ist der REM-Schlaf unterdrückt,

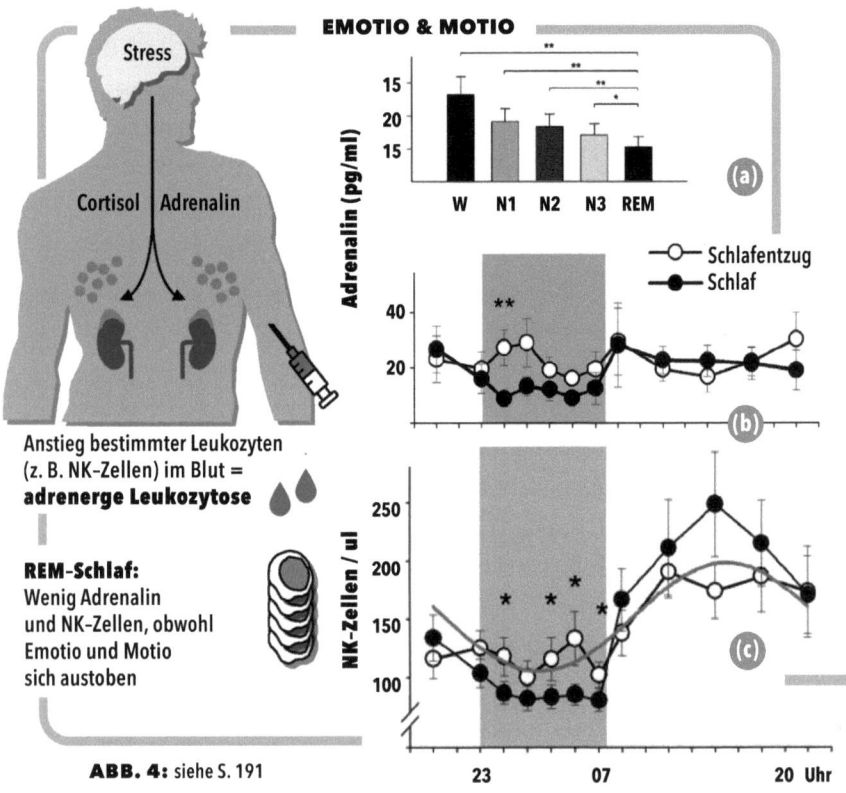

ABB. 4: siehe S. 191

doch wann habe ich dann diese besonders bizarren Fieberträume? Was passiert da? Träume ich dann im Schlafstadium 2 oder im Tiefschlaf mehr? Wir haben eigentlich die Modelle zur Verfügung, wir könnten bei Probanden eine Infektion nachahmen, mit Bakterienbestandteilen oder Impfungen, und dann den Schlaf und das Traumerleben erfassen. Doch das ist bisher nicht geschehen. Wir wissen nur, dass Patienten bizarre Träume beschreiben, wenn sie einen fieberhaften Infekt haben.

Es gibt jedoch einen anderen interessanten Zusammenhang zwischen dem Immunsystem und dem REM-Schlaf, der bei der Depression von Bedeutung sein könnte. Während es wohl kein Zuviel an Tiefschlaf gibt, kann ein Mensch zu viel REM-Schlaf haben. Bei der Depression ist das der Fall; hier zeigen die Patienten zu viel REM-Schlaf und der REM-Schlaf kommt verfrüht, bereits direkt nach dem Einschlafen, ohne dass vorher eine Tiefschlafphase durchlaufen wurde. Erklärt wird dieses Phänomen, das *sleep-onset-REM* heißt, mit dem Fehlen der aktivierenden, wachmachenden Botenstoffe wie Serotonin, die den REM-Schlaf normalerweise im Rahmen des Prozesses C unterdrücken und die sonst erst später in der Nacht ihren Tiefpunkt erreichen.

SALUTOGENESE:
positive Energie,
gesunder Lebensstil

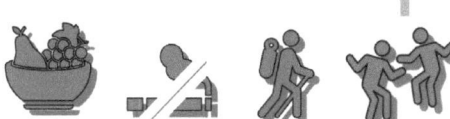

EUDAIMONISCHES WOHLBEFINDEN:
genug REM-Schlaf, entspannte Stressachsen, wenig Entzündung,
gutes Leben (fein abgestimmte, funktionierende Kopplung
zwischen Stressachsen und Immunsystem).

ABB. 4: Die adrenerge Leukozytose und Veränderungen im (REM)-Schlaf | Originaldaten in Anlehnung an (a) RASCH et al. J Psychoneuroendocrinology 2007, 32(8-10) 884-91, (b) DIMITROV et al. Brain Behav Immun 2015, 47:201-10, (c) DIMITROV et al. Sleep 2007, 30(4):401-11

Wahrscheinlich spielt diese REM-Schlafenthemmung auch in der Pathophysiologie der Depression eine Rolle. Denn durch Schlafentzug, vor allem durch REM-Schlaf-Entzug, kann man die Depression akut behandeln, ein Teil der Patienten fühlt sich dann am nächsten Morgen sehr viel besser.

Statt REM-Schlaf-Entzug kann man auch einfach das Immunsystem aktivieren, in dem man eine Infektion – z. B. durch das Spritzen von Bakterienbestandteilen – nachahmt. Der REM-Schlaf wird unterdrückt und die Stimmung der depressiven Patienten wird besser (BAUER et al. 1995). Diese nicht ungefährliche Art der Therapie hat man in früheren Zeiten eingesetzt, depressive Patienten wurden bewusst mit Tuberkulose-Erregern infiziert. Wissenschaftliche Untersuchungen hierzu sind bisher noch nicht festgehalten, aktuell werden jedoch immunologische Aspekte der Depression immer mehr untersucht (MILLER & RAISON 2016).

Zusammenfassend kann man für die Emotio sagen: Das limbische System wird im REM-Schlaf aktiv. Gefühle und sexuelle Erregung haben freien Lauf, die Grundstimmung beim Einschlafen bestimmt die Trauminhalte, die emotionale Regulation und Gedächtnisbildung wird unterstützt und im Idealfall werden wir dadurch emotional stabilisiert.

Im Wachzustand aktivieren Emotionen das Immunsystem, im REM-Schlaf jedoch nicht. Der oft emotionale Fiebertraum ist untererforscht und bei einer Depression haben Patienten zu viel REM-Schlaf, der durch eine akute Immunaktivierung therapeutisch unterdrückt werden kann.

DIE MOTIO (DIE BEWEGUNG)

EMOTIO UND MOTIO SIND ENG MITEINANDER verknüpft, schon vom Begriff her: Emotionen bewegen mich und sie drücken sich in Bewegungen aus. Denken wir an Ausdrücke wie: »Ich hüpfe vor Freude«, »Ich zittere vor Angst«, »Ich sacke vor Trauer zusammen« etc. Deshalb sind nicht nur, wie oben erwähnt, die Emotio, sondern auch die Motio, die Motorik, die Bewegungen, unser motorischer Cortex, im REM-Schlaf stark aktiviert (MUTZ & JAVADI 2017).

Es ist unklar, ob wir diese vermehrte motorische Aktivität an den schnellen Augenbewegungen der Probanden während des REM-Schlafes erkennen können. Wenn wir uns im Wachzustand bewegen, scannen wir permanent unsere Umgebung mit schnellen Augenbewegungen. Ähnliches könnte auch im REM-Schlaf passieren, aber vielleicht sind hier die Augenbewegungen auch von visuellen Trauminhalten unabhängig. Der Rest des Körpers ist im REM-Schlaf jedoch komplett gelähmt, in seiner Bewegung vollkommen abgeschaltet.

Was für ein genialer Schachzug der Natur! Denn auf diese Weise können wir unsere Emotionen und Bewegungen ausleben, ohne dabei unseren Bettnachbarn zu schlagen oder zu treten. Wie kompromittierend wäre es, wenn wir unsere Sex-Träume in Bewegungen ausleben würden. Unsere Motorik ist bis auf die Augenbewegungen also im virtuellen Modus, sie tobt sich im Gehirn, aber nicht mit den Muskeln aus. Eindrucksvoll ist diese Schlafparalyse bei Patienten mit Narkolepsie, der »Schlafkrankheit«, zu beobachten. Sie fallen plötzlich auf den Boden, da sie aufgrund eines Orexinmangels unvermittelt in den REM-Schlaf und in die damit damit verbundene Muskellähmung gehen. Emotionen können Auslöser solcher Attacken sein und die REM-Phasen sind dann auch oft durch Albträume gekennzeichnet.

Wahrscheinlich brauchen wir den virtuellen Motorikmodus im REM-Schlaf auch, um normale Bewegungsabläufe, also körperliche Fertigkeiten, unabhängig von Emotionen einzustudieren. Es gibt schon lange Hinweise darauf, dass der REM-Schlaf beim motorischen Lernen hilft (FOGEL et al. 2015).

Klarträumer zeigen, dass man durch bewusste Manipulation seiner Träume auch seine Bewegungsabläufe steuern und z. B. fliegen kann. Dahinschweben, sich in der Luft ohne Angst austoben – wer es schon mal geschafft hat, weiß, wie glücklich man dann ist. Es gibt einen deutschen Psychologie-Professor, Prof. THOLEY, der den Klartraum für motorisches Lernen genutzt hat und im Klartraum – im REM-Schlaf – die abgefahrensten Sportarten gelernt hat. Denn hier tat ein Sturz nie weh! (STUMBRYS et al. 2016)

Kommen wir zurück zum Immunsystem. Wie oben erwähnt aktivieren Emotionen und Sex den Sympathikus, es kommt zu einer Adrenalin-Ausschüttung, zur adrenergen Leukozytose und zum Anstieg der NK-Zellen (BENSCHOP et al. 1996; siehe Abb. 4). All dies geschieht auch bei körperlicher Aktivität. Bereits wenn wir aufstehen, tagsüber aktiv sind, wenn wir Treppen steigen oder uns sportlich betätigen. Zur adrenergen Leukozytose habe ich übrigens einen Science Slam gehalten. Interessierte finden ihn auf YouTube (https://www.youtube.com/watch?v=_rzu8W1VKZQ). Das war damals mein persönliches Stressexperiment.

DIE AKTIVIERUNG DES IMMUNSYSTEMS bei psychischem oder physischem Stress und bei akuten Herausforderungen ist eigentlich etwas Gutes, etwas sehr Sinnvolles. Wenn wir in der Evolution zurückblicken und uns einstige Stress-Situationen von der Art »Der Löwe jagt mich« vorstellen, wissen wir, dass es – aufgrund der hohen Verletzungsgefahr – sinnvoll war, auch das Immunsystem sofort mit zu mobilisieren. Sollte es zu einer Bisswunde kommen, wären ebenfalls die Leukozyten vor Ort und könnten umgehend tätig werden. Gleichzeitig üben die Stressachsen – also der Sympathikus über die Ausschüttung von Adrenalin und Noradrenalin und die Hypothalamus-Hypophysen-Nebennierenrinden-Achse über die Ausschüttung von Cortisol – auch eine entzündungshemmende Wirkung aus. Zum Teil wirkt diese etwas verzögert, zum Teil eher systemisch als lokal, aber die Idee ist, dass die Stressachsen am Ort des Geschehens, z. B. der Bisswunde, die Immunabwehr anfeuern und gleichzeitig in Raum und Zeit eindämmen, damit es nicht zu einer überschießenden Reaktion kommt.

In der modernen Welt assoziieren wir Stress eher mit dem Gegenteil, weil wir meist ja von chronischem Stress reden. Bei chronischem Stress scheint das feinabgestimmte Zusammenspiel zwischen Stressachsen und Immunsystem fehlgeleitet zu werden und in einen Teufelskreis der Entzündung zu münden. Da die Stressachsen dauerhaft feuern, wird die Entzündung immer wieder angefacht. Gleichzeitig scheint aber die eindämmende, entzündungshemmende Wirkung zu versagen. Es kommt zu einer chronischen systemischen Entzündung, die bereits oben im Zusammenhang mit Schlafentzug erwähnt wurde (MILLER & RAISON 2016).

Wie ist das Zusammenspiel der Stressachsen mit dem Immunsystem im REM-Schlaf? Wir erleben, wie schon ausgeführt, in dieser Schlafphase Emotionen, sexuelle Erregung, unser motorischer Cortex kann sich austoben – aber trotz all dieser Aktivität produziert unser Körper kein Adrenalin.

Vergleichen wir während des gesamten 24-stündigen Tagesablaufs die Noradrenalin- und Adrenalin-Werte im Blut – z. B. wenn wir uns hinlegen, wenn wir zur Ruhe kommen –, so zeigen sich die allerniedrigsten Werte während des REM-Schlafes. Genau dasselbe lässt sich auch in der Zahl der NK-Zellen verfolgen. Bei niedrigen Adrenalinwerten ruhen diese an der Gefäßwand und lassen sich in keiner Form mobilisieren (siehe Abb. 4 a–c).

Auch Cortisol erreicht sein 24-Stunden-Minimum im Schlaf. Es wird durch Tiefschlaf aktiv unterdrückt. Ansonsten wird es hauptsächlich *circadian* – also durch unsere innere Uhr – reguliert. Gegen Morgen, in den REM-Schlaf-Phasen, zeigt sich ein circadianer Anstieg des Cortisols. Das bedeutet aber nicht, dass der REM-Schlaf Cortisol-Ausschüttungen fördert. Es ist eher umgekehrt: Menschen mit viel REM-Schlaf haben einen insgesamt niedrigeren Cortisol-Spiegel.

Nochmals kurz zusammengefasst: Im REM-Schlaf zeigen sich zwar schnelle Augenbewegungen, ansonsten aber eine motorische Lähmung. Wir befinden uns im virtuellen Bewegungsmodus. Im Klartraum können wir durch bewusste Steuerung des Traums motorische Abläufe einüben und vielleicht sogar die motorische Gedächtnisbildung fördern. Körperliche Bewegungen aktivieren normalerweise das Immunsystem – aber eben nicht im REM-Schlaf. Hier ist der Sympathikus quasi ausgeschaltet und so kann das Immunsystem nicht mobilisiert werden.

R-E-M ZUSAMMENGEFASST

MEINE HYPOTHESE WÄRE: Im REM-Schlaf schläft die Ratio, um sich für den nächsten Tag zu wappnen, während die Emotio und die Motio sich im virtuellen Modus austoben, lernen, neue Wege suchen, sich festigen und sich stabilisieren. Auch die Stressachsen - und damit unser Immunsystem - können sich in dieser Zeit erholen, sie werden nicht von Emotio und Motio aktiviert, sie dürfen schlafen und sich so auf den nächsten Tag vorbereiten. Bei einem Infekt muss das Immunsystem jedoch im Tiefschlaf gefördert werden, die Abwehr muss gestärkt werden. Auf den REM-Schlaf wird in solch einer Situation eher verzichtet.

WIR WISSEN, WIE WIR UNS FÜHLEN, wenn uns der Schlaf fehlt. Wir sind müde, gereizt, gestresst. Und wahrscheinlich zeigt sich in unserem Körper eine leichte Entzündung. Durch REM-Schlafmangel ist die Ratio dahin, wir sind affektinkontinent, wir können unsere Gefühle nicht mehr gut regulieren und motorisch sind wir auch nicht mehr die Geschicktesten. Unsere Stressachsen und unser Immunsystem konnten sich nicht erholen, und das erklärt vielleicht, wie der Entzündung Vorschub geleistet wurde. Eine ausgewogene Balance zwischen Ratio und Emotio durch REM-Schlaf könnte den oben genannten Zusammenhang zwischen REM-Schlaf und eudaimonischem Wohlbefinden erklären. Ausgewogene, gut regulierte Stressachsen mit insgesamt wenig Cortisol und ein gut kontrolliertes Immunsystem mit wenig Entzündungszeichen passen auch in dieses Bild (RYFF et al. 2004; siehe Abb. 4).

Wir sollten daher den Schlaf und auch den REM-Schlaf in der zweiten Nachthälfte, der oft durch den klingelnden Wecker verkürzt wird, als Chance begreifen, wir sollten ihm Priorität zugestehen. Er könnte unser eudaimonisches Wohlbefinden und unsere Gesundheit auf einfache, natürliche Weise verbessern. Die meisten Menschen tun das allerdings nicht. Wer traut sich schon, zu anderen zu sagen: Nein, dies und jenes kann ich nicht tun, da muss ich schlafen, ich muss ausschlafen, ich brauche meinen Schlaf.

Ich sehe jedoch auch die Gefahr der überschießenden Selbstoptimierung. Zum Teil wird Schlaf schon als karrierefördernder Zustand gesehen, wir müssen alle bestens schlafen, damit wir Erfolg haben. Solch eine Einstellung macht erneut wieder Stress, der Gift für guten Schlaf ist. Man bemüht sich um medikamentöse und technische Hilfen für einen optimierten Schlaf, dabei gibt es so viele gute, alte Weisheiten, Oma-Weisheiten, die uns auf einfache, harmlose Weise in den guten Schlaf fallen lassen: warme Füße, ein kühler, dunkler Schlafraum, Licht am Morgen, Dunkelheit am Abend, keine technischen Geräte, die helles Licht ausstrahlen, vor dem Einschlafen Sauerkirschsaft, Entspannungstechniken, Sport am Tag, Achtsamkeit, Humor und natürlich die soziale Bindung.

All dies wird übrigens unseren armen Patienten im Krankenhaus meist genommen, der Schlaf wird z. T. systematisch zerstört. Ich habe mit Kollegen dazu einen Übersichtsartikel verfasst, der Anregungen gibt, wie man dem entgegenwirken könnte (TAN et al. 2019).

Wenn eine manifeste Schlafstörung vorliegt, die mit den Hausmitteln nicht zu therapieren ist, ist der *Goldstandard* inzwischen die kognitive Verhaltenstherapie. Sie beinhaltet nachvollziehbare Empfehlungen zur Veränderung der eigenen Gedanken, ihrer emotionalen Bewertung und der eigenen Verhaltensweisen, die den Schlaf deutlich verbessern können und jedem Menschen zur Verfügung gestellt werden sollten (ELLIS et al. 2015). Insgesamt würde ich mir eine größere Verfügbarkeit an Informationen zu Maßnahmen der positive Psychologie, des gesunden Lebensstils und damit der Salutogenese wünschen, da dies unser eigenes Leben und unser Zusammenleben so viel schöner machen könnte.

ULRICH KROPIUNIGG

KLATSCHEN
MIT EINER HAND

PSYCHONEUROIMMUNOLOGIE
JENSEITS DER BASICS

DAS INTERESSE AN DER VERSCHRÄNKUNG psychosozialer und biologischer Prozesse begleitete die Wissenschaften schon immer. Psychoneuroimmunologie (PNI) taucht als Begriff und Forschungsprogramm allerdings erst in den 1970er Jahren auf. Nachträglich lassen sich ihm vor allem aus dem 20. Jahrhundert viele Thesen und Studien zuordnen. Nach einer anfänglich von Psychologie, Medizin und Biowissenschaften getragenen Euphorie herrscht mittlerweile – trotz beeindruckender molekularbiologischer Erkenntnisse – ein relativer Stillstand. Dafür sind im Wesentlichen zwei Gründe zu nennen: ein alles beherrschender Reduktionismus und die Tabuisierung der Verantwortung des Subjekts. Die verschiedenen Kontextbedingungen für diese negative Entwicklung in der PNI werden dargestellt und erklärt. Die Analyse soll klarmachen, warum eine naive naturwissenschaftliche Einstellung niemals an zentrale Fragen der PNI herankommen kann. Freilich braucht es Mut und ein umfassendes Wissen konkreter Lebenswelten, um vor allem dem Psychischen gerecht zu werden. Hoffnung setze ich in eine neue Generation von WissenschaftlerInnen, die ihren Gegenstand wieder ganzheitlich verstehen wollen.

IN SEINER IN ERINNERUNG AN EINEN der Gründungsväter der Psychoneuroimmunologie 2005 gehaltenen NORMAN-COUSINS-Lecture warnt NICHOLAS COHEN, selbst einer der wichtigsten Protagonisten der PNI, vor ihrer missbräuchlichen Verwendung. Nach Darstellung beeindruckender Forschungsergebnisse kommt er auf *abuses* zu sprechen. Nichts könnte das Dilemma der PNI besser illustrieren als die Wahl der Literatur, vor der er warnt: drittrangige Bücher und Webseiten ohne Anspruch auf Wissenschaftlichkeit. Es sind billige Argumente, mit denen COHEN PNI-Defizite aus dem Geist naturwissenschaftlicher Hybris erarbeitet. Sie lassen den Verdacht aufkommen, dass psychosoziale Theorien – nach einer kurzen Blüte – aus einem einfachen Grund aus der PNI verdrängt wurden: Sie werden gar nicht verstanden. Denn COHEN hat sich den falschen »Gegner« gewählt. Die »Erkenntnisdisziplinierung der modernen Methoden« geht, wie EDUARD KAESER (1984) ausführt, oftmals nicht nur an »der Forderung nach einer humanen Wissenschaft« vorbei, sie erzeugt in ihrer

»fundamentalen Einseitigkeit« auch einen »wissenschaftlichen Schatten«, eben das, was naturwissenschaftlich nicht gesagt wird und wovon, weil es existiert, dennoch nicht aufgehört wird zu sprechen.

HISTORISCHES

PNI IST ÄLTER ALS MEIST GEDACHT. Ihr Programm steckt schon in einem Satz, der vor bald 500 Jahren von PARACELSUS geschrieben wurde: »Der Mensch ist der Imagination unterworfen und die Imagination – wiewohl unsichtig, ungreiflich –, so wirkt sie doch ›corporaliter‹ auf eine Substanz und durch die Substanz, als sei sie die Substanz« (zit. n. SCHIPPERGES 1988, S. 90). Mit der wissenschaftlichen Kühnheit eines PARACELSUS war es dann bald vorbei. Erst im 20. Jahrhundert wird es möglich, Substanzen und Strukturen zu identifizieren, die als Träger psychoneuroimmunologischer Prozesse fungieren (Überblick in KROPIUNIGG 1993). Das entsprechende Vokabular lautet nun: Nervensystem, kognitive Stimuli, Hormone, Rezeptoren, immunkompetente Zellen etc.

An der Universität Wien hat sich schon in den 1920er Jahren der nachmalige Leiter der Psychiatrischen Universitätsklinik, HANS HOFF, seltsamer Phänomene angenommen, die sich im Spannungsfeld von Symptom, Immunsystem und Psyche bewegen. Konkret: der psychogenen Entstehung des Herpes labialis (HEILIG & HOFF 1928). Allerdings setzte die moderne PNI erst zu einem Zeitpunkt ein, als Messtechniken weit präziser, als das bis dahin der Fall war, den menschlichen Körper erfassen konnten. Ab Mitte der 1960er Jahre entstand ein regelrechter Boom in Sachen PNI, der, je nach professioneller Ausrichtung, entweder lediglich Psychoimmunologie oder – umfassender – Psychoneuroimmunologie genannt wurde.

Zur Initialzündung des Neustarts wurden die Studien von ROBERT ADER (1981) zur Beeinflussung des Immunsystems mittels Konditionierung. Andere Forscher fanden psychogene Faktoren, die Infektionsverläufe ganz unterschiedlich entwickeln und abklingen lassen. Die faszinierende Geschichte der multidisziplinären Forschung des 20. Jahrhunderts lässt sich am besten in der Nachdrucksammlung *Foundations of Psychoneuroimmunology* (LOCKE et al. 1985) nachlesen.

Was ursprünglich mit relativ anschaulichen Parametern erfasst wurde, ist heute in hochkomplexe molekularbiologische Theorien eingebunden. Im Flaggschiff der heutigen PNI-Forschung, dem Journal *Brain, Behavior and Immunity*, erscheinen Studien, die die bidirektionalen materiellen Bahnen, an denen sich die psycho-biologischen Prozesse ablesen lassen, bis in die genetische Regulation nachweisen. So wichtig diese unter strengsten objektiven Verfahren entstehenden Arbeiten sind, so wenig tragen sie zum psychosozialen Verständnis unserer Lebenswelten bei. Tausende Studien gehen praktisch an der Realität vorbei, dass von außen kommende und innerlich verarbeitete psychische Impulse (von akutem bis zu chronischem psychosozialen Stress) die molekularen Netzwerke nicht allein benutzen (wie eben Autos das Straßennetz), sondern dabei auch Schaden an den Elementen des Netzwerks anzurichten vermögen. Aus Gründen, die ich weiter unten erläutern werde, ist die Wissenschaftscommunity der PNI weder willens noch in der Lage, ihre Erkenntnisse auf psychosoziale Ereignisse zu beziehen. Komplexität spielt dabei sicherlich eine Rolle. Weder ist die Molekularbiologie, noch sind die Konstrukte über das Zusammenspiel von Psychischem und Körperlichem leicht zu beschreiben. Doch nur die Beschreibung vollständiger Wechselwirkungen bringt uns dem impliziten Verständnis von PNI näher. Dass das Psychische hierbei immer wieder systematisch vernachlässigt oder gar geleugnet wird, mag natürlich mit der höheren Komplexität des Psychischen zu tun haben, die sich nicht in gewohnt objektiver Weise reduzieren lässt. Es hat eine gewisse Ironie, wenn DAVID CHALMERS (2013) daher von »easy problems« neurowissenschaftlicher, hingegen von »hardproblems« geisteswissenschaftlicher Fragen spricht.

Da die Frage, wie das eine in das andere wechselweise »springt«, nicht beantwortet ist, bewegen wir uns weiter in zwei Sphären. Für die des Bewusstseins (Kognition, Emotion) sind wir auf Konstrukte angewiesen, die wir aus unseren individuellen Erfahrungen in der Lebenswelt bilden. Stress, der etwas macht und von wo herkommt, ist ein solches Konstrukt. Er lässt sich in der Form hormoneller Abläufe »easy« beschreiben, ist aber als Phänomen der Lebenswelt weitaus schwerer zu fassen. Dass er aber meist nur als biometrischer vorkommt, ist nicht ganz einsichtig. Wie wollen wir sonst die Formel »Was kränkt, macht krank« verstehen lernen? Was macht nun wirklich krank? Ist es das verweigerte oder gestohlene Handy, die verweigerte oder verspielte Erbschaft, die enttäuschte Liebe, das gedemütigte Ich? Oder sind es eben doch nur mole-kularbiologische Prozesse in relativer Unabhängigkeit von all diesen psychologischen Vorgängen – Verlust und Krankheit als bloße Koinzidenzen, eben scheinkorreliert im Sinne des *cum hoc ergo propter hoc*. Doch Gefühls- und Denkprozesse verwenden genau jene Bahnen, als deren Epiphänomene sie häufig in ihrer wahren Bedeutung verleugnet werden. Hier erzeugt die reduktionistische naturwissenschaftliche Methode eine Spaltung, die als künstlich zu bezeichnen ist. Denn was auf der einen Seite wahrgenommen wird (das emotional aufgeladene Verhalten von Liebe, Hass und Leistung etc.), bildet mit der anderen Seite (den Messdaten) eine Einheit, und beides kann prinzipiell zu einer gemeinsamen Theorie verbunden werden.

Es ist die klassische psychosomatische Position, die aber von der PNI nicht weiterverfolgt wird. Abgesehen vom ungelösten rätselhaften Sprung vom Seelischen ins Körperliche – und umgekehrt (FREUD 1966) – gibt es genug Hinweise auf eine wechselseitige Beeinflussung geistiger und materieller Prozesse. Hier steckt der Sinn von PNI, doch ihr Hauptproblem besteht darin, ihre eigene Programmatik nicht ernst zu nehmen. Die gekränkten Kranken erlangen über das »objektive« Parametergerüst hinaus kein weiteres Interesse. Auch hier trifft CHALMERS eine interessante Unterscheidung, wenn er von *first-* und *third-person data* spricht: von Daten, über die das Subjekt verfügt, und Daten, die aus der »objektiven Wissenschaft« stammen. Wenn Letztere über Erstere dominieren, stehen wir mit dem Rücken zum Psychischen, tabuisieren es gleichsam, während die objektiven Methoden fetischisiert werden. So lange aber *first-person data* tabuisiert werden und *third-person data* als alternativlose Grundlage aller Erkenntnisse gilt, kann es keinen Fortschritt geben. Subjekte, deren spezifische Wahrnehmungen ignoriert werden, können auch zu nichts Konstruktivem beitragen. Es bleibt weiterhin das Paradox bestehen, dass wir die psychosozialen Probleme zwar kennen, unter ihnen auch leiden, es uns aber »verboten« ist, sie in einen größeren Erkenntnisrahmen einzubinden. Es gibt natürlich »gute« Gründe dafür. Weder wird zum objektiven ein alternatives Denken trainiert, noch werden ökonomische Normen als die »wahren« Entscheidungsfaktoren für die flache Erkenntnistiefe erkannt.

ZWEIFELSOHNE IST DER STANDARD der PNI-Forschung auf höchstem Niveau. Gleichzeitig verschwindet aber auch das idealistische Programm, das von Anfang an für Begeisterung gesorgt hatte. Dass aus diesen Ergebnissen irgendetwas für die Lebensgestaltung der Kranken folgt, ist kaum der Fall. Eher entsteht der Eindruck, es handle sich um eine Nischenforschung, durch die sich einige WissenschaftlerInnen ihre ersten Sporen verdienen, dann aber dem Mainstream zuwenden. Zuletzt geht es nur noch um den Nachweis chemotaktischer Ansatzpunkte und modulatorischer Funktionen. Von Psychologie, wie wir sie aus der Psychoanalyse und den aus ihr abgeleiteten Psychotherapien kennen, ist dabei nicht mehr die Rede. Die Einhaltung eines Abstands zur »reinen« Psychologie zeigt sich vor allem in der Bevorzugung unspezifischer Interventionen, etwa der Wirkung von Musik auf das Immunsystem (FANCOURT et al. 2014), nicht aber der von häuslicher Gewalt.

Vergleichbar der selektiven Blut-Hirn-Schranke scheint eine psycho-physiologische Schranke entstanden zu sein. Nur sehr selektiv bedient sich die PNI psychologischer Theorien. Komplexe Konstrukte wie persönlicher Ehrgeiz, repressive väterliche Autorität und berufliches Versagen, wie sie im Zusammenhang mit der infektiösen Mononukleose untersucht wurden (KASL et al. 1979), werden nicht diskutiert. Was sich jenseits der Schranke abspielt, fällt aus der genuinen Kompetenz der PNI. Hier verläuft eine faktische Grenze, die Psychologie und Biologie voneinander trennen. Ein Zusammengehen ist nicht zu sehen und hat Gründe, die methodologischer Natur sind und außerhalb eines ganzheitlichen Erkenntnisinteresses liegen.

Ein Beispiel: Um 1990 reichte ich unter dem Titel *Psyche und Immunsystem* (KROPIUNIGG 1990) eine Habilitationsschrift ein, die ich auf Anraten der Kommission letztlich zurückzog. Die Ablehnung kam – rückblickend eigentlich einsichtig – hauptsächlich aus den Reihen der Immunologen und Psychiater mit biologischem Wissenschaftsverständnis. Begründet wurde sie mit (psychologischer) »Überinterpretation« der biologischen Parameter. Im Kern also das alte Inkompatibilitätsthema, bei dem sich strukturell und formalistisch immer das Paradigma des Mainstreams durchsetzt. Allerdings schwang auch ein gewisses Bedauern mit, denn unter anderem wurde mir empfohlen, die Immunologie wegzulassen, den Stress-Ansatz hingegen weiterzuverfolgen, denn Physiologen hätten schon immer nach einem (natürlichen) »systemimmanenten« Stressor gesucht. »Warum ist da nicht schon früher jemand drauf gekommen?«, so die kolportierte Aussage eines Kommissionsmitglieds.

Wie die Entwicklung zeigen sollte, ist Stress auch in der heutigen Forschung von allen psychischen Dimensionen frei und wird lediglich als Abstraktion aller möglichen Einflüsse auf den Menschen verwendet. Daran änderte auch seine Weiterentwicklung in Richtung *Allostase* und *allostatic load* (MCEWEN 2002) nichts.

Überinterpretationen sind nicht unbedingt ein Spezifikum der Psychologie, sie kommen in allen Wissenschaften vor und sind mit fiktiven Annahmen vergleichbar, entlang derer sich einige unserer Erkenntnisse überhaupt erst entwickeln. Wenn wir einem reinen Reduktionismus huldigen, bleiben wir im Netz gerade nur jener Parameter gefangen, die sich uns als beobachtbare darbieten. Ohne die methodischen Probleme zu unterschätzen, lassen sich psychische Traumata, kognitive Schemata und Verlusterlebnisse in allen ihren Formen nicht nur als empirische Fakten der Wahrnehmung, sondern auch als psychodynamische Verläufe erfassen und beschreiben. Was leider fehlt, ist die Bereitschaft, diese selbstverordnete Geist-Körper-Schranke beiseitezuschieben und das Projekt PNI in allen seinen Facetten ernst zu nehmen. Davon sind wir aber immer noch weit entfernt, wie ein Blick in eines der führenden Journale für PNI belegt.

In einer statistischen Berechnung der in den Abstracts von *Brain, Behavior and Immunity* meistverwendeten Wortstämme kommt »cell-« am häufigsten vor, gefolgt von »immun-«. Mit Psychologie konnotierte Begriffe – mit Ausnahme von »stress« (Rang 4) – sind erst auf den hinteren Plätzen zu finden: Rang 18 für »behavior«, Rang 23 für »depress-«. »Psych-« fehlt unter den ersten 30 Nennungen überhaupt (HUTCHISON 2017). Der vergleichsweise hohe Impactfaktor des Journals garantiert natürlich die Qualität der Arbeiten; was im Hinblick auf PNI aber irritiert, ist das Fehlen von genuin psychobiologischen Fragestellungen, die sich aus den Lebenswelten der Menschen ergeben. Wieso wissen wir, obwohl wir es könnten, so wenig über die psychologische Konstruktion von Stressoren, die über banale Belastungen durch Bergsteigen oder Prüfungen hinausgehen? Persönlich hätte ich das schon seit 1988 wissen können, als mich anlässlich eines psychoimmunologischen Kongresses im schönen Copper Mountain, Colorado, ein Biologe mit der Frage überraschte: »Ulrich, do you really believe that the mind can have an impact on the body?« Was ich mittlerweile allerdings etwas besser verstehe, sind die vielen »guten« Gründe, besser nicht daran zu glauben.

Die PNI duldet einen Widerspruch, demzufolge sie gar nicht erst ihren Anspruch einlösen muss. Sie steht damit nicht allein da, auch für andere gilt die unausgesprochene Doktrin: »Scientific research *presupposes* the everyday life-world but then treats it as a *derivative* of the world of mathematics which is assumed to be more real« (PACKER 2011, S. 152, kursiv im Original). Dieser unbehagliche Gedanke ist nicht neu. In einem Brief an einen seiner Schüler schildert der englische Ökonom ALFRED MARSHALL sein faszinierendes methodisches Vorgehen. Selbst ein Mathematiker, warnt er vor der Beschränktheit rein mathematischer Argumentation. Mathematik – dazu kann auch die Statistik gezählt werden – verwende er lieber in der Art einer Kurzschrift. Die Ergebnisse seien aber unbedingt in natürliche Sprache zu übersetzen und mit anschaulichen Beispielen zu illustrieren. Danach sei es an der Zeit, »to burn the mathematics« (COASE 1975, S. 30–31). Gelingt die Übersetzung von der Mathematik zu sprachlicher Ausführung nicht – was natürlich immer wieder vorkommt –, dann sollte mit einem neuen mathematischen Ansatz begonnen werden – bis zu dem Punkt, an dem wieder »verbrannt« werden kann. Angewandt auf die PNI und Medizin, die eigentliche Adressatin der PNI, ist Marshalls Vorschlag nichts anderes als die Aufforderung, sich von abstrakten Denkschablonen zu befreien und biologische Messparameter in Sprache – sei es eine psychologische oder eine psychoanalytische – umzusetzen, um im Lebenskontext der Patienten Ansätze zum Handeln aufzuzeigen. Praktisch vollzieht sich hierbei der Übergang vom Beobachten und Erklären zum kontextuellen Verstehen, wodurch die Befunddaten zwar nicht »vergessen«, aber sekundär werden. Sich allein auf sie zu stützen, wäre eine Verkürzung des ethischen Auftrags, Mystifikationen zu vermeiden und stattdessen einsichtige und ganzheitliche Perspek-tiven zu vermitteln.

Das Argument: »Die Daten sprechen eine andere Sprache!«, hat natürlich Berechtigung, doch oft ist es umgekehrt, indem das Leben die Daten »unerklärlicherweise« widerlegt. Beobachtbare fixierte Daten täuschen eine Wirklichkeit vor, die von den Lebenswelten der Patienten konterkariert wird. Und ist nicht gerade dies die höchste Qualität der Erkenntnis, wenn Daten nicht für die Wirklichkeit stehen müssen? Es ist eine ängstliche Wissenschaft, die sich hinter naturwissenschaftlichen Methoden versteckt, und sie erinnert mich an eine Szene an der Universität. In einem Gespräch über die »heutige Jugend« antwortete mir ein Kollege folgendermaßen: »Dazu kann ich nichts sagen, es gibt keine (empirischen) Daten.« Das Dilemma besteht eben darin, dass »die Reduktion nur gelingen [kann], wenn die artspezifische Betrachtungsweise von dem, was reduziert werden soll, ausgeklammert wird« (NAGEL 2016 S. 33). Um es zu überwinden, sollten wir weder die eine noch die andere Sphäre dominieren lassen. In keinem Zweig der Forschung ist es legitim, sich auf die Fetischwirkung der Zahlen zu verlassen, ganz gleich, in welche Richtung das Pendel ausschlägt. Wenn es deshalb eine Botschaft an die PNI gibt, dann die: Vermeiden wir sowohl Tabuisierungen in Richtung Psychologie als auch Fetischisierungen in Richtung Molekularbiologie. Denn jedes Faktum beruht in erster Linie auf Parametern, die sich der Beobachtung fügen, im Grunde aber auf Lebenswelten, für die wir den Mut brauchen, Konstrukte zu formulieren.

DENKSCHABLONEN UND SCHÜTZENHILFE

PSYCHONEUROIMMUNOLOGIE VERSCHLEIERT mit ihrem Sammelbegriff ihre tatsächlichen Aktivitäten. CHRISTIAN SCHUBERT konstatiert nicht nur ein Leugnen des »P« in PNI, sondern spricht offen von einer »Problemgeschichte« (2015, S. 3). Diese erschließt sich jedem schnell, der psychische Phänomene nicht bloß als Epiphänomene sieht, sich stattdessen die Erforschung des psychischen Elends vornimmt. Faktoren wie »Stress« und »Depression« werden in der PNI lediglich als Trigger in Form von »Fertigprodukten« behandelt. Ihre variantenreiche Genese wird hingegen ausgeklammert. Stress als Immunstimulus erweist sich als praktisch und ist auch nicht abzulehnen, wenn es um die Frage geht, wie reagibel das Immunsystem und die mit ihm vernetzten Systeme sind.

Stress in seiner aus dem Leben gegriffenen Form, herausgelöst aus der Abstraktion, ist jedoch weit relevanter. Mit der Wahl existentiell sinnhafter Stresskonstrukte und einer genauen Konzeptualisierung wird es möglich, die Ergebnisse der PNI nachvollziehbar auf konkrete Lebenswelten zu übertragen, wie es schon früher der Fall war, als etwa mit »Ichschwäche« (GREENFIELD et al. 1959) ein inhaltlicher Stressor gewählt wurde. Solche Studien haben es aber zu keiner überdauernden Beachtung gebracht und blieben Beiwerk im größeren PNI-Unternehmen. Wir haben gelernt, uns mit der Abstraktion »Stress« zu befassen, lebensweltliche Konstruktionen derselben aber der schönen Literatur zu überlassen. Ein Konstrukt, das Ichschwäche mit immunologischen Parametern verknüpft, stand danach jedenfalls nicht mehr auf dem Programm. Die psychologische Abstinenz ist auch sonst zu beobachten.

Vergleichbare Studien zur biografischen Analyse von Demenzerkrankungen erhalten gegenüber molekularbiologischen, in denen ausschließlich auf Amyloid Plaques und Tau-Fibrillen fokussiert wird, nur geringste Aufmerksamkeit. Es interessiert kaum jemand, wie psychische und soziale Faktoren im Lebensverlauf auf die Entwicklung der Demenz einwirken. So landen diesbezügliche Studien (BAUER et al. 1994; KROPIUNIGG et al. 1999) sprichwörtlich in der Schublade. Woher kommt diese Abneigung?

Eine zweite und bezeichnende Erkenntnisfigur in der PNI betrifft die Blickrichtung. Grundsätzlich will man wissen, was eine Krankheit ist, und was sie verursacht hat. Eigentümlicherweise wird den Auswirkungen körperlicher Phänomene (Krankheit) auf die Psyche und dem Verhalten mehr Aufmerksamkeit geschenkt. Die Umkehrung der psychobiologischen Fragestellung von psychosomatisch in somato-psychisch ist ein weiteres Indiz für einerseits den ängstlichen Umgang mit psychologischen Phänomenen und andererseits das Bedürfnis, Selbstverantwortung zu vermeiden. Was immer der Mensch tut und erleidet, wird als Ausdruck eines körperlichen Hintergrundgeschehens gedeutet, für das es keine oder noch keine Erklärungen gibt. Offensichtlich ist es akzeptabler, unter dem Begriff »Sickness Behavior« Prozesse zu beschreiben, wonach wir uns schonen, wenn wir krank sind, zum Rückzug neigen oder uns gewisse Medikamente depressiv machen. Der Vorteil liegt darin, dass ein krankheitsbedingtes Verhalten unsere Selbstverantwortung weit weniger betrifft als ein krankheitsbedingendes. Abgesehen davon, dass somatopsychische Befunde auf das bekannte Zusammenspiel hormoneller, immunologischer und zerebraler Funktionen hinweisen – was folgt daraus mehr als ärztliche Hilfe und – aus dem Repertoire unspezifischer Zugänge – Höflichkeit, Respekt und Ermutigung? Wollten und wollen wir mit dem Projekt PNI nicht eigentlich herausfinden, ob es psychogenetische Faktoren gibt, die in der Lage sind, unsere Körpersysteme derart zu belasten, dass Krankheit daraus entsteht? Dass wir dann kognitive Vorgaben für die Lebensführung setzen können, nötigenfalls in einer Psychotherapie?

Leider wurden die existentiell so wichtigen Fragen der Psychogenetik gerade auch dort so erfolgreich verdrängt, wo es vom Augenschein her am wenigsten zu erwarten war. Der derzeitige Status der Psychogenese ist auch innerhalb der PNI der eines Tabus. Die Gründe dafür möchte ich im Folgenden ausführen. Es handelt sich dabei um zwei eng miteinander verknüpfte strukturelle Bedingungen: Reduktionismus und Tabuisierung.

Das Milieu, in dem wissenschaftlicher Fortschritt vorangetrieben wird, ist fundamental naturwissenschaftlich. Dem Wortsinn nach quasi religiös, bisweilen kämpferisch, wie aus Korrespondenzen fortschrittsgläubiger Wissenschaftler des 19. Jahrhunderts hervorgeht. Die von HELMHOLTZ und Kollegen beschworene »Wahrheit [...], dass im Organismus keine anderen Kräfte wirksam sind, als die gemeinen physikalisch-chemischen« (zit. n. von UEXKÜLL 1992, S. 25), wirkt – nur unterbrochen durch FREUDS epochales Werk – bis heute nach.

Besiegelt wurde die Vertreibung der »Seele« Anfang der 1980er Jahre – im Übrigen ungewollt, nach Auskunft seiner Autoren – mit der Publikation des DSM-III (American Psychiatric Association 1980). Mit numerisch erfassbaren Oberflächenphänomenen wie Verhalten und Symptomen hielt ein neuer Geist Einzug in die Psychiatrie – ausgerechnet dort, wo es am wenigsten zu erwarten war. Die gesamte Betrachtung des Psychischen verlor an Tiefe. ANDREASEN spricht von einem Verfall der klinischen Praxis und Lehre, weil immer weniger auf den sozialen Kontext und die spezifischen Probleme der Patienten eingegangen wurde. »Students are taught to memorize DSM rather than to learn complexities from the great psychopathologists of the past. By 2005, the decline has become so severe that it could be referred to as ›the death of phenomenology in the United States‹« (2007, S. 108).

Was ursprünglich als Erleichterung und Hilfsmittel der Forschung gedacht war, wurde zum alleinigen Referenzrahmen. Von niemandem vorausgesehen, war der Geist aus der Flasche und verbreitete sich von da an als unumgehbarer Standard für psychiatrische und psychologische Forschung (dem Buchdruck und dem Internet werden ähnliche unvorhergesehene Folgen nachgesagt. Was als Verheißung beginnt, wird oft schnell missbraucht). Das »klassische« Sprechen über Psychosomatik verschwand augenblicklich. Ich erinnere mich noch gut: Während eines Gesprächs mit einem Assistenten ROBERT SPITZERS, dem führenden Verfasser des DSM, sprang dieser plötzlich auf und zeigte mir stolz das druckfrische Exemplar des DSM-III. Damit war ein neues Thema im Raum, das in der Folge vor allem die Psychiatrie verarmen ließ. Ein rascher Prozess der »Desanthropomorphisierung« (KUTSCHMANN 1991) setzte in der Folge ein. Qualitäten wie Erfahrung und Anamnese wurden völlig entwertet, denn nun war es ein Leichtes, an Hand einer Checkliste scheinbar punktgenaue Diagnosen zu erstellen. Kranken- und Täterprofile wurden zu den neuen Maßeinheiten. Kurz: »DSM discourages clinicians from getting to know the patient as an individual person because of its dryly empirical approach.« (ANDREASEN 2007, S. 111).

Während ihre Anfänge noch von psychodynamischen Theorien geprägt waren, dementsprechend auch die Studieninhalte näher am Menschen waren, verlor sich das allmählich in der Psychiatrie. Das Klima hatte sich grundlegend geändert und so wandelte sich auch die PNI. Notgrdrungen, könnte man sagen: In seiner Kritik der materialistischen Konzeption der Natur verweist THOMAS NAGEL auf zwei Sphären, in denen der Mensch sich entfaltet: »Das Bewusstsein, das Wissen und die Wahl sind über eine riesige Menge von Wesen verteilt, die sowohl individuell als auch kollektiv handeln« (NAGEL 2013, S. 178). Das vor Augen, käme es auf eine kollektive Besinnung auf relevante lebensweltliche Fragen an. Das ist nicht leicht – daher müsste es von mutigen Individuen angestoßen werden. Falsch wäre nur, den Status quo zu verschleiern oder zu verteidigen, was aber derzeit noch allzu häufig geschieht, wie ich im Folgenden ausführen möchte.

KOLLUSIONEN
UND ANDERE SELTSAME VORGÄNGE

DAS AUS DER AUFKLÄRUNG HERVORGEGANGENE Individuum hat ein diffuses Gegenüber, mit dem es im Widerstreit steht. Wenn NAGEL vom Handeln auf kollektiver und individueller Ebene spricht, so sollte man dabei insbesondere das »Verhandeln« betonen. Im Idealfall entscheiden Kompromiss und Toleranz über das Gemeinsame beider Ebenen. Individuelle Konflikte mit dem Kollektiv sind unvermeidlich und werden durch verschiedenste Sozialtechniken »neutralisiert«. Was hat das aber mit der PNI zu tun? Auch wenn wir individuell keine Vorstellung davon zu haben brauchen, ein wirksamer Mechanismus zur Konfliktvermeidung ist die Kollusion. Potentiell könnte die PNI nachweisen, dass gesellschaftliche Konstellationen und Praktiken, allen voran die Erziehung, krank machen. Davon hält sie sich allerdings fern und bedient damit das Bedürfnis, Konflikte zu vermeiden. Sie erklärt »physikalisch-chemische Kräfte«, will darüber hinaus nichts weiter verstehen. Die PNI macht sich damit zur neutralen Lieferantin einer Zahlenmatrix, die angeblich die »realen« Gegebenheiten abbildet. DILTHEY würde sinngemäß sagen: Was verstehen wir überhaupt vom Erklärten? Wer interpretiert die Daten? Es wird nicht gemacht und es existiert auch kein ausgeprägter Wille dazu. Dafür sind mehrere Gründe verantwortlich, die wir in den Akteuren zu suchen haben: Psychoneuroimmunologlnnen, ÄrztInnen und PatientInnen.

Ein Grund liegt darin, dass das Individuum außerhalb des Reduktionismus nur schwer fassbar ist. Geisteswissenschaftliche Zugänge verlangen einen erheblichen intellektuellen Aufwand, für den NaturwissenschaftlerInnen nur selten ausgebildet sind. Ihr berufliches Training besteht darin, nicht nur sich, sondern auch ihre Forschungssubjekte vor aller unmittelbaren Leiblichkeit zu schützen. Stattdessen ist nach »wahren« Repräsentanzen (Zahlen, Größen, materiellen Einheiten) zu suchen (siehe dazu KUTSCHMANN 1991). Das Subjekt von aller Leiblichkeit zu befreien, ist auch Methode in der PNI. Dazu kommt, dass das Forschungsobjekt »Mensch« (es darf angenommen werden, dass die PNI nicht die Tiere meint, die sie verwendet) sich selten selber versteht, vor allem wenn Krankheit involviert ist. Häufig läuft die Erklärung darauf hinaus, sich als Opfer eines »krankmachenden Geschehens« zu definieren, für das die Medizin eine Erklärung haben könnte. Dieser Aufgabe – wir können hier die Psychotherapie als Ausnahme anführen – will sich die Naturwissenschaft, selbst wenn sie sich Psychoneuroimmunologie nennt, nicht unterziehen.

Diese Haltung finden wir bei zwei weiteren Akteuren: Ärzten und Patienten. Wie wir seit FREUD wissen, mobilisieren Patienten einen erheblichen Widerstand gegen Krankheitsursachen, die aus der persönlichen Biographie stammen könnten. Mit ihrem naturwissenschaftlichen Selbstverständnis kommt ihnen darin auch die Medizin entgegen. Ihr gemeinsamer Unwille wird zur Wurzel der Kollusion, des insgeheimen Einverständnisses, sich gegen das (psychosoziale) Verstehen auszusprechen und sich auf Erklärungen – soweit es sie gibt – zu beschränken. Das Leiden des Individuums ist entweder »naturwissenschaftlich« oder (noch) unerklärlich. Zur gegenseitigen Erleichterung (dem Sinn der Kollusion) willigen beide Seiten ein, alles, was nicht messbar (numerisch nachweisbar) ist, aus den Krankheits- und Behandlungsvorstellungen herauszuhalten. Damit verschwinden sämtliche Szenarien krankmachender Lebensereignisse wie auch z. B. Erziehung aus dem ätiologischen Blickwinkel. Egozentrik, krankhafter Ehrgeiz, erduldete Demütigung, Aggressionsunterdrückung, Isolation und viele andere psychische Tatbestände verlieren damit ihre kontextuelle Bedeutung, sind weder Bestandteil der wissenschaftlichen Gesamtbetrachtung in der PNI noch der diagnostischen und therapeutischen in der Medizin. PatientInnen erhalten deshalb Erklärungen nach dem neuesten naturwissenschaftlichen Stand, immer unter der Andeutung einer derzeit fehlenden Alternative. Da dies zur Konfliktvermeidung beide Akteure insgeheim so wollen (wer will selber schuld sein, wer will Schuld zuweisen?), kann es als Kollusion bezeichnet werden. Selbst wenn es keine naturwissenschaftliche Erklärung gibt, wird der Blick nicht auf die Psyche, sondern auf »(noch) unbekannte Ursachen« oder »genetische Veranlagungen« gerichtet.

Es stimmt, wenn THOMAS NAGEL schreibt: »Bewusste Subjekte und ihr mentales Leben sind unausweichlich Bestandteile der Wirklichkeit und von den physikalischen Wissenschaften nicht beschreibbar« (NAGEL 2013, S. 64), doch das bedeutet nicht, sie nicht qualitativ zu erfassen und jene Leerstelle auszufüllen, die die PNI hinterlässt. Worin läge sonst der Sinn ihres Projektes? Selbst LUDWIG WITTGENSTEIN, für den »wahre Sätze« nur naturwissenschaftliche sein können, schreibt im *Tractatus*: »Wir fühlen, dass selbst wenn alle möglichen wissenschaftlichen Fragen beantwortet sind, unsere Lebensprobleme noch gar nicht berührt sind.« (WITTGENSTEIN 2003, §6.52) Es ist das große Verdienst der Psychosomatik, sich in der Nachfolge Freuds dieser Lebensprobleme angenommen zu haben. Mittlerweile wissen wir aber auch, dass ihr Schicksal mit dem Erscheinen des DSM-III besiegelt war. Sie schweigt seither, ganz so wie es WITTGENSTEIN gefordert hatte. In seiner Philosophie sind nur naturwissenschaftlich zu beantwortende Fragen auch legitime, daher gibt es auch keine Antworten auf Lebensprobleme – weshalb er zu dem Schluss kommt: »Wovon man nicht sprechen kann, davon muss man schweigen.« (WITTGENSTEIN 2003, §7) Sich diesem Diktum zu widersetzen, wäre mein Appell an die kommende Generation der Psychoneuroimmunologie, und dabei insbesondere das P in PNI ernst zu nehmen.

In einem ähnlichen Zusammenhang sprach der Anatom JULIUS TANDLER 1910 in seiner Antrittsvorlesung an der Universität Wien von einer selbstverschuldeten Isolation der Anatomie. Sein Appell, der abgewandelt auch auf die PNI zutrifft, lautete: »Ohne den Kontakt mit der Klinik wird die Anatomie zur menschlichen Zoologie« (zit. n. SABLIK 2010, S. 34). Allerdings, der Druck aus entgegengesetzter Richtung hallt unvermindert an. ERIC KANDEL (1998) will der Psychiatrie gar mehr Molekularbiologie verordnen. *Ligna in silvam ferre?*, wäre da zu fragen.

Ein weiterer Beleg dafür sind Gesundheitsmagazine im Hörfunk und Fernsehen. Fallweise werden dazu Stimmen aus der Psychologie eingeladen. Das Muster ist fast immer das gleiche: An sie gerichtete Fragen kommen in der Art einer Coda grundsätzlich am Schluss, eben nach dem Eigentlichen aus dem Mund »wahren« (naturwissenschaftlichen) Expertentums. Es sind affirmative Ergänzungen in Richtung Naturwissenschaft, die immer als höherwertig vorausgesetzt wird. Es sind die Stellungnahmen aus »psychologischer Sicht«, die defensiv wirken und nicht selten von einem nervösen Lachen begleitet werden. Nichts kann die marginalisierte Stellung des Psychosozialen besser charakterisieren. Hier zeigt sich »das Psychologische« in völliger Entmachtung, indem es selber mehr an ein ihm fernes Paradigma als an sein eigenes glaubt. Vielleicht hilft es, daran zu erinnern, dass sich hier Inkommensurabilitäten begegnen, methodische Unvereinbarkeiten, die nur durch Koexistenz und Kooperation überwunden werden können. Kein leichtes Unterfangen, denn bei gleichen Absichten sehen und finden Menschen in der Psychoneuroimmunologie, Medizin und Poesie immer etwas anderes: »Even though the poet, psychologist, and biologist use the same word [for fear], each is naming a distinctly different phenomenon« (KAGAN 2009, S. 6). Wie soll das zusammengehen? Auf der Ebene der drei Phänomene gar nicht. Die Frage lautet eher, zu welchem Zweck wähle ich welche Beschreibung? Und da sind die Bedürfnisse ganz verschieden, je nachdem, ob es sich um Medikamentenentwicklung, Psychotherapie oder »schlicht« um Muße handelt. Damit wäre der ewige Zwist zwischen den Disziplinen zumindest erklärt – nicht aber gelöst. Dem steht eine Selbstsicherheit der Naturwissenschaften entgegen, deren reduktionistisches Erkenntnismodell selbst die Humanforschung erfasst hat.

Auf dieses Dilemma machte schon MAX WEBER aufmerksam, der von naturwissenschaftlichen Gesetzen als den »inhaltsleersten und wertlosesten« sprach, wenn es um die »Fülle der Wirklichkeit« geht (WEBER 1991, S. 61). Eine derartige Leere sollte nicht Teil unseres modernen Selbstverständnisses sein, dennoch steckt die moderne Wissenschaft und mit ihr die PNI und die Medizin in diesem Dilemma. Für THURE VON UEXKÜLL ist »die Krise der Medizin eine Krise ihrer Philosophie […], die dem Arzt einseitige Modelle und Konzepte für seine Empirie vorschreibt« (VON UEXKÜLL 2001, S. 130). In ausschließlich molekularbiologischen Kategorien beschriebene Krankheiten ziehen ihrerseits wieder naturwissenschaftliches Denken (und Behandlungen) nach sich. Nur qualitative Forschung kann diesen Teufelskreis durchbrechen, indem sie methodisch für die Fülle des Lebens offen ist und nicht einem reduktionistischen Postulat folgt. Oder, wie es aus den Reihen qualitativ Forschender klingt: »Knowledge about human subjectivity arises from objective study of people's perceptions, beliefs, constructs, memories, and conceptions. What exists are matters of fact: if values exist, it is only as the subjective opinions, beliefs, and evaluations of individual people, and these are themselves matters of fact« (PACKER 2011, S. 36).

DIE PNI WIRFT NICHT NUR AKADEMISCHE (was soll erforscht werden?) und methodische (wie soll geforscht werden?) Fragen auf. Es sind die »psychosomatisch Kranken«, die mit ihren psychogenetischen Krankheitsanteilen auf das eigentliche Problem hinweisen. Bildlich gesprochen, bevölkern sie jenen komplementären »wissenschaftlichen Schatten«, der sich notwendig aus einem einseitigen Methodenverständnis ergibt. Doch kein Fortschritt ohne Folgekosten! Was können wir uns darunter konkret vorstellen? Psyche hat keinen Platz in den materialistischen Modellen und wird daher dem Subjekt überlassen. Die Beispiele sind zahllos, ich möchte eines herausgreifen, das für literarisches Aufsehen sorgte. Im Dezember 1962 begann die Krankheits- bzw. Patientinnenkarriere INGEBORG BACHMANNS, in deren Verlauf sie eine »Rede an die Ärzte« verfasst und in der sie die Ärzte »über etwas informieren [möchte]« (BACHMANN 2017, S. 83); nämlich darüber, dass Patientinnen an einem »Begriffsmangel« leiden, für den die Ärzte (nach umfangreichen internistischen und psychiatrischen Therapien) auch nur einen Begriff – »ich hoffe, Sie lachen«, schreibt BACHMANN – zu haben scheinen: »vegetative Dystonie«. Die Kränkung durch die von ihr nicht gewollte Trennung von MAX FRISCH spricht sicher eine andere Sprache als die »somatische« der Ärzte, die mit abstrakten Begriffen auf die subjektive Wahrheit BACHMANNS zugreifen möchten. Die Psychotherapie lebt davon, dass sie diesen Kern der Identität für neue, lebensweltlich kompatible Sichtweisen öffnet. Bei BACHMANN ist das, wie wir wissen, nicht gelungen.

Die reduktionistische Sprache der Naturwissenschaften durchdringt auch unseren Alltag. Ein Beispiel: Bei einem Treffen unter Freunden erzählt eine Mutter vom Brustkrebs ihrer Tochter. Sofort wird die Frage gestellt: »Gibt es eine familiäre Belastung?« Nach kurzer Überlegung wird eine Großmutter genannt, die daran verstorben sei. Damit ist der Erkenntnishorizont erreicht und alle ZuhörerInnen nicken bedeutungsvoll. Bis hierher reichen in der Regel Erklärungen, die uns einzig biologische Tatsachen vor- schreiben. Profan ausgedrückt, befindet man sich in einer gene- tisch prädisponierten Lotterie: Den einen trifft's, den anderen nicht.

Aber es gibt auch existentiell bedeutsamere Daten zu dieser jungen Frau, die als ausreichende »Kränkungsursachen« bezeich- net werden können. Sie hatte sich jung verliebt, bekam ein Kind, es wurde geheiratet, doch noch während ihrer Schwangerschaft verließ sie ihr aufstrebender junger Mann. Die »Gründe« stehen im Raum, doch weil niemand darüber sprechen will oder kann, bleiben sie in der Familiensaga als Tabu verankert. Zu diesem kränkenden Tabu dringt kein bildgebendes Verfahren vor, und hormonelle Befunde erbringen höchstens das unspezifische Bild einer gestressten Person. Doch, gestresst wovon?

Nun scheint es müßig, hier von einem Schemazerfall zu spre- chen, so lange wir in einer Zeit naturwissenschaftlicher Hybris le- ben. Nur hier und da blitzen aus den zahllosen biometrischen Stu- dien welche auf, die sich dem dominanten Paradigma entziehen. BIONDI et al. (1996) berichten von einer Frau, die in späten Jahren ein Kind bekommt, das im Kindesalter tödlich verunglückt. Es war ihr Ein und Alles, wie aus der Anamnese hervorgeht. Drei Jahre nach dem tödlichen Unfall wird ein Mammakarzinom diagnos- tiziert. Auch hier kann von einem Schemazerfall mit anschlie- ßender prolongierter Trauer gesprochen werden (KROPIUNIGG 2009). Alle Hoffnung auf ein erfülltes Leben war zerstört, ein »neues« nicht denkbar.

IM ZIRKELVERFAHREN, WONACH wir im besten Fall das bekommen, wonach wir suchen, realisieren wir die dem Suchalgorithmus der objektiven Messbarkeit folgende Wiederkehr des Erwarteten. Solange wir die Funde nicht verabsolutieren, ist keine Kritik zu üben. Problematisch ist, wenn, dem mereologischen Fehlschluss folgend, beispielsweise herauskommt, Depressionen seien mit einem Neurotransmitterungleichgewicht vollkommen erklärt. Die naturwissenschaftliche Psychiatrie trifft damit nur die sichtbare und »offene« Stelle eines psychophysischen Gesamtgeschehens, die nicht allein medikamentös geschlossen werden kann.

Heilung braucht auch den psychischen Anteil des Menschen, der sich nur dann aktivieren lässt, wenn er Teil der Theorie ist – wie im Fall INGEBORG BACHMANNS, die mit »kindischer Hysterie« Arbeiten von THURE VON UEXKÜLL las und erkannte, »an etwas anderem [zu] leide[n]«, als ihr bis dahin vermittelt worden war. Ein physikalisches Phänomen wie »Serotoninmangel« ist nur jener Anteil, der an die Oberfläche stößt, keineswegs aber das Ganze. Nur dieses Ganze steht in Frage. Die biologischen Daten sind zwar Repräsentanzen des Geistes und der Emotionen, vermögen aber nicht das Ganze zu beschreiben. Diesbezüglich hat uns das naturwissenschaftliche Paradigma »sprachlos« gemacht, doch wer soll diese Sprache wieder beleben? RICHARD RORTY nimmt Experten als »Neubeschreiber« in die Pflicht: »Menschen, die leiden, [haben] nicht viel Sprache. [...] Deshalb muss jemand anderer die Arbeit für sie übernehmen« (1989, S. 160). Wenn er dabei Romanschreiber, Dichter und Journalisten bevorzugt, nicht aber »liberale Theoretiker«, möchte ich ihm widersprechen. Um die Erkenntnis INGEBORG BACHMANNS – »Ich darf Ihnen versichern, dass wir

[Patienten] keine Begriffe haben, wir haben die Krankheit« (2017, S. 91) – zu verstehen, bedarf es vieler Neubeschreiber innerhalb der PNI.

Biometrische Parameter sind Stückwerk, deren Zustandekommen aus einem »rätselhaften Sprung vom Seelischen in die somatische Innervation« (FREUD 1966, S. 36) nicht das eigentliche Problem darstellt. Dieser Sprung ist – wie Sein aus dem Nichts – einfach da. Was wir aber wissen sollten, sind die konkreten Inhalte dessen, was da springt. Einen brauchbaren Weg hat der bereits erwähnte Ökonom und Mathematiker MARSHALL vorgeschlagen. Selbstverständlich brauchen wir »harte« Daten aus molekularbiologischen Erkenntnissen, sie stellen uns aber nur die Grundlagen zur Verfügung, die wir in der Diktion MARSHALLS am Ende »verbrennen« sollten, nachdem wir sie in natürliche Sprache umgesetzt und mit Beispielen aus der Lebenswelt illustriert haben. Daten machen Sinn, wenn wir den gesamten Menschen in ihnen erkennen. (Dieser Gebrauch der Sprache geht übrigens über die Verkürzung hinaus, lediglich die Sprache der PatientInnen zu sprechen.)

Auch auf die gegen alle Intention missverstandenen Vorgaben des DSM sollte MARSHALLS Konzept in der Forschung angewandt werden. Die Familien- und Lebensromane liefern die Vorlagen für Konzepte und Kategorien, die die erklärte Natur erst verstehen lässt. Wenn freilich die Forschung, inklusive der PNI, hierbei »versagt« oder sich die Fragen gar nicht erst stellt, dann produzieren wir PatientInnen »ohne Begriffe«. Was mit ihnen in der Krankheit geschieht, macht sie zu »Opfern« geheimnisvoller Vorgänge, über die es scheinbar keinerlei Wissen gibt.

PNI meldet mit »Psycho« im Namen einen Anspruch an, ohne ihn konsequent zu verfolgen. Er war in der Zeit GEORGE SOLOMONS, als in einem Klima der Offenheit noch kreativ gedacht wurde (SOLOMON & MOSS 1964) noch prägend, später wurde PNI nur noch molekularbiologisch definiert. Für viele eine Enttäuschung, die sich in Streitschriften und kritischen Beurteilungen niederschlug (SCHUBERT 2015; WERBIK & BENETKA 2016). Am Ergebnis hat das wenig geändert, es entstand trotzdem ein Menschen- und Krankheitsbild, das »Lebensfragen«, getreu nach WITTGENSTEIN, aus dem Denken verbannt und uns zum Schweigen verurteilt. Daran halten sich auch die unmittelbar Betroffenen, die psychisch Erkrankten – bis auf sporadische (literarische) Ausbrüche.

Warum wir uns des »Psychologischen«, das seit FREUD zum »Jahrhundertprojekt« wurde, entledigt haben, kann hier nur mit der Entfremdung einer ganzen Generation in den Wissenschaften angedeutet werden. Die Macht des naturwissenschaftlichen Paradigmas brachte es auch in vielen anderen Lebensbereichen dazu, dass existentielles Wissen verdrängt und technisches vorangetrieben wurde. Die »Psychosomatik« beispielsweise wurde schleichend gebannt, bis Erkrankung als frei von persönlicher Mitwirkung hingestellt werden konnte. Die Medizin befreite sich vom Anspruch auf existentielle Erklärung von Krankheit mit zwei Standardformeln: »Die Ursachen sind (noch) unbekannt«, und: »Niemand trägt persönlich Schuld daran.« In der Folge sind Kranke nicht nur ihrer Krankheit enteignet, sondern auch allen psychologischen Vermögens, mit Kränkung jenseits des schicksalhaften Ertragens umzugehen.

Die vorherrschende Wissenschaftspraxis gehört zu den unerfreulicheren Entwicklungen des Abendlandes, vergleichbar Dogmatismen, die mit wörtlichen Auslegungen heiliger Schriften bekannt wurden. Die völlige Fixierung auf mathematische Paradigmen hat einen wissenschaftlichen Fundamentalismus begünstigt, der keinen Platz mehr für das Verstehen lässt. Wir wollen das Kind aber nicht mit dem Bade ausschütten. OLIVER SACKS schreibt in *A leg to stand on*: »… Neuropsychology is admirable, but it excludes the psyche« (zit. n. PIVNICK 2015, S. 219). Es ist für die Zukunft zu hoffen, dass eine junge Generation sie wieder in die PNI hereinholt, weil sie die Relativität des naturwissenschaftlichen Paradigmas erkennen konnte und die Übung, mit einer Hand zu klatschen, als undurchführbar erkennt.

HARTMUT SCHRÖDER

PLACEBO UND NOCEBO

DAS FOLGENREICHE WIRKEN DES VERMEINTLICH WIRKUNGSLOSEN

ES IST AUSSERORDENTLICH SELTEN, dass Komödien Erwähnung in einem Medizinlexikon (DocCheck: http://flexikon.doc check.com/de/) oder einer Ärztezeitschrift (NOLTE 2010) finden. Das Stück *Knock oder der Triumph der Medizin* (1923) von JULES ROMAINS ist aber ein solcher Fall. Es handelt davon, dass DR. KNOCK, der sich als Arzt ausgibt, aber gar keiner ist, in einem kleinen Ort in Frankreich eine schlecht laufende Landarztpraxis übernimmt. Durch besondere Beeinflussung von Menschen, durch negative Suggestionen, macht er Gesunde zu Patienten und Dauerkranken, sodass bei Apotheker und Arzt die Kassen klingeln und eine ganze Kleinstadt wirtschaftlich erblüht. Die Devise von DR. KNOCK ist einfach: »Gesunde Menschen sind nur Kranke, die von ihrem wahren Zustand nichts wissen.«

Natürlich handelt es sich bei diesem Stück, das auch verfilmt wurde, um eine Satire. Das Berufsethos des Arztes bzw. Therapeuten verbietet es ja geradezu, dem Patienten Schaden zuzufügen. Dennoch ist nicht auszuschließen, dass Patienten allein durch bestimmte Kommunikationsweisen und Information Schaden zugefügt wird. Dies ist auch das Thema meines Beitrages.

Was heißt *Nocebo*? Das Wort *Nocebo* (Lat. »ich werde schaden«) entstand aus Erfahrungen in der klinischen Forschung vor ca. 60 Jahren. Anders als beim Begriff *Placebo*, der sich sehr schnell durchsetzte, wurde Nocebo erst gut 50 Jahre später, durch Berichte über einige spektakuläre Fälle einer breiteren Öffentlichkeit bekannt (siehe: http://placeboforschung.de/de/videos). Es geht dabei, vereinfacht gesagt, um Reize von außen, die beim Patienten Schaden auslösen können, ohne dass dies intendiert ist. Diese Reize können in der Kommunikation mit Ärzten bzw. Therapeuten gesetzt werden, aus dem Umfeld eines Menschen oder von Einflüssen durch Medien herrühren. Dazu später noch ausführlicher.

Wenn man zum Wort Nocebo recherchiert, ergibt sich Folgendes: Die medizinische Datenbank PubMed (https://www.pubmed.de/) zeigt zum Stichwort Nocebo 779 Treffer an (Zeitpunkt der Abfrage: 23.04.2020). Im Vergleich dazu das Stichwort Placebo: Hier sieht das Bild schon völlig anders aus, man erhält 227.417 Treffer.

Der Placebo-Effekt ist wohl einer der meistuntersuchten Effekte in der Medizin, die Wirkmechanismen sind mittlerweile gut beschrieben. Diese lassen sich durchaus auch auf den Nocebo-Effekt übertragen, Placebo und Nocebo stellen so zwei Seiten einer

Medaille dar. Konsequenterweise hat die interdisziplinär angelegte Placebo-Forschung, die von der Deutschen Forschungsgemeinschaft (DFG) gefördert wird, sowohl Placebo- als auch Nocebo-Effekte zum Gegenstand.

Dass dennoch Nocebo im Vergleich zu Placebo stiefmütterlich behandelt wird, zeigen zwei Faktoren: Erstens beschränken schon ethische Gründe experimentelle Studien mit Nocebo, es darf ja schließlich nicht einfach zum Zweck der Forschung mit Interventionen Schaden zugefügt werden. Zweitens passt das Phänomen des Nocebo noch weniger als Placebo in das Denkmodell einer rein biomedizinisch-naturwissen-schaftlichen und pharmakologisch orientierten Medizin, die auf Monokausalität ausgerichtet ist. Es wirkt hier ja etwas, das unsichtbar ist und sich nur schwer kontrollieren lässt. Werden z. B. in der Debatte um Homöopathie feststellbare positive Wirkungen als reine Placebo-Effekte bezeichnet und mit dem Ausdruck »Das ist ja nur ein Placebo« sogar heruntergespielt, so ist ein solches Herunterspielen bei einem Nocebo-Effekt nicht möglich. Wenn Schaden zugefügt wird, so kann man dies auch im Nachhinein nicht damit entschuldigen, dass das »nur ein Nocebo-Effekt« war. Vielleicht liegt hier sogar eine Chance für ein Umdenken in der Medizin. Denn sowohl Placebo- als auch Nocebo-Effekt entstehen ja dadurch, dass in einem bestimmten Kontext ein Patient einem äußeren Reiz (durch Ärzte bzw. Therapeuten direkt oder verbal bzw. nonverbal verabreicht) eine bestimmte Bedeutung zuspricht und damit innere Wirkprozesse auslöst. Diese sind im Fall des Placebos positiv und heilsam, aber sie können – wie der Nocebo deutlich zeigt – auch negativ und schädigend sein.

Nocebos verursachen ohne Zweifel viel Leid bei Patienten, sie erschweren die Arbeit von Therapeuten und bedeuten schließlich auch Kosten für das Gesundheitssystem. Im engeren Bereich der Arzneimittel liegen bereits Schätzungen über die Wirkung von Nocebos vor. BARSKY et al. (2002) gehen für die USA davon aus, dass ca. 89 Prozent der durch Nebenwirkungen verursachten Kosten von Medikamenten auf das Konto Nocebo gehen. Nach STRAUSZ (2012) belaufen sich die Kosten in Deutschland auf zwei bis drei Milliarden Dollar im Jahr.

NOCEBO –
DER »BÖSE BRUDER DES PLACEBO«?

URSPRÜNGLICH WURDE DER BEGRIFF Nocebo sehr eng gefasst, KENNEDY (1961) meinte damit nur negative Nebeneffekte von Placebos. Das konnten Symptome sein, die zum Erstaunen der Forscher als unspezifische, nicht erwünschte Wirkungen auftraten. So verhielten sich etwa Patienten in einer Studie zu einem Brechmittel folgendermaßen: 80 Prozent der Patienten, die als Angehörige der Placebogruppe gar keinen Wirkstoff erhalten hatten, reagierten trotzdem mit Erbrechen. Vergleichbare Beobachtungen werden seitdem in fast allen placebo-kontrollierten Studien gemacht. Ein solcher nicht gewünschter Effekt – eben Nocebo – wird daher mitunter auch als der »böse Bruder des Placebo« bezeichnet.

Eine Erweiterung erhielt der Begriff Nocebo spätestens durch HAHN (1997), der außerhalb des engen pharmakologischen Kontexts aus der anthropologischen Forschung über Fälle des psychogenen Todes berichtete. Bei ihm geht es um die negative Erwartungshaltung. Sie allein und die damit verbundenen Affektzustände (vor allem Angst) können schon Symptome bzw. Krankheit bis hin zum Tod erzeugen.

In Anlehnung an HAHN verwende ich hier einen sehr weiten Nocebo-Begriff. Voraussetzung für Nocebo in diesem Sinn ist eine zu Angst führende negative Erwartungshaltung des Patienten, die wiederum im Vorfeld bei ihm durch bestimmte Informationen oder eine bestimmte Art der Kommunikation stimuliert wurde. Kommunikation meint hier nicht nur die direkte zwischenmenschliche Kommunikation, sondern auch durch Medien kommunizierte Inhalte und das innere Gespräch des Patienten mit sich selbst, aber auch die komplexen Wechselwirkungen mit der natürlichen Umwelt und sozialen Umgebung. Angeregt wird eine solche Angst bzw. negative Erwartungshaltung etwa durch Beipackzettel von Medikamenten, aber auch durch die Gesprächsführung eines Arztes oder des Therapeuten.

FORSCHUNGSSTAND, BEISPIELE UND MERKMALE

WIE SEHEN NUN KONKRETE BEISPIELE für Nocebos aus? Auf der Webseite der DFG-Forschergruppe (http://placeboforschung.de) gibt es einen Überblick über Nocebos im engeren und weiteren Sinn, zwei davon sind:

> ▶ Wenn Krebspatienten glaubten, ein neues Medikament zu erhalten, entwickelten 71 Prozent von ihnen mindestens zwei neue Symptome, auch wenn sie Teil der Placebogruppe waren.

> ▶ Sogar bei alltäglichen medizinischen Interventionen wie einer lokalen betäubenden Injektion in die Haut bestimmten die Äußerungen des Arztes über zu erwartende Schmerzen die vom Patienten wahrgenommene Schmerzintensität.

In den USA sorgte vor zwanzig Jahren die große *Framingham-Herz-Studie* für Aufsehen. Es hatte sich Folgendes herausgestellt: Frauen, die glaubten, dass sie eher als andere anfällig für Herzerkrankungen seien, starben 3,7-mal häufiger an Herzinfarkt und plötzlichem Herztod als Frauen ohne eine solche Angst, wobei die Studie hinsichtlich anderer Risikofaktoren bereits bereinigt war (EAKER et al. 1992).

Weitere medizinisch mittlerweile gut belegte Nocebo-Phänomene sind Stress-Kardiomyopathie bzw. das *broken heart syndrome* und medieninduzierte Noceboeffekte, die sogar eine feste Bezeichnung bekommen haben, wie z. B. Morbus Mohl. Der Name bezieht sich auf den Moderator HANS MOHL, der 30 Jahre lang das monatlich gesendete Gesundheitsmagazin »Praxis« im ZDF moderierte. Ärzte stellten fest, dass an den Tagen nach der Ausstrahlung eine Vielzahl von Patienten die Arztpraxen aufsuchte und über die Symptome klagte, über die in der Sendung berichtet wurde (DocCheck. Morbus Mohl. Online: http://flexikon.doccheck.com).

Negative Reaktionen können sowohl subjektiver Art (Unwohlsein, Übelkeit, Kopfschmerzen, Ermüdung, Leistungsabfall etc.) sein als auch objektiv messbare Symptome (Herzrate, Blutdruck, Temperatur etc.) betreffen. Die Symptome können zeitlich begrenzt sein, können sich aber auch chronifizieren, so dass das Entstehen von Erkrankungen begünstigt werden kann. Verbunden ist der Nocebo-Mechanismus immer mit Angst bei den Betroffenen, die einerseits durch die negative Erwartungshaltung gefördert wird und andererseits diese weiter stimuliert.

Das Phänomen Nocebo zeigt, wie Psyche und Körper zusammenwirken. Die Effekte sind körperlich nachweisbar und können gemessen werden: »Die Erwartung manipuliert das Immunsystem – und macht anfällig für Krankheiten. Angst manipuliert Herz und Kreislauf – und kann zu akut bedrohlichen Zuständen führen«

(HEIER 2012, S. 110). Insbesondere panische Angst sowie das Gefühl des Kontrollverlusts setzen biochemische Prozesse in Gang und bewirken reale physiologische Veränderungen. RIEF et al. (2008) beschreiben, dass viele Patienten mit körperlichen Symptomen ihren Körper genau auf mögliche Symptomveränderungen hin beobachten. Die Erwartung dieser Symptome induziert eine bestimmte Gehirnaktivität, die die Perzeption dieser Symptome wiederum begünstigt.

INFORMATION MIT UNERWÜNSCHTEN NEBENWIRKUNGEN?

EIN BEEINDRUCKENDES BEISPIEL FÜR das Potenzial von Information und Kommunikation als Stimuli für negative innere Wirkprozesse bietet die Studie von SILVESTRI et al. (2003). Sie widmet sich der Frage, ob durch Information unerwünschte Nebenwirkungen stimuliert werden können.

In der Studie geht es konkret um erektile Dysfunktion im Zusammenhang mit der Einnahme eines Betablockers. Gefragt wird, ob durch Information erektile Dysfunktion erzeugt bzw. verstärkt werden kann. Männliche Patienten, denen ein Betablocker verordnet worden war, wurden in drei Gruppen eingeteilt: Die erste Gruppe erhielt keine Information darüber, dass sie einen Betablocker einnahm. Die zweite Gruppe bekam die Information, dass ihr ein Betablocker verordnet wurde. Und die dritte Gruppe erhielt explizit die Information, dass das Medikament als unerwünschte Nebenwirkung auch »gelegentlich« eine Störung der Erektion auslösen könne. Drei Monate später wurde in allen Gruppen die Häufigkeit einer erektilen Dysfunktion per Befragung erhoben. In der ersten Gruppe betrug sie 3,1 Prozent, in der zweiten Gruppe 15,6 Prozent und schließlich in der dritten Gruppe 31,2 Prozent. Eine spätere ähnlich angelegte Studie von COCCO (2009) bestätigte die Ergebnisse der Studie von SILVESTRI et al.

Sowohl bei Placebos als auch bei Nocebos stellen sich interessante Fragen: Welche Kräfte und inneren Prozesse verbergen sich hinter dem Wirken des vermeintlich Wirkungslosen? Gibt es da etwas Unsichtbares, das dennoch wirkt?

STEFFEN SCHULZ (2007), ehemaliger Professor für Medizinische Informatik an der Berliner Charité, hat in seiner Monographie *Lebensinformation* über diese Fragen reflektiert. Er sieht eine Lösung in der Klärung des wichtigen und in der modernen Medizin oft vernachlässigten Begriffs der Information. Information ist ein Begriff, der an der Grenze von Natur- und Geisteswissenschaft angesiedelt ist. Etymologisch betrachtet kann Information vor allem als ein »form- und sinngebendes Prinzip« verstanden werden. Abgeleitet wird Information aus dem Lateinischen, wo *forma* etwa »Gebilde, Gepräge, Gestalt« meint und *in-formare* dann so viel bedeutet wie »etwas eine Gestalt geben, etwas formen bzw. bilden«.

NORBERT WIENER, der Begründer der Kybernetik, hat auf den immateriellen Aspekt von Information hingewiesen: »Information ist Information, weder Materie noch Energie« (1961, S. 166). Dabei kann Information eigentlich alles sein, sogar das Nichts; denn auch einer Auslassung bzw. einer Lücke in der Kommunikation kann in einem bestimmten Kontext Bedeutung zugesprochen werden. Hierzu ein Beispiel: Wenn der Arzt während einer Untersuchung (z. B. beim Sonographieren) länger als ein paar Sekunden schweigt, kann gerade dieses Nichtsprechen vom ängstlichen Patienten mit negativer Bedeutung aufgeladen werden. Veränderungen in der Stimme oder im Blickkontakt erzeugen ebenfalls Bedeutung. Alles kann jederzeit bedeutungsvoll sein, auch wenn es explizit nicht ausgedrückt wird.

Sprache und Schweigen, aber auch die Stimme und nonverbale Kommunikation haben keine Bedeutung an sich, sondern sie sind Träger von Information, der nachfolgend eine Bedeutung zugemessen wird – auch wenn etwas gar nicht explizit gesagt oder intendiert wurde. Ob ein Signal überhaupt als Information wahrgenommen wird und als Stimulus etwas auslösen kann, hängt immer auch vom Rezipienten und dem gesamten Kontext der Kommunikation ab.

Die Bedeutung einer Information wird von jedem Menschen zunächst emotional und mit dem Körper erlebt sowie sodann subjektiv über die Kognition konstruiert. Zum besseren Verständnis des Nocebo-Mechanismus ist daher eine Differenzierung in Emotions- und Kognitionssystem wichtig – vor allem dann, wenn die Verarbeitung in beiden Systemen nicht kohärent ist.

In einem komplexen Prozess der Verarbeitung von Reizen wird eine Bedeutung zunächst durch das Emotionssystem erzeugt, danach folgt eine weitere im Kognitionssystem, die mit der ersten Bedeutung zusammengebracht wird. In mehreren Gedankenzyklen wird eine vorläufige finale Bedeutung erzeugt. Schließlich kommt aber als weitere Komponente der Körper hinzu, auch hier findet eine Feedbackschleife statt, die wiederum auf diese Systeme wirkt. Es ist letztlich ein außerordentlich komplexer Wirkkreislauf, der hier in Gang gesetzt wird. An dieser Stelle soll dieser komplexe Mechanismus nicht weiter vertieft, aber auf die grundlegende Arbeit von GRAF (2018) verwiesen werden.

Es ist für die Interaktion zwischen Patient und Therapeut besonders wichtig zu verstehen, wie in diesen Situationen Bedeutung konstruiert wird. Sprache und auch nonverbale Kommunikation besitzen keine konstante und kontextunabhängige objektive Bedeutung – Bedeutung ist immer konstruiert! Bedeutung ist immer subjektiv und oft außerordentlich vielschichtig, manchmal haftet ihr auch etwas Flüchtiges an. Daher ist das Dialogische in der Interaktion zwischen Therapeut und Patient unverzichtbar. Nur ein Gespräch kann klarstellen, was beim Patienten durch bestimmte Informationen ausgelöst wird, was ihn wirklich bewegt.

Was nun die Entstehung von Krankheiten und Symptomen betrifft, so können krankmachende Stimuli durch Informationen, verbale und nonverbale Kommunikation sowohl von außen auf den Patienten einwirken oder in dessen Innerem entstehen.

Äußeres meint Reize aus Umwelt und Umgebung oder auch durch Therapeuten. Im Inneren eines Menschen entstehen krankmachende Stimuli durch Gefühle und Konstrukte wie Gedanken sowie Einstellungen des Patienten selbst. Fatal wird die Situation, wenn sich äußere Stimuli und innere Wirkprozesse zyklisch verstärken und auf Dauer wirken. Da Vorstellungen sowie Erinnerungen auf der einen Seite und Wirklichkeit auf der anderen Seite durch dieselben Prozesse im menschlichen Gehirn erzeugt werden, können sprachlich vermittelte und vorgestellte Inhalte als Stimuli dienen, die wiederum »Wirklichkeit« erzeugen. Die Macht von Sprache und Information besteht also darin, dass sie in einem bestimmten Kontext und für eine bestimmte Person so bedeutungsstark werden können, um wirkmächtige innere Prozesse auszulösen.

Vor diesem Hintergrund lassen sich sowohl Nocebo als auch Placebo als Effekte verstehen, »die aufgrund der Bedeutung zustande kommen, die eine Intervention für eine Person hat« (WALACH & SADAGHIANI 2002, S. 333).

BEIM NOCEBO-EFFEKT WIRKT DIE ANGST in besonders starkem Maße. Die Angst wird vom Emotionssystem ausgelöst, das dem Bewussten nicht zugänglich ist. Sie wirkt auf das Kognitionssystem, das parallel die bewusst verarbeitete Bedeutung aus dem Körperstimulus in einen kohärenten Zusammenhang zu bringen versucht. Dieser lautet im Falle eines Nocebos früher oder später: Ich bin krank.

Das Krankheitsbild wird dann fatalerweise zum stimmigen kohärenten Weltbild. Es wirkt seinerseits wieder als innerer Stimulus auf das Emotionssystem (ohne Zugang zum Bewusstsein) und es beginnt ein folgenreicher Kreislauf.

Bei zyklischen Prozessen wie dem Nocebo-Effekt entsteht eine Dynamik zwischen Ursache und Wirkung, wo Wirkung zur Ursache wird und diese verstärkt. Eine solche Dynamik führt zur Eskalation. Eine lösende oder abschwächende Wirkung würde den Prozess erlahmen und zu Ende kommen lassen.

Der Nocebo-Mechanismus kann also als komplexer zyklischer Wirkprozess betrachtet werden – Stimulus kann dabei jedwede Information werden, etwa eine auf Beipackzetteln, Plakaten in Praxen oder in Videospots. Aber eben auch die bewusste und unbewusste verbale wie nonverbale Kommunikation mit Ärzten, Therapeuten und Personen im Umfeld eines Patienten.

WIE DER THERAPEUT SCHADEN DURCH KOMMUNIKATION VERMEIDEN KANN

DER THERAPEUT ÜBT AUF VIELFÄLTIGE WEISE durch seine Kommunikation, sein Verhalten und auch seine innere Haltung Einfluss auf das Wohl des Patienten aus. Gerade auch das, was einem Therapeuten unbewusst ist, hat einen Effekt auf den Patienten. BAUER weist in diesem Zusammenhang darauf hin, dass auch die »inneren Einstellungen« des Arztes, d.h. selbst das nicht explizit sprachlich Kommunizierte, beim Patienten eine Resonanz auslösen: »Welche Einstellung auch immer er hat, er wird sie – auch bei größtem Bemühen um äußere Höflichkeit und Korrektheit – nicht verbergen können; der Patient nimmt sie durch subtile Signale intuitiv auf« (BAUER 2006, S. 130). Iatrogene Nocebo-Reize entstehen somit, ohne dass der Therapeut dies intendiert und sich dessen bewusst ist.

Nocebo-Reize könnten zumindest teilweise vermieden werden, wenn Therapeuten für mögliche Probleme in der Kommunikation mit Patienten sensiblisiert wären. So z. B. bei folgendem Problem: Da der Patient im Arztkontakt sich häufig in einer Extremsituation bzw. unter Stress befindet, fokussiert er sich auf das Negative und Bedrohliche. Dabei »produziert« er sich selbst erfüllende Prophezeiungen (»Er kennt einen, der einen kennt, dem es genauso schlecht oder noch schlechter erging«). In solch einer bedrohlichen Situation wird Humor bzw. Ironie von Patienten oft nicht verstanden, Worte der Verneinung (nicht, nein, kein) werden oftmals nicht angemessen gedeutet (HELLER 2015, S. 78ff.).

So kann es sein, dass der Behandler, der eigentlich etwas Problematisches verneinen bzw. ausschließen will, durch die Verneinung die Aufmerksamkeit des Patienten erst recht auf das Verneinte richtet. So wird dann dieses Verneinte plötzlich denkbar und in seiner Verneinung also erst recht wirksam gemacht:

▶ Das tut gar nicht **weh**.
▶ Das ist nicht weiter **gefährlich**.
▶ Es ist nichts **Schlimmes**.
▶ Sie müssen da keine **Angst** haben.

Ähnlich ist es, wenn der Arzt vage spricht und Ausdrücke wie »eigentlich« verwendet, so dass ein großes Bedeutungspotenzial und entsprechend Unsicherheit entsteht:

▶ Das ist **eigentlich** ein ganz gutes Ergebnis.
▶ Ich bin mit der Entwicklung **ziemlich** zufrieden.
▶ **Probieren** wir das mal aus.
▶ **Vielleicht** hilft das ja.

Nocebo-Reize können sogar dann erst entstehen, wenn etwas benannt wird bzw. ein Symptom erstmals einen Namen erhält. Durch den Namen wird etwas konstruiert, es wird durch die fokussierte Aufmerksamkeit auf das Benannte stärker. Problematisch sind daher folgende Aussagen:

▶ Sie haben **XY**.
▶ Sie sind **XY-er**.
▶ Sie sind **XY-gefährdet**.

Bewusste ärztliche Gesprächsführung allein reicht freilich nicht aus – maßgeblich ist letztlich, was beim Patienten ankommt. Denn der Patient selbst »entscheidet«, ob Nocebos »gelingen« oder nicht. Es geht also darum, nicht nur die Kompetenz der professionellen Akteure zu verbessern, sondern auch Angehörige und Patienten zu schulen. Gerade auch sie müssen erkennen lernen, dass Gedanken und Gefühle, Einstellungen und Erwartungen Einfluss auf Krankheit und Heilung haben.

WIE DER ARZT PATIENTEN UNTERSTÜTZEN KANN

NOCEBO-REIZE KÖNNEN SICH NUR DANN voll entfalten, wenn sie bei Patienten auf »fruchtbaren Boden« fallen – das wäre eine Mischung von negativen Erfahrungen und entsprechenden Konditionierungen, von Angst und negativen Erwartungen. Hinzu kommen oft Misstrauen gegenüber Ärzten bzw. Therapeuten, fehlende Motivation, ein negatives Glaubenssystem sowie auch ein möglicher Krankheitsgewinn. Vieles davon kommt in bestimmten Situationen bei fast jedem Patienten zumindest zeitweise vor; es kann aber auch zur »Gesundheitsangststörung« mit einer gewissen Auffälligkeit kommen, die dann psychotherapeutisch behandelt werden sollte.

Um Nocebos zu vermeiden, ist es außerordentlich wichtig, dass Patienten, die besonders gefährdet sind, rechtzeitig erkannt werden. Gerade Angstpatienten brauchen eine engmaschige, gegebenenfalls auch psychotherapeutische Begleitung und Unterstützung. Für Patienten mit sogenannten Gesundheitsangststörungen gibt es bereits umfangreiche Therapieangebote und Selbsthilfegruppen.

Dass es auch eine umgekehrte Entwicklung gibt und sich Nocebo-Reize durch resiliente Patienten auch im positiven Sinn verändern können, zeigt der folgende authentische Fall eines Bekannten:

»Herr Müller suchte wegen anhaltender Knie-Beschwerden einen Orthopäden auf. Der setzte nach der Untersuchung eine düstere Miene auf und sagte: ›Sieht bös aus! Sport können Sie zukünftig vergessen. Am besten operieren wir so bald als möglich, damit Sie sich danach wenigstens noch einigermaßen bewegen können.‹

Nach einer kurzen Pause machte Herr Müller etwas, das für einen Patienten sicher ungewöhnlich ist: Er stand von der Untersuchungsliege auf, stellte sich vor den Orthopäden und sagte mit erhobenem Zeigefinger: ›Herr Doktor, sprechen Sie mir bitte Folgendes nach: Herr Müller, Sie müssen nicht operiert werden, Sie werden auf jeden Fall wieder gesund, und Sie werden auch wieder Sport treiben können!‹

Herr Müller, der selbst andere Leute in Sachen Kommunikation und Selbstkommunikation coachte, musste tatsächlich nicht operiert werden und treibt bis heute auch weiterhin Sport.«

WIR BRAUCHEN BEI DER SUCHE nach Lösungen Phantasie und sollten auch unsere Intuition nutzen. Und das betrifft sowohl Ärzte und Therapeuten als auch Patienten. Nicht zielführend ist jedenfalls die Suche nach einer etwaigen Nocebopersönlichkeit, nach einer etwaigen genetischen Disposition oder nach möglichen Prädiktoren oder Indikationen, die Nocebos befördern. Dass Menschen sich über ihr Bewusstsein und ihren Geist krank, aber eben auch gesund machen können, hat überhaupt nichts Pathologisches, sondern erklärt sich vielmehr durch die Tatsache, dass Menschen gleichermaßen Natur- und Kulturwesen sind. Besonders problematisch sind hier alle Bestrebungen der Biomedizin, den »schwarzen Peter« den betroffenen Patienten selbst zuzuschieben, diese zu pathologisieren (Angststörung, Depression etc.) und sie dann gezielt pharmakologisch zu therapieren, um Nocebos zu verhindern.

Doch trotz der Komplexität des zyklischen Wirkprinzips und der subjektiven Verarbeitung von inneren und äußeren Stimuli sind auch wirksame Interventionen möglich. Wichtig ist dabei, zu unterscheiden, was der Patient selbstwirksam tun kann, was er vermeiden und regulieren kann und was Ärzte und Therapeuten vermeiden und regulieren können. Ein Entweder-oder würde das Ziel verfehlen. Auch wenn Ärzte und Therapeuten lernen könnten, mit Hilfe ihrer Kommunikation den Nocebo-Effekt durch einen heilenden Placebo-Effekt zu ersetzen, sollten Patienten trotzdem im Fall von Nocebos zu eigenen, selbstwirksamen Interventionen befähigt werden.

In einem ersten Schritt brauchen sowohl die Patienten als auch Ärzte und Therapeuten ein solides Wissen über die Wirkprinzipien des Nocebo-Effekts. Auf der Grundlage eines solchen Wissens können dann bestimmte Prozesse frühzeitig erkannt werden.

Achtsamkeitstechniken und eine gute Selbstfürsorge eignen sich gleichermaßen dafür, solche Wirkprozesse besser zu erkennen und zu regulieren. Mit diesem Wissen kann gezielter interveniert werden, kann sofortige Erleichterung, ein Stopp des negativen Effekts erreicht werden, was sogar dessen Umkehrung zur Folge haben kann.

In einem zweiten Schritt sollten Patienten sowie Ärzte und Therapeuten über wirksame Interventionsmöglichkeiten Bescheid wissen, welche hier nur kurz genannt werden:

1. Vermeidung – Nocebo-auslösende Stimuli können größtenteils vermieden werden. Eine Vermeidung sollte gleichzeitig mit heilenden Stimuli kombiniert werden, sodass der Nocebo-Kreislauf erst gar nicht initiiert wird.

2. Regulierung – Patienten, aber auch Ärzte und Therapeuten verfügen über eine Vielzahl an sowohl kurz- als auch langfristigen Interventionsmöglichkeiten, um aus dem Gedankenkreislauf auszusteigen. Diese Regulierung gibt vor allem Patienten ein selbstwirksames Werkzeug an die Hand, wiederholtes Regulieren kann bereits der Beginn der Lösung sein.

3. Lösung – Die Rückbildung nocebo-fördernder Muster ist schwieriger und erfordert eine gezielte Interventionsplanung. Neben kognitiven Interventionen, die heilende kohärente Weltbilder induzieren sowie negative Glaubenssätze transformieren, versprechen therapeutische Intervention in der Emotionsregulation Erfolg.

SCHMID weist in seiner *Bewusstseinsmedizin* nach, dass »die (bewusste und unbewusste) Verarbeitung von Information im lebenden Organismus« bzw. »die eigene Vorstellungskraft« im Zusammenspiel mit »metabolischen, neurologischen, endokrinen und immunologischen Informationsprozessen sowohl zu Genesung als auch zu Krankheit und sogar bis zum Tod führen kann« (SCHMID 2013, S. 8). Er zeigt auf, dass durch eine passende therapeutische Kommunikation Nocebo-Reize nicht nur vermieden, sondern sogar umgekehrt werden können.

BESONDERS HERVORZUHEBEN SIND insgesamt eine »gesundheitsfördernde Grundhaltung« und eine therapeutische Kommunikation von Seiten der Ärzte bzw. Therapeuten.

Als erster und wichtigster Stimulus sollte dem Patienten mit Empathie begegnet werden. Fehlende Empathie kann – freilich unbeabsichtigt – negative Emotionen auslösen. Eine Aussage wie: »Oje, was haben Sie denn da gemacht?«, kann z. B. Schuldgefühle auslösen. »Gab es solche Auffälligkeiten bereits in Ihrer Familie?«, kann Scham auslösen. Aussagen wie: »Da kann man nichts machen«, werden Angst auslösen. Andererseits kann eine Aussage wie: »Gut, dass Sie rechtzeitig gekommen sind«, Vertrauen und Hoffnung wecken. »Da können Sie zum Glück auch ganz viel selber machen durch Ernährung und Bewegung«, kann Gefühle von Angst und Ohnmacht auflösen und Patienten in die Selbstwirksamkeit führen.

PLÄDOYER FÜR EINE KULTURHEILKUNDE

FÜR DIE VERMEIDUNG VON NOCEBOS sind Stimuli durch eine therapeutische Kommunikation gefragt, die jedwede Therapie sinnvoll begleiten kann. Therapeutische Kommunikation stellt den konkreten Menschen in den Mittelpunkt und erfordert eine Passung zwischen Patient und Arzt bzw. Therapeut sowie Wirkmittel, die in jedem einzelnen Fall hergestellt werden muss. Die Auswirkungen von Information und Kommunikation sind letztendlich nie vollständig zu kontrollieren. Sie hängen von den vielfältigen Faktoren im inneren Wirkprozess ab, die erst in der Begegnung zwischen Patient und Arzt bzw. Therapeut entstehen.

Was wir dringend brauchen, ist also eine Ergänzung der modernen Medizin durch eine bewusst geführte therapeutische Kommunikation – ich nenne sie hier Kulturheilkunde. Was ist darunter zu verstehen? Der Begriff Kulturheilkunde meint – ähnlich wie das Wort Naturheilkunde –, dass auch »Kultur« über ein heilsames Potenzial verfügt. Wir können dieses heilende Potenzial für Zwecke der Gesundung nutzen. Heilung – ich verstehe sie in erster Linie als das Wirken der Selbstheilungskräfte – wird ja nicht nur durch spezifische Wirkmittel, d.h. Medikamente und andere medizinische Interventionen, angeregt, sondern sie bedarf auch der heilenden Kraft der Kultur. Heilung braucht nämlich Zeit und auch einen Raum, in dem der kranke Mensch wieder gedeihen kann – ein Resonanzfeld für Körper, Geist und Seele. Ein solches Feld bietet Kultur als der vielleicht noch einzig verbliebene Ort für Spiel und Muße, Entschleunigung, Verbundenheit und Zweckfreiheit.

Heilende Impulse der Kultur können aus der *inneren Haltung* eines Menschen selbst erwachsen, durch eine gute *therapeutische Beziehung* entstehen sowie durch *äußere Anstöße* aus unserer Umwelt. Eine gesundheitsförderliche innere Haltung umfasst z. B. Achtsamkeit, Selbstfürsorge und Psychohygiene. Eine passende therapeutische Beziehung zeichnet sich aus durch Empathie sowie durch eine Begegnung auf Augenhöhe – und sie löst Resonanz aus.

Heilimpulse von außen können aus dem gesamten Umfeld eines Menschen kommen. Neben sozialen Faktoren spielen hier bauliche Gestaltung und Raumausstattung eine Rolle, vor allem solcher Orte, wo hilfsbedürftige Menschen Unterstützung suchen: in Apotheken, Kliniken und Praxen sowie Hospizen. Design, Licht und Farben, Pflanzen, Gerüche, auditive Reize – sie alle können zu heilsamen Impulsen werden, Heilungsprozesse unterstützen bzw. diese in bestimmten Fällen sogar erst ermöglichen. Kulturheilkunde bedeutet Ergänzung und Erweiterung der Medizin – durch Haltung, Zuwendung und die Schaffung einer heilsamen Umgebung.

Kultur ist – wie der Philosoph CHRISTOPH QUARCH es ausdrückt – ein »Gewächshaus«, »worin die Seele dem begegnet, was sie heilen und gedeihen lässt: ein Begegnungsraum für das wirkliche Leben« (QUARCH 2015, S. 8). In diesem Begegnungsraum wirkt Kulturheilkunde, die die Medizin wieder mit Geist füllt und zu einer wirklichen Heilkunst macht.

Kulturheilkunde versteht sich einerseits als Lebenskunst, die sowohl ein erfülltes Leben als auch würdevolles Sterben ermöglicht, andererseits auch als eine therapeutische Haltung jenseits von einzelnen medizinischen Methoden und Verfahren, die den jeweiligen Menschen in seinem natürlichen und kulturellen Umfeld in den Mittelpunkt stellt. Kulturheilkunde orientiert sich an den Ressourcen des hilfsbedürftigen Menschen und lässt ihn selber zum Mitgestalter seiner Heilung und auch seines Sterbens werden – so weit und so gut dies eben möglich ist.

Sie steht auf folgenden Säulen:

▶ **Autonomie, Kompetenz und Selbstwirksamkeit des Patienten,**

▶ **Empathie, Haltung und Intuition des Therapeuten,**

▶ **Passung und Resonanz zwischen Patient und Therapeut,**

▶ **ein heilendes Umfeld durch Gesellschaft, Medien und Politik für Resilienz und Salutogenese.**

DASS THERAPEUTISCHE KOMMUNIKATION und eine von dieser Kulturheilkunde geprägte Haltung Zeit benötigen sowie Fingerspitzengefühl, heilende Stimuli zu geben, versteht sich von selbst. Eine solche »sprechende Medizin« wird aber nicht nur Nocebos verhindern, sondern auch einen positiven Heilungsverlauf insgesamt fördern. Nocebo-Reize in Placebo-Effekte umzuwandeln kann schließlich auch als ein Beitrag auf dem Weg zu einer »neuen Medizin« gesehen werden. Sie ist nicht mehr ein Spannungsfeld eines Entweder-oder, sondern vielmehr in der Begegnung des Sowohl-als-auch angesiedelt.

CHRISTIAN SCHUBERT

»DER TOD HÄLT MICH WACH«

JOSEPH BEUYS ALS IDEENGEBER FÜR EINE NEUE MEDIZIN

EINFÜHRUNG

DIE FÜR DIE MEDIZIN SO FRUCHTBARE Verbindung zwischen Sichtbarem und Unsichtbarem möchte ich im Folgenden am Beispiel von Leben und Kunst von JOSEPH BEUYS empirisch herausarbeiten. Was die erkenntnistheoretischen Grundlagen meiner Analyse betrifft, so wird es vor allem um die Frage gehen, wie biologische, psychologische und soziale Faktoren miteinander zusammenhängen. Die wohl elaborierteste theoretische Auseinandersetzung mit dieser Frage bietet die biopsychosoziale Modellkonzeption GEORGE LIBMAN ENGELS aus den 70er Jahren des vorigen Jahrhunderts (ENGEL 1977, 1980, 1997). GEORGE ENGEL ging davon aus, dass die menschliche Existenz aus auseinander hervorgehenden, evolvierenden Schichten bzw. Systemen besteht. Diese Systeme befinden sich ihrerseits auf unterschiedlichen Komplexitätsniveaus. So sind weniger komplexe Systeme, wie die biologischen, in der biopsychosozialen Schichtenhierarchie weiter unten angesiedelt, während höherkomplexe Systeme wie die psychischen, psychosozialen und kulturellen – man kann auch die bedeutungsassoziierten Symbole dazu zählen –, weiter oben verortet sind (ENGEL 1980).

Wenn ich im Folgenden von Komplexität spreche, dann meine ich den Komplexitätsbegriff, der üblicherweise in der Theorie komplexer Systeme verwendet wird. Hier hängt die Komplexität von Systemen von der Anzahl an Systemelementen, der Anzahl an Verknüpfungen zwischen diesen Systemelementen sowie der Funktionalität und Unüberschaubarkeit dieser Verknüpfungen ab. Ein wesentliches Merkmal ist dabei die Nicht-Linearität, d.h. das Ausgangssignal eines Systems ist nicht immer proportional zum Eingangssignal, was darauf verweist, dass sich mit jeder Signalwirkung die Bedingungen des Systems verändern, unter denen nachfolgende Signale aufgenommen werden und eine Wirkung entfalten (HÜGLI & LÜBCKE 1991).

Die Theorie komplexer Systeme geht davon aus, dass nicht-lineare Systeme selbstorganisierend sind und bei starker Beanspruchung von außen dazu neigen, in einen neuen stabilen Zustand bzw. Attraktor zu kippen und neue Eigenschaften bzw. Qualitäten auszubilden. Wir sprechen hier von Emergenz. Das Auftreten emergenter Phänomene kann beispielsweise den Übergang von biologischen zu psychologischen und den von psychologischen zu psychosozialen Phänomenen betreffen. Ein emergentes Phänomen ist immer ein Mehr, verglichen mit der Summe der Einzelteile. Es ist daher grundsätzlich nicht aus den Eigenschaften der Einzelelemente und deren Interaktionen ableitbar, obwohl es daraus entsteht (REIBER 2008, HÜGLI & LÜBCKE 1991).

Ein Beispiel aus der Psychoneuroimmunologie (PNI) mag dies illustrieren: Wir kennen den Begriff des »Sickness Behavior«, ein Erleben und Verhalten, das im Zusammenhang mit Infektionen und Entzündungen auftritt, um den Organismus vor übermäßigem Energieverlust zu schützen, der den Heilungsprozess verzögern oder gar verhindern würde (DANTZER et al. 2008). Hier emergieren *bottom-up* (von unten nach oben) psychische Qualität in Form von Müdigkeit und Krankheitsgefühl und weiter soziale Veränderung in Form von sozialem Rückzug im Zusammenhang mit starker biologischer, in diesem Fall immunologischer Beanspruchung des Organismus. Diese Beanspruchung wurde beispielsweise durch eine virale Infektion oder eine Verletzung, also einen externen Stressor *top-down* (von oben nach unten) hervorgerufen. Dass wir heute den Mechanismus des Sickness Behavior, nämlich die Aktivierung zentraler Prozesse durch pro-inflammatorische Zytokine, experimentell nachvollziehen können, steht nicht im Widerspruch dazu, dass diese neue Eigenschaft des Ganzen, nämlich das Sickness Behavior, nicht in den Eigenschaften der Einzelelemente oder Teilsysteme, z. B. den immunologischen oder neuronalen, repräsentiert und damit nachweisbar ist. Dies zeigt sich darin, dass trotz großer Anstrengungen der reduktionistisch-mechanistischen Forschung bis heute nicht bekannt ist, von welchem Gehirnareal Sickness Behavior ausgeht; mittlerweile vermutet man, dass es unüberschaubar viele Regionen im Gehirn gleichzeitig betreffen dürfte (DANTZER et al. 2008).

Doch zurück zur biopsychosozialen Modellkonzeption und Schichten- bzw. Systemhierarchie menschlichen Lebens, wie sie GEORGE ENGEL entwickelt hatte (ENGEL 1980). Neben der Besonderheit, dass die verschiedenen Systeme auseinander hervorgehen und kontinuierlich miteinander verbunden sind, gibt es noch einen weiteren wichtigen Aspekt, der mit dem der Emergenz in unmittelbarer Verbindung steht: das Verhältnis von Teil und Ganzem.

GEORGE ENGEL illustrierte dies mit der Schachtelung der unterschiedlichen Systeme der biopsychosozialen Hierarchie. Hier repräsentiert jede Schicht in der Hierarchie ein organisiertes dynamisches Ganzes, ein System von ausreichender Persistenz und Identität, so dass ein eigener Name gerechtfertigt erscheint. Ob Zelle, Organ, Person oder Familie, jedes System verfügt über eine eigene spezifische, komplexe, integrierte Organisationsstruktur – und doch gibt es ein Kontinuum zwischen den Systemen. Jedes System ist zur gleichen Zeit auch eine Komponente, ein Teil höherkomplexer Systeme. Das System Zelle ist zur gleichen Zeit Teil des Systems Gewebe und der Systeme Organ und Person. In dieser komplexhierarchischen Kontinuität natürlicher Systeme ist jedes System, jede Schicht in der biopsychosozialen Hierarchie zur gleichen Zeit Ganzes und Teil davon (ENGEL 1980).

Dies führt mich zu einem weiteren Charakteristikum komplexer Systeme: der Selbstähnlichkeit zwischen Teil und Ganzem. Mit Selbstähnlichkeit, auch unter dem Begriff fraktale Struktur bekannt, bezeichnet man in der Theorie komplexer Systeme den Umstand, dass ein System skaleninvariant ist, d. h. dass sich über mehrere Skalen hinweg wesentliche Eigenschaften eines Gebildes (z. B. Eigenarten, Charakteristika, Eckwerte, HAUSDORFF-Dimension) nicht ändern und maßstäbliche Wiederholungen vorliegen (MANDELBROT 1977; REIBER 2008). Somit ist ein Zustand der

Universalität gegeben, auch wenn sich die Betrachtungsparameter (z. B. die Skalierung) ändern. Beispiele für selbstähnliche oder fraktale Muster auf der Ebene einzelner Systeme lassen sich insbesondere für biologische und geographische Systeme anführen, z. B. der Baum, die Küste, die Schneeflocke, Romanesco-Gemüse, der Gefäßbaum, das Spiel der Wellen usw. Ein Baumzweig sieht so aus wie ein verkleinerter Baum oder im Zoom eines Ausschnitts einer Küste wiederholt sich selbstähnlich die gesamte Küstenstruktur. Dabei ist aufgrund des Einflusses von Umgebungsfaktoren die Selbstähnlichkeit dieser verschiedenen Betrachtungshierarchien stochastisch und nicht streng, d. h. der Baumzweig sieht nur ungefähr so aus wie der verkleinerte Baum (MANDELBROT 1977; PEITGEN & RICHTER 1986; STAVA et al. 2014). Fraktale Eigenschaften werden zunehmend auch in höherkomplexen Systemen gefunden bzw. vermutet, z. B. in der Musik (RÄSÄNEN et al. 2015), in der internen Attraktorstruktur der Ich-Persönlichkeit und bei unbewussten Prozessen wie dem Wiederholungszwang und den Träumen (MARKS-TARLOW 2008; GALATZER-LEVY 2017).

Ich fasse zusammen: Das biopsychosoziale Modell GEORGE ENGELS impliziert erstens, dass innerhalb der biopsychosozialen Schichten- bzw. Systemhierarchie die verschiedenen Systeme mittels Emergenz auseinander hervorgehen, und zweitens, dass die verschiedenen Systeme immer zugleich Teil und Ganzes sind, mit Selbstähnlichkeit als weiterem Komplexitätskennzeichen von Systemen.

Nun möchte ich einen für die Psychosomatik und Psychoneuroimmunologie wesentlichen weiteren Schritt gehen. Wenn auf der einen Seite Teil/Ganzes-Relationen und Selbstähnlichkeit innerhalb von Systemen existieren, andererseits aber Systeme auseinander emergieren und innerhalb eines weiten biopsychosozialen Supersystems miteinander interagieren, dann müsste Selbstähnlichkeit eines spezifischen Themas auch über die gesamte bio-psychosoziale Schichten- bzw. Systemhierarchie nachweisbar sein. Selbstähnlichkeit müsste also quasi von Schicht zu Schicht bzw. System zu System mit emergieren.

In der neueren Literatur existiert der Begriff »behaviorales Immunsystem« (SCHALLER 2011), der diesen Überlegungen als vereinfachender Darstellungsansatz dienen kann. Demnach lässt sich ein Immun- bzw. Abwehrsystem nicht nur auf der biologi-schen Ebene in der Aktivität von Immunzellen nachweisen, son-dern existiert auch auf psychologischer Ebene, etwa im Ekel vor Verdorbenem und in der Angst vor einer Verletzung, sowie auch auf sozialer Ebene, wenn Kontakt gemieden wird, weil erhöhte Infektionsgefahr besteht. Biopsychosozial gesehen reagiert der Mensch also als Ganzes und in seinen Teilen aufsteigend, sich schützend abwehrend.

Entsprechend lautet meine Hypothese: Ein dramatisches, emotional bedeutsames Thema, etwa eine lebensbedrohliche traumatische Erfahrung, die das gesamte spätere Leben über-schattet, findet sich im Lauf des Lebens immer wieder in durch-gängiger selbstähnlicher und musterartiger Wiederholung in allen Systemen der intraindividuellen biopsychosozialen Schichten-hierarchie wieder. Im Psychosozialen wäre das beispielsweise in bestimmten, dem Traumathema selbstähnlichen Erlebens- und Verhaltensmanifestationen, etwa auch symbolhaften Äußerun-gen, und im Biologischen wäre das z. B. in der Ausbildung einer bestimmten Krankheit, die die traumatische Erfahrung in ihrer Gestalt bzw. in ihrem thematischen Inhalt repräsentiert und in gewisser Weise selbstähnlich wiederholt.

UM DIESE BIOPSYCHOSOZIALE HYPOTHESE zu erhärten, wählte ich einen der Komplexität angemessenen, aus Sicht der reduktionistisch-mechanistischen Forschung aber durchaus unüblichen Untersuchungsansatz: Ich analysierte aus medizinpsychologischer Sicht, als psychodynamisch geschulter und erfahrener Psychotherapeut Leben und Kunst von JOSEPH BEUYS, einem der bedeutendsten Künstler des 20. Jahrhunderts, der am 12. Mai 1921 in Krefeld geboren und am 23. Januar 1986 im Alter von 64 Jahren in Düsseldorf gestorben ist (https://de.wikipedia.org/wiki/Joseph_Beuys).

Methodisch gesehen, ist das darin begründet, dass eine biopsychosoziale Komplexitätsanalyse die systemspezifische Untersuchung des ungeteilten Ganzen auf möglichst hohem Komplexitätsniveau der biopsychosozialen Schichten- bzw. Systemhierarchie verlangt (SCHUBERT 2015 a). Eine Person ist ein Beispiel für ein ungeteiltes ganzes System, welches top-down einen organisierenden Einfluss auf weniger komplexe psychologische und biologische Teilsysteme ausübt, selbst aber wieder als Teilsystem unter der Kontrolle höherkomplexer Systeme der biopsychosozialen Schichten- bzw. Systemhierarchie steht, z. B. der von sozialen Beziehungen (ENGEL 1980).

Eine Person als Ganzes muss mit einer ihr eigenen, systemspezifischen und methodischen Zugangsweise erforscht werden (SCHUBERT 2015 a). Als Untersuchungsmethode wählte ich daher die hermeneutische Methode. Die hermeneutische Methode ist die spezifische Methode zum Verstehen des Systems Person. Sie dient dazu, den latenten Sinn und die Bedeutungszusammenhänge von Texten wie von Zeichen allgemein, wie sie auch in der bildenden Kunst vorliegen, zu erfassen (BERELSON 1952; MCMANUS HOLROYD 2007). Um dabei eine möglichst hohe Informationsvalidität zu gewährleisten, basieren meine hermeneutischen Analysen zur Person JOSEPH BEUYS ausnahmslos auf öffentlich zugänglichen Original-Äußerungen in Form von Video- und Audioaufnahmen, Interviews, Buchmaterial und Kunstobjekten (u. a. Gedichte, Zeichnungen, Plastiken, raumfüllende Objekte und Aktionen).

Aber warum gerade JOSEPH BEUYS als Untersuchungsobjekt? Hierfür gibt es für mich die folgenden Gründe:

Punkt 1: Ein für das vorliegende Projekt wesentlicher Aspekt in BEUYS' Schaffen ist der Umstand, dass BEUYS, ähnlich wie ENGEL für die Medizin, eine Erweiterung der Kunst zu den Lebensphänomenen anstrebte und die Einbettung des Materiellen in höherkomplexe Sinn- und Bedeutungszusammenhänge propagierte. Ein Detail am Rande: BEUYS wollte Medizin studieren, wandte sich aber dann der Kunst zu, weil ihm die Medizin zu materialistisch war (RIEDL 2014, S. 174). BEUYS war Aktionskünstler, Philosoph und Politiker in einem. Im Rahmen seiner Theorie der »Sozialen Plastik« bezieht sich der »Erweiterte Kunstbegriff« von Beuys auf den Menschen als potenziellen selbstbestimmten, schöpferischen Gestalter, dessen Wesen die Kunst selbst ist (»Jeder Mensch ist ein Künstler«) und der durch Denken und Sprache eine »neue soziale und demokratische Lebensform« (BÖHLEN 1993) entwickelt – die sogenannte »Soziale Plastik«. Der Mensch und die Gesellschaft können bei BEUYS als ganzheitliche Kunstwerke angesehen werden (LANGE 2002).

Damit streben beide, BEUYS sowie ENGEL, nach dem Ideal, die materielle mit der übersinnlichen Welt zu verbinden – wobei der eine von der Kunst, der andere von der Systemtheorie kommt.

JOSEPH BEUYS selbst war der Protagonist dieser ganzheitlichen Lebensform, er lebte seine Kunst und seine Kunst lebte ihn. Diese enge Verzahnung zwischen Leben und Kunst repräsentierte sein gesamtes Schaffen. BEUYS hatte zudem ein hohes

Sendungsbewusstsein (»Kunst kommt von künden«), er war ein öffentlicher Künstler/Mensch (KRÖGER 2002). Dies ermöglichte auch mir einen einzigartigen Zugang zur »biopsychosozialen Plastik BEUYS' « über autobiografisches Material und seine Kunst. »Man darf wohl sagen, dass kaum ein anderer Künstler in sein Werk so viele aus dem persönlichen Bereich stammende Erfahrungen und Verhaltensweisen eingebracht hat wie JOSEPH BEUYS. Die in der Kindheit und während der Soldatenzeit erfahrenen ›Schlüssel-erlebnisse‹ haben später ihre Aufarbeitung und ihren Niederschlag in seinem künstlerischen Werk erfahren.« (MURKEN 1979, S. 17)

Punkt 2: Damit komme ich zum zweiten Grund, warum BEUYS für meine Ausgangshypothese ein hervorragendes Studienobjekt darstellt: JOSEPH BEUYS hatte eine psychisch belastete Kindheit und Jugend, litt bereits früh an teils schweren Depressionen und wurde in seiner Zeit als Soldat traumatisiert (BEUYS 1980; VON GRAEVENITZ 1997). Aber statt daran zugrunde zu gehen, waren für BEUYS Traumatisierung, psychische Erkrankung und Todesnähe Ausgangspunkte eines kreativen Prozesses – eines Prozesses der organischen Umwandlung (BEUYS in ADRIANI et al. 1994, S. 128), einer dialektischen Entwicklung hin zur Bewusstwerdung und einer damit verbundenen Heilung durch künstlerische Tätigkeit (REITHMANN 1991, S. 40; BUSCH-KÜHLE 1997). »Der Tod hält mich wach«, soll BEUYS einmal gesagt haben (BEUYS in ZUMDICK 2001). Zum dialektischen Verhältnis zwischen Krankheit und Heilung erinnerte sich BEUYS, bereits als fünfjähriges Kind gesagt zu haben: »Dass also jetzt die Zeit wohl lange genug wäre und ich jetzt abtreten müsste. Dieses Erlebnis habe ich ganz stark gehabt. Und es war natürlich sicherlich nicht nur ein Krisenerlebnis, sondern auch ein Bewusstwerden in gewisser Weise. Ein Bewusstwerden, dass, wenn es nun weitergehen müsste, dieses Leben, dass dann alles anders werden müsste.« (BEUYS 1980) Und weiter: »Das ist überhaupt der Grund, warum ich mich mit der Kunst befasst habe, dass, na ja, das Prinzip Entwicklung ganz eng mit diesen Themenkreisen zusammenhängt: wie sich aus alten Formen neue Formen entwickeln, wie also evolutionär das eine das andere ablöst, wie dann natürlich auch Krankheiten da sind, die geheilt werden müssen, usw. Ich glaube, das ist die Wurzel in meiner Arbeit.« (MURKEN 1979, S. 44) – »Ich zeichne es aus dem Kopf, weil ja noch etwas Unsichtbares mit hinein muss, ich meine das, was nicht in der Anschauung vorhanden ist.« (MURKEN 1979, S. 45)

Punkt 3: Das bringt mich zum dritten Grund, warum BEUYS sich als Studienobjekt biopsychosozialer Selbstähnlichkeiten so hervorragend eignet: Ganz gleich, ob man sich auf BEUYS' Zeichnungen, seine Plastiken, seine raumfüllenden Objekte oder seine Aktionen bezieht, überall findet man symbolträchtige Gesten, Materialreste oder Gegenstände (MURKEN 1979, S. 13). Dabei lässt sich vermuten, dass das ausgeprägte Verwenden von Symbolen im Lebenswerk BEUYS' u. a. dazu diente, seine belastete Kindheits- und Jugendzeit, doch besonders seine schwere Kriegstraumatisierung zu verarbeiten. Die Symbolisierung stellt nach LANGER (1942) eines der wesentlichen Grundbedürfnisse des Menschen dar, vor allem dann, wenn traumatische Erfahrungen danach drängen, nachträglich symbolhaft transformiert zu werden (TENBRINK 2000). Symbole sind Bedeutungsträger, durch die über bewusste sowie unbewusste Inhalte und Konflikte metasprachlich kommuniziert wird (KLAES-RAUCH 2011). Das Symbol enthüllt das Unsichtbare im Sichtbaren, den im Sichtbaren verborgenen unsichtbaren Sinn, und besitzt auf diese Weise unendliche Bedeutungsmöglichkeiten (WEINELT 2011; RIBI 2011).

Was die in dieser Arbeit formulierte Hypothese der Selbstähnlichkeit betrifft, die sich durch die gesamte biopsychosoziale Schichtenhierarchie zieht, bietet die Symbolisierung als hochkomplexe, in der Schichten- bzw. Systemhierarchie des biopsychosozialen Modells (ENGEL 1980) relativ weit oben lokalisierte bedeutungsassoziierte Kraft enormes nichtlineares Organisationspotenzial nach unten bis in die biologischen Ebenen hinein. Das Symbol veröffentlicht quasi den traumatischen Inhalt, macht ihn für andere zugänglich. So kommt es zur Verbindung jener eben ausgeführten drei Punkte, weswegen ich BEUYS als biopsychosoziales Untersuchungsobjekt so einzigartig finde.

Ich sehe im selbstorganisierenden plastischen Ausformen der eigenen Lebensrealität und im dialektischen Ringen um Heilung mit Hilfe der symbolisierenden Bewusstwerdung ein außergewöhnliches Potenzial, um Einsichten in die selbstähnliche Organisation der biopsychosozialen Schichten- bzw. Systemhierarchie von JOSEPH BEUYS zu erlangen.

ERGEBNISSE

NUN ZU DEN ERGEBNISSEN meiner hermeneutischen Analyse. Wie ich im Folgenden zeigen werde, lässt sich ein bestimmtes Thema in selbstähnlicher, immer wieder in verschiedenen Lebensabschnitten und Schaffensbereichen von JOSEPH BEUYS vorkommender Weise identifizieren. Dieses Thema weist auf eine Traumatisierung, möglicherweise mit schwerer Erstickungsangst, hin. Es könnte wie folgt lauten: »Evolvieren von Leben unter der erstickenden Kraft des Todes mit der Hülle als dialektischem Symbol für Lebensspender und Todbringer in einem«.

Erstmals stieß ich auf dieses Thema in einem Gedicht von JOSEPH BEUYS, das sich in einem Band findet, den seine Witwe EVA BEUYS 2000 veröffentlicht hat. Das Gedicht hat BEUYS in den Jahren 1941–1943 verfasst, er war gerade 19 Jahre alt, zu Beginn seiner Zeit als Bordschütze und -funker im 2. Weltkrieg. Es lautet: *Das Geheimnis der Knospe zarter Hülle* (BEUYS 2000).

Meine Gedanken dazu sind folgende: Die thematisierte Schneehülle bzw. das Blatt lassen sich als symbolischer Ausdruck für die alles erstickende Kraft des Winters interpretieren – gleichzeitig sind Hülle und Blatt aber auch Nährbecken für das Erwachen im Frühling, die Geburt und das Leben, symbolisiert durch die Knospe bzw. Blüte. Weiter ließe sich interpretieren, dass BEUYS in seinem Gedicht einen – vielleicht seinen – zyklisch-dialektischen Prozess der Todesnähe und Wiedergeburt beschreibt – und das im Zusammenhang mit der tödlichen Wirkung des Schnees.

Als ob BEUYS es vorausgeahnt hätte, wird das Thema »Evolvieren von Leben unter der erstickenden Kraft des Todes mit der Hülle als dialektischem Symbol für Lebensspender und Todbringer in einem« in seiner schweren Traumatisierung, die er 1944 im Alter von 23 Jahren erlitt, in gewisser, selbstähnlicher Weise Wirklichkeit.

Während eines Einsatzes an der ukrainischen Ostfront, bei welchem Schneefall die Windschutzscheibe verkleisterte und für schlechte Sicht sorgte, raste BEUYS' Stuka am 16. März 1944 im Blindflug zu Boden und zerschellte. Der Pilot HANS LAURINCK starb, der Funker JOSEPH BEUYS wurde schwer verletzt. Er erlitt eine Nasenbeinfraktur, mehrere Knochenbrüche, offenbar auch des Schädels, und ein Absturztrauma. Von einem deutschen Suchkommando wurde er einen Tag später gefunden und in das mobile Militärlazarett eingeliefert, das er erst am 7. April 1944 verlassen konnte. Detail am Rande: Im August desselben Jahres, also bereits ein halbes Jahr später, wurde er erneut an die Westfront geschickt, wo er als Oberjäger in der Fallschirmtruppe diente (https://de.wikipedia.org/wiki/Joseph_Beuys).

Dieser Absturz im Schneetreiben markierte nicht nur im Leben von BEUYS, sondern auch in seiner Kunst einen bedeutenden Einschnitt. Der Absturz mit seiner Nachgeschichte diente BEUYS als Stoff einer Legende, die sich quasi um den materiellen Kern der realen Geschichte legte und in welcher Kunst und Leben von BEUYS nun untrennbar verbunden wurden. BEUYS selbst dazu: »(Nomaden) entdeckten mich im Schnee nach dem Absturz meiner Maschine, als die deutschen Suchtrupps schon aufgegeben hatten. Ich war noch bewusstlos und kam erst wieder zu mir nach ungefähr 12 Tagen. Die Erinnerung an diese Ereignisse sind Bilder, die sich mir tief eingeprägt haben. Ich erinnere mich an den Filz, aus dem ihre Zelte gemacht waren, an den scharfen Geruch von Käse, Fett und Milch. Sie rieben meinen Körper mit Fett ein, damit die Wärme zurückkehrte, und wickelten mich in Filz ein, weil Filz die Wärme hält.« (BEUYS 1980)

Nach dieser Traumatisierung – BEUYS und sein Kamerad nach dem Absturz, eingeschlossen im vom Schnee bedeckten Cockpit, schwer verletzt bzw. tot – fertigte BEUYS 1949–1951 das Bild Winterschädelerlebnis an, das als weiterer Hinweis dafür gesehen werden kann, dass sich in BEUYS' Bildern und Schriften oft eine rätselhafte irrationale Mehrdeutigkeit und eine Sehnsucht nach den Schattenseiten des Lebens und nach dem Tod finden lassen (MURKEN 1979). Hier wird möglicherweise ein Erstickungstrauma mit Todesnähe symbolisch dargestellt. Der Schädel ist über einen Trichter mit der Außenwelt verbunden. Das Gehirn ähnelt einem Bronchialbaum. Mitten im Schädel liegt ein kleines Herz.

Jahre später, am 28. Juli 1966, BEUYS ist 45 Jahre alt, folgt die Kunstaktion »Infiltration Homogen für Konzertflügel«, bei der ein in Filz eingenähter Flügel in die freigeräumte Aula im Hauptgebäude der Kunstakademie Düsseldorf geschoben wird und BEUYS auf eine Tafel die Wortreihe »DAS LEIDEN/DIE

WÄRME / DER KLANG / DIE PLASTIZITÄT« schreibt. Nach BEUYS kann die Filzhülle die Haut symbolisieren, in deren Innerem wie bei allen Lebewesen der Seelenton klingt – ein »Nicht-Ton«, der als Ton erlebt werden soll. Somit deutet sich auch in dieser Aktion in selbstähnlicher Form das Thema »Evolvieren von Leben unter der erstickenden Kraft des Todes mit der Hülle als dialektischem Symbol für Lebensspender und Todbringer in einem« an. Der Theater- und Kunstkritiker PETER IDEN schreibt dazu: »Der dicht von Filz umhüllte Konzertflügel mit dem Kreuz ist ein Bild für die Trauer angesichts der Verluste, die immer drohen. Das Instrument schweigt. Kein Ton mehr. Zugleich aber bewahrt der Flügel auch die Erinnerung daran, dass Musik möglich ist – wenn die Hülle das Instrument wieder freigibt. So ist Hoffnung in jedem Schmerz.« (IDEN 2009)

Das Thema »Evolvieren von Leben unter der erstickenden Kraft des Todes mit der Hülle als dialektischem Symbol für Lebensspender und Todbringer in einem« findet sich bei BEUYS nicht nur in symbolischen Äußerungen, etwa in Form von Gedichten, Zeichnungen und Aktionen, sondern auch genuin in seinem Gebrauch der Sprache, die ihm seit jeher als Mittel zur Gesundung im Rahmen von Bewusstwerdungsprozessen diente. Und BEUYS redete viel. BEUYS mag zwar auch das Schweigen als Strategie in seinem Werk benutzt haben, etwa dann, wenn er versuchte, durch Schweigen und Verrätseln des Geheimnisvollen, Mystischen und Spirituellen beim Zuhörer Provokationen im Denken zu bewirken (KRÖGER 2002). Das wirkliche Schweigen von BEUYS in den späteren Jahren seines Lebens dürfte jedoch mit Krankheit und Sterben assoziiert gewesen sein. Vor allem war es wohl Ausdruck seiner Insuffizienz, dem Angst machenden Rätselhaften, Traumatischen und Erschreckenden in ihm selbst Paroli zu bieten und sich über den Weg der Symbolisierung von der tiefen Wut zu distanzieren, die mit den Traumatisierungen verbunden war. BEUYS' Schweigen trat besonders zu seinem Lebensende hin stärker auf und legte sich wie eine Hülle über sein »Verlebendigtwerden durch Sprache« (REITHMANN 1991, S. 40), wobei damit, wie KRÖGER (2002) annimmt, auch eine passive Aggression verbunden gewesen sein könnte.

Nicht ausgedrückte Aggression und Wut gehören psychoanalytischen Überlegungen zufolge zu den wesentlichen pathogenetischen Mechanismen von Autoimmunerkrankungen (MCCLARY et al. 1955; OTTO & MACKAY 1967; KIVINIEMI 1977; TILLMANN et al. 2013), die darüber hinaus gehäuft nach Traumatisierungen auftreten (DUBE et al. 2009; DE QUATTRO et al. 2020). Wir haben in den letzten Jahren mittels integrativer Einzelfallstudien auch in der PNI erste empirische Hinweise für derartige Verbindungen bei Patientinnen mit systemischem Lupus Erythematodes (SLE) aufzeigen können (SCHUBERT & SCHIEPEK 2003; SCHUBERT et al. 2006). Da das passiv-aggressive Schweigen insbesondere in BEUYS' späteren Installationen auftrat (KRÖGER 2002), lässt sich spekulieren, ob die gegen Ende seines Lebens zunehmende Schwierigkeit, Wut auszudrücken, Vorbote und psychoimmuner Pathomechanismus seiner Ende Mai 1985 diagnostizierten Krankheit gewesen sein könnte – einer 1986 zum Tod durch Herzversagen führenden interstitiellen Pneumonie, einer Erkrankung mit möglichen autoimmunen Merkmalen (FISCHER et al. 2015).

Bei der interstitiellen Pneumonie spielt sich die Entzündung nicht wie bei der alveolären Pneumonie innerhalb der Lungenbläschen ab, sondern im Interstitium, der schmalen Bindegewebsschicht zwischen den Alveolen und den Blutgefäßen. Dabei fibrosiert und verdickt die Bindegewebshülle zunehmend, die Atmung ist erschwert. Die Folge ist eine chronische, zunehmende Sauerstoffarmut (Hypoxämie), später erhöhter CO_2-Gehalt im Blut (Hyperkapnie) und entsprechende Folgeschäden des kardio-vaskulären Systems (American Thoracic Society; European Respiratory

Society 2002). Hat BEUYS damit das Thema »Evolvieren von Leben unter der alles erstickenden Kraft des Todes mit der Hülle als dialektischem Symbol für Lebensspender und Todbringer in einem« selbstähnlich auch in der Biologie gelebt, ja sein Sterben und seinen Tod in gewisser Weise als Kunstaktion inszeniert? So gesehen könnte BEUYS' Äußerung »daran arbeite ich bis zu meinem letzten Atemzug«, die er bereits 1980, also fünf Jahre vor der Diagnose und sechs Jahre vor seinem Tod (ADRIANI et al. 1994, S.204) in einem Fernsehinterview machte (BEUYS 1980), auf solch einen tieferen psychosomatischen Hintergrund verweisen.

JOSEPH BEUYS könnte also schon viel früher von seiner tödlichen Krankheit »gewusst« haben. Das Wissen um die enge Verschaltung von neuroendokrinem System mit dem Immun- und Entzündungssystem (SCHUBERT 2015b) und die neurobiologisch nachgewiesene Existenz von unbewussten Prozessen (SCHÜSSLER 2002) lässt solche spekulativen Überlegungen – mechanistisch gesehen – durchaus als möglich erscheinen.

ZUSAMMENFASSUNG

MIT DIESER BEOBACHTUNG MÖCHTE ICH meine Ergebnisdarstellung zu den biopsychosozialen Selbstähnlichkeiten in Leben und Kunst von JOSEPH BEUYS beenden und fasse zusammen: In meiner Arbeit ging es um den Nachweis selbstähnlicher Musterbildungen in der biopsychosozialen Schichtenhierarchie menschlichen Lebens. Als Untersuchungsobjekt beschäftigte ich mich in hermeneutischer Weise mit Kunst und Leben von JOSEPH BEUYS.

BEUYS, der in seinem Leben schwere Traumatisierungen erlitt, besticht in dieser Hinsicht im dialektischen Ringen um Heilung in der Krankheit mit einem selbstorganisierenden plastischen Ausformen der eigenen Lebensrealität mit Hilfe der symbolisierenden Bewusstwerdung. Dabei fielen mir in unterschiedlichen Lebens-/Kunstphasen und -bereichen Äußerungen von BEUYS auf, die das Thema »Evolvieren von Leben unter der alles erstickenden Kraft des Todes mit der Hülle als dialektischem Symbol für Lebensspender und Todbringer in einem« betreffen. Da ist zum einen das Gedicht *Das Geheimnis der Knospe zarter Hülle* (BEUYS 2000), wo eine Knospe durch weichen, in Flocken rieselnden Schnee immer dichter eingehüllt wird, bis alles in die Nacht hinein träumt. Dann das Schneetreiben, das die Sicht des Piloten immer mehr verhüllt (»die Scheiben werden vom Schnee verkleistert«), was den Absturz der Stuka, den Tod des Kameraden und die lebensgefährliche Verletzung BEUYS' zur Folge hat. Dann die in der Kunstinstallation »Infiltration Homogen für Konzertflügel« von BEUYS verwendete Filzhaut, die das Piano einhüllt und damit die klangliche Äußerung, den Seelenton erstickt.

Weiterhin BEUYS' Schweigen, das besonders zu seinem Lebensende hin stärker wird und sich wie eine Hülle über sein »Verlebendigtwerden durch Sprache« legt (KRÖGER 2002). Und schließlich BEUYS' interstitielle Pneumonie, bei der eine entzündliche Bindegewebshülle die Alveolen zunehmend, bis zum potenziellen Ersticken einengt (American Thoracic Society; European Respiratory Society 2002). Dass sich der Leidensprozess von JOSEPH BEUYS in der Ganzheit der Person BEUYS, also in sozialen, psychischen und auch biologisch-körperlichen Aspekten, manifestiert, ja manifestieren muss, liegt in der Natur des biopsychosozialen Paradigmas (ENGEL 1977). Dass er in derart symbolisierter Form gleichsam aktionistisch inszeniert wurde, liegt wohl an der besonderen Schaffens- und Willenskraft von BEUYS.

Die Symbolisierung dürfte eine der komplexesten und damit mächtigsten Lebensäußerungen des Menschen sein, über die Top-down-Lebensprozesse bis in die Biologie hinein in selbstähnlicher Manier durchzogen werden. Damit wird offenbar, wie BEUYS selbst sagt, dass es kein anderes Mittel gibt als die Kunst, um die Verhältnisse, in denen wir stehen – und damit meint er auch die Medizin –, zu verändern (OMAN 1998).

Möglicherweise trägt BEUYS mit seiner Lebens-/Kunst zum Paradigmenwechsel in der Medizin weit mehr bei, als bis dato bekannt ist und erahnt wird.

WULF BERTRAM

AKADEMIE FÜR INTEGRIERTE MEDIZIN (AIM) (1996): *Konzeptpapier.* Freiburg: Eigenverlag.

DESCARTES, R. (1996): *Philosophische Schriften in einem Band.* Hamburg: Meiner.

DU BOIS-REYMOND, E. H. (1848): *Untersuchungen über thierische Elektricität.* Berlin: Reimer.

ENGELHARDT, D. V. (1993): *Die Medizin der Romantik.* In: SCHOTT, H., *Chronik der Medizin.* München: Chronik-Verlag.

MEYER, A. E. (1994): *Eine kurze Geschichte der Psychosomatik.* In: ADLER, R., BERTRAM, W., HAAG, A., HERRMANN, J. M., KÖHLE, K., UEXKÜLL, T. V., *Integrierte Psychosomatische Medizin in Praxis und Klinik.* Stuttgart: Schattauer.

PONTZEN, W. (1994): *Bemerkungen zur Integration psychosomatischer Medizin in das allgemeine Krankenhaus.* In: ADLER, R., BERTRAM, W., HAAG, A., HERRMANN, J. M., KÖHLE, K., UEXKÜLL, T. V., *Integrierte Psychosomatische Medizin in Praxis und Klinik.* Stuttgart: Schattauer.

SCHUBERT, C., GESER, W., NOISTERNIG, B., FUCHS, D., WELZENBACH, N., KÖNIG, P., SCHÜSSLER, G., OCAÑA-PEINADO, F., LAMPE, A. (2012): *Stress system dynamics during »life as it lived«: an integrative single-case study on a healthy woman.* PLoS ONE, 7, e29415.

UEXKÜLL, T. V. (Hrsg.) (1981): *Integrierte Psychosomatische Medizin.* Stuttgart: Schattauer.

VOLLHARD, F. (1982): Eröffnungsrede zum 42. Internistenkongress 1930 zu Wiesbaden. In: BOCK H. E, HILDEBRAND, H., SARRE, H. J. (Hrsg.). *Franz Vollhard – Erinnerungen.* Stuttgart: Schattauer.

VOLZ, R. W. (1870): *Der ärztliche Beruf.* Berlin: Lüderitz.

STEFAN KNAPPE

BÜSSER, M. (1996): *The Art of Noise / The Noise of Art. Kleine Geschichte der Sound Culture.* In: BÜSSER, M., KLEINHENZ, J., ULLMAIER, J. Y. (Hrsg.): *Testcard – Beiträge zur Popgeschichte #3.*

BETGHE, P. (2003): *Die Musik-Formel.* Der Spiegel Nr. 31, S. 130–140.

CHAMBERLAIN, D. B. (1997): *Neue Forschungsergebnisse aus der Beobachtung vorgeburtlichen Verhaltens.* In: JANUS & HAIBACH (Hrsg.), *Seelisches Erleben vor und während der Geburt,* S. 23–36.

CRISAN, H. (1999): *Das geistige Echo des präverbalen Daseins. Eine entwicklungspsychologische Skizze.* International Journal of Prenatal and Perinatal Psychology and Medicine 11(1), S. 65–105.

DORNES, M. (1993): *Der kompetente Säugling. Die präverbale Entwicklung des Menschen.* Frankfurt a. M.: S. Fischer.

FREUD, S. (1915b): *Das Unbewußte.* GW X, S. 264–303.

JANUS, L. (2000): *Die Psychoanalyse der vorgeburtlichen Lebenszeit und der Geburt.* Gießen: Psychosozial-Verlag.

JANUS, L., HAIBACH, S. (Hrsg.) (1997): *Seelisches Erleben vor und während der Geburt.* Neu-Isenburg: LinguaMed.

KNAPPE, S. (2004): *Das Unbewusste und der Klang. Psychoanalyse und experimentelle Geräuschmusik.* Diplomarbeit, Studiengang Psychologie. Universität Bremen. PDF-Download von: https://www.dronerecords.de/download/ Das Unbewusste und der Klang.pdf.

LANGER, S. (1942/1984): *Philosophie auf neuem Wege. Das Symbol im Denken, im Ritus und in der Kunst.* Frankfurt a. M.: S. Fischer.

MAIELLO, S. (1999): *Das Klangobjekt. Über den pränatalen Ursprung auditiver Gedächtnisspuren.* Psyche 53, 137–157.

MURECK, C. (1990): *»Die Hölle ist da, feiern wir das wärmende Feuer«. Zur Musik der Industrial Culture, Destroyed Music, Krach- und Geräusch-Musik.* In: HOFFMANN, A., RIEMANN, K. (Hrsg.), *Partitur der Träume. Über Musik und Klänge.* Konkursbuch 25, S. 128–149.

NITZSCHKE, B. (1984): *Frühe Formen des Dialogs. Musikalisches Erleben – Psychoanalytische Reflexion.* In: OBERHOFF (Hrsg.) (2002 b), S. 307–332.

OBERHOFF, B. (Hrsg.) (2002a): *Das Unbewusste in der Musik.* Gießen: Psychosozial-Verlag (Imago).

OBERHOFF, B. (Hrsg.) (2002b): *Psychoanalyse und Musik: Eine Bestandsaufnahme.* Gießen: Psychosozial-Verlag (Imago).

OBERHOFF, B. (Hrsg.) (2015): *Musik und das ozeanische Gefühl.* Gießen: Psychosozial-Verlag (Imago).

OBST, M. / DRONAEMENT (2002): *E Stoe.* Booklet zur CD-R-Veröffentlichung von Dachstuhl Records (Dach 06): Oldenburg.

PARNCUTT, R. (1997): *Pränatale Erfahrung und Ursprünge der Musik.* In: JANUS, L., HAIBACH, S. (Hrsg.), *Seelisches Erleben vor und während der Geburt,* S. 225–240. Neu-Isenburg: Lingua-Med.

PIONTELLI, A. (1996): *Vom Fötus zum Kind. Die Ursprünge des psychischen Lebens.* Stuttgart: Klett-Cotta.

SCHRIDDE, L. (1992): *Über und über Geräusche*. In: SIAM – Society for Industrial Arts and Music e.V. SIAM-letter 5(2), S. 23–30.

SCHRIDDE, L. (1996): *Noise Culture: Secret Listening*. In: DITTMANN, R. (Hrsg.). *Bad Alchemy Nr 27*, Würzburg, S. 3–12.

SCHUBERT, C. (2016): *Was uns krank macht – Was uns heilt: Aufbruch in eine Neue Medizin. Das Zusammenspiel von Körper, Geist und Seele besser verstehen*. Munderfing: Fischer & Gann.

SCHUBERT, C. (2017): *Bewusstwerdung als Heilung – die Wirkung künstlerischen Tuns auf das Immunsystem*. In: VON SPRETI, SCHUBERT, MARTIUS, STEGER: KunstTherapie, S.43–128. Stuttgart: Schattauer.

SCHUBERT, C. & DIMSDALE, J. E. (2018): *Psychoneuroimmunologie und Psychotherapie*. Stuttgart: Schattauer.

SPITZ, R. (1967): *Vom Säugling zum Kleinkind. Naturgeschichte der Mutter-Kind-Beziehungen im ersten Lebensjahr*. Stuttgart: Klett.

STERN, D. (1985): *Die Lebenserfahrung des Säuglings* (The interpersonal world of the infant). Stuttgart: Klett-Cotta. 7. Auflage, 2000.

STERNECK, W. (1998): *Der Kampf um die Träume. Musik und Gesellschaft: Von der Widerstandskultur zum Punk. Von der Geräuschmusik zum Techno*. 2. Auflage. Hanau: Komista.

TENBRINK, D. (2000): *Musik als Möglichkeit zum Ausdruck und zur Transformation präverbaler Erlebnismuster*. Zeitschrift für Individualpsychologie 25, 243–254.

TENBRINK, D. (2002): *Musik, primäre Kreativität und die Erfahrungsbildung im Bereich der Beziehung zu subjektiven Objekten*. In: OBERHOFF (Hrsg.) (2002 a), S. 9–36.

TENBRINK, D. (2003 a): *Das Trauma aus psychoanalytischer Sicht*. Zeitschrift für Individualpsychologie 28(3), 271–287.

TYSON, P., TYSON, R. L. (2001): *Lehrbuch der psychoanalytischen Entwicklungspsychologie*. Stuttgart: Kohlhammer.

WINNICOTT, D. W. (1971): *Vom Spiel zur Kreativität*. Stuttgart: Klett, 1973.

WINNICOTT, D. W. (1974): *Reifungsprozesse und fördernde Umwelt*. München: Kindler.

ANNA BUCHHEIM

BOWLBY, J. (1969): *Attachment and loss*. Vol. 1: *Attachment*. New York: Basic Books. Dt.: *Bindung*. München: Kindler 1975.

BOWLBY, J. (1973): *Attachment and loss*. Vol. 2: *Separation. Anxiety and anger*. New York: Basic Books. Dt.: *Trennung*. München: Kindler 1976.

BOWLBY, J. (1980): *Attachment and loss*. Vol. 3: *Loss, sadness and depression*. London: Hogarth Press. Dt.: *Trauer, Verlust und Depression*. Frankfurt a. M.: Fischer Taschenbuch Verlag 1983.

BUCHHEIM, A. (2016): *Bindung und Exploration: Ihre Bedeutung im klinischen und psychotherapeutischen Kontext*. Stuttgart: Kohlhammer.

BUCHHEIM, A. (2018): *Bindungsforschung und psychodynamische Psychotherapie*. Göttingen: Vandenhoeck & Ruprecht.

BUCHHEIM, A., GEORGE, C., GÜNDEL, H., VIVINAI, R. (2017 a): Editorial: *Neuroscience of Human Attachment*. Front. Hum. Neurosc. 86, 314–316.

BUCHHEIM, A., HÖRZ-SAGSTETTER, S., DÖRING, S. et al. (2017 b): *Change of unresolved attachment in Borderline Personality Disorder: RCT study of transference-focused psychotherapy*. Psychother Psychosom 86, 314–316.

BUCHHEIM, A., LABEK, K., TAUBNER, S. et al. (2018): *Modulation of gamma band activity and late positive potential in patients with chronic depression after psychodynamic psychotherapy*. Psychother Psychosom 87, 252–254.

BUCHHEIM, A., SENF-BECKENBACH, P. (2019): *Bindung*. In: SENF, W., BRODA, M., VOOS, D., NEHER, M. (Hrsg.) *Praxis der Psychotherapie: Ein integratives Lehrbuch*. Stuttgart: Thieme Verlag.

BUCHHEIM, A. & STRAUSS, B. (2002): *Interviewmethoden der klinischen Bindungsforschung*. In: STRAUSS, B., BUCHHEIM, A. & KÄCHELE, H. (Hrsg.), *Klinische Bindungsforschung: Methoden und Konzepte*, S. 27–53. Stuttgart: Schattauer.

BUCHHEIM A., VIVIANI R., KESSLER H. et al. (2012 b): *Changes in prefrontal-limbic function in major depression after 15 months of long-term psychotherapy*. PLoS ONE 7(3).

CHAMPAGNE, F. A., MEANEY, M. J. (2007): *Transgenerational effects of social environment on variations in maternal care and behavioral response to novelty*. Behav Neurosci 121(6), 1353–1363.

GROSSMANN, K. E., GROSSMANN, K. (2012): *Bindungen – das Gefüge psychischer Sicherheit*. 5. Aufl. Stuttgart: Klett-Cotta.

HERPERTZ, S. C., BERTSCH, K. A. (2015): *New nerspective on the pathophysiology of borderline personality disorder: a model of the role of oxytocin*. Am J Psychiatry 172, 840–851.

JOBST, A., PADBERG, F., MAUER, M. C. et al. (2016): *Lower oxytocin plasma levels in borderline patients with unresolved attachment representations*. Frontiers of Human Neuroscience 10, 125.

STRATHEARN, L., FONAGY, P., AMICO, J., MONTAGUE, R. P. (2009): *Adult attachment predicts maternal brain and oxytocin response of infant cues*. Neuropsychopharmacology 34, 2655–2666.

STRAUSS, B., SCHAUENBURG, H. (2016): *Bindung in Psychologie und Medizin. Grundlagen, Klinik und Forschung. Ein Handbuch.* Stuttgart: Kohlhammer.

BURKHARD BROSIG

BRÄUTIGAM, W., PAUL, C., RAD, M. V. (1997): *Psychosomatische Medizin. Ein kurzgefasstes Lehrbuch.* 6. Aufl., Stuttgart: Thieme.

BROSIG, B. (2001): *Psychoneuroimmunologie und therapeutische Beziehung.* In: MILCH, W., WIRTH, H. J.: *Psychosomatik und Kleinkindforschung*, S. 113–122. Gießen: Psychosozial-Verlag,

BROSIG, B. (2003): *Haut – Psyche – Immunsystem. Ein multivariates zeitreihenanalytisches Modell zum psychosomatischen Prozess bei Neurodermitis.* Aachen: Shaker Verlag.

BUETTNER, J., BROSIG, B.(2018): *The impact of psychodynamic psychotherapy on signs and symptoms of ulcerative colitis – a multivariate timeseries analysi*s. Int J Int J Clin Case Stud, 4:131, https://doi.org/10.15344/2455-2356/2018/131.

EULER, S., SCHIMPF, H., HENNIG, J., BROSIG, B. (2005): *On psychobiology in psychoanalysis. Salivary cortisol and secretory IgA as psychoanalytic process parameters.* Psycho-Social-Medicine 2, Doc 05.

NIEMEIER, V., KUPFER, J., AL-ABBESIE, S., SCHILL, W.-B., GIELER, U. (1999): *Von Neuropeptiden und Zytokinen bis zur Psychotherapie. Hauterkrankungen zwischen psychoneuroimmunologischer Forschung und psychosomatischer Behandlung.* Forschende Komplementarmedizin 6:8 Suppl 2: 14–8.

SCHUBERT, C. (Hrsg.) (2015): *Psychoneuroimmunologie und Psychotherapie.* 2. Aufl., Stuttgart: Schattauer Verlag.

EVA PETERS

BARBAROT, S., BERNIER, C., DELEURAN, M., DE RAEVE, L., EICHENFIELD, L., EL HACHEM, M., GELMETTI, C., GIELER, U., LIO, P., MARCOUX, D., MORREN, M. M., TORRELO, A., STALDER, J. F. (2013): *Therapeutic patient education in children with atopic dermatitis: position paper on objectives and recommendations.* Pediatric Dermatology 30, 199–206.

BUSKE-KIRSCHBAUM, A., JOBST, S., HELLHAMMER, D. H. (1998): *Altered reactivity of the hypothalamus-pituitary-adrenal axis in patients with atopic dermatitis: pathologic factor or symptom?* Annals of the New York Academy of Sciences 840, 747–754.

BUSKE-KIRSCHBAUM, A., EBRECHT, M., HELLHAMMER, D. H. (2010): *Blunted HPA axis responsiveness to stress in atopic patients is associated with the acuity and severeness of allergic inflammation.* Brain, Behavior, and Immunity 24, 1347–1353.

CHENG, C. M., HSU, J. W., HUANG, K. L., BAI, Y. M., SU, T. P., LI, C. T., YANG, A. C., CHANG, W. H., CHEN, T. J., TSAI, S. J., CHEN, M. H. (2015): *Risk of developing major depressive disorder and anxiety disorders among adolescents and adults with atopic dermatitis: a nationwide longitudinal study.* Journal of Affective Disorders 178, 60–65.

CHIDA, Y., HAMER, M., STEPTOE, A. (2008): *A bidirectional relationship between psychosocial factors and atopic disorders: a systematic review and meta-analysis.* Psychosomatic Medicine 70, 102–116.

CZUBALSKI, K., RUDZKI, E. (1981): *Psychosomatic symptoms and disorders of bioelectrical activity of the brain in atopic dermatitis.* Przegl Dermatol 68, 177–180.

DHABHAR, F. S. (2009): *Enhancing versus suppressive effects of stress on immune function: implications for immunoprotection and immunopathology.* Neuroimmunomodulation 16, 300–317.

DHABHAR, F. S. (2013): *Psychological stress and immunoprotection versus immunopathology in the skin.* Clin Dermatol 31, 18–30.

DHABHAR, F. S. (2014): *Effects of stress on immune function: the good, the bad, and the beautiful.* Immunol Res 58, 193–210.

DHABHAR, F. S. (2018): *The short-term stress response – Mother nature's mechanism for enhancing protection and performance under conditions of threat, challenge, and opportunity.* Front Neuroendocrinol 49, 175–192.

EVERS, A. W., SCHUT, C., GIELER, U., SPILLEKOM-VAN KOULIL, S., VAN BEUGEN, S.(2016): *Itch management: Psychotherapeutic approach.* Curr Probl Dermatol 50, 64–70.

FAULSTICH, M. E., WILLIAMSON, D. A. (1985): *An overview of atopic dermatitis: toward a bio-behavioural integration.* Journal of Psychosomatic Research 29, 647–654.

GIL, K. M., KEEFE, F. J., SAMPSON, H. A., MCCASKILL, C. C., RODIN, J., CRISSON, J. E. (1987): *The relation of stress and family environment to atopic dermatitis symptoms in children.* Journal of Psychosomatic Research 31, 673–684.

GROSSMAN, S. K., SCHUT, C., KUPFER, J., VALDES-RODRIGUEZ, R., GIELER, U., YOSIPOVITCH, G. (2018): *Experiences with the first eczema school in the United States.* Clin Dermatol 36, 662–667.

GRUBER, R., BORNCHEN, C., ROSE, K., DAUBMANN, A., VOLKSDORF, T., WLA-DYKOWSKI, E., VIDAL, Y. S. S., PETERS, E. M., DANSO, M., BOUWSTRA, J. A., HENNIES, H. C., MOLL, I., SCHMUTH, M., BRANDNER, J. M. (2015): *Diverse regulation of claudin-1 and claudin-4 in atopic dermatitis.* The American Journal of Pathology 185, 2777–2789.

HA, J., LEE, S. W., YON, D. K. (2020): *10-year trends and prevalence of asthma, allergic rhinitis, and atopic dermatitis among the Korean population, 2008–2017.* Clin Exp Pediatr.

HARB, H., GONZALEZ-DE-LA-VARA, M., THALHEIMER, L., KLEIN, U., RENZ, H., ROSE, M., KRUSE, J., POTACZEK, G. P., PETERS, E. M. J. (2017): *Assessment of Brain Derived Neurotrophic Factor in hair to study stress responses: A pilot investigation.* Psychoneuroendocrinology 86, 134–143.

HARVIMA, I. T., MILSSON, G., NAUKKARINEN, A. (2010): *Role of mast cells and sensory nerves in skin inflammation.* Giornale Italiano di Dermatologia e Venereologia 145, 195–204.

JENSEN, M. M., RASMUSSEN, A. F. (1963): *Stress and susceptibility to viral infection. I. Response of adrenals, liver, thymus, spleen and peripheral leukocyte counts to sound stress.* Journal of Immunology 90, 17–20.

JESSOP, D. S., RENSHAW, D., LARSEN, P. J., CHOWDREY, H. S., HARBUZ, M.S. (2000): *Substance P is involved in terminating the hypothalamo-pituitary-adrenal axis response to acute stress through centrally located neurokinin-1 receptors.* Stress 3, 209–220.

KAWANO, T., OUCHI, R., ISHIGAKI, T., MASUDA, C., MIYASAKA, T., OHKAWARA, Y., OHTA, N., TAKAYANAGI, M., TAKAHASHI, T., OHNO, I. (2018): *Increased susceptibility to allergic asthma with the impairment of respiratory tolerance caused by psychological stress.* International Archives of Allergy and Immunology 177(1), 1–15.

KIM, J. E., KIM, H. S. (2019): *Microbiome of the skin and gut in atopic dermatitis (AD): Understanding the pathophysiology and finding novel management strategies.* J Clin Med 8(4), 444.

KIM, S. H., HUR, J., JANG,J. Y., PARK, H. S., HONG, C. H., SON, S. J., CHANG, K. J. (2015): *Psychological distress in young adult males with atopic dermatitis: A cross-sectional study.* Medicine 94, 949.

KODAMA, A., HORIKAWA, T., SUZUKI, T., AJIKI, W., TAKASHIMA, T., HARADA, S., ICHIHASHI, M. (1999): *Effect of stress on atopic dermatitis: investigation in patients after the great hanshin earthquake.* The Journal of Allergy and Clinical Immunology 104, 173–176.

LEE, R. S., SAWA, A. (2014): *Environmental stressors and epigenetic control of the hypothalamic-pituitary-adrenal axis.* Neuroendocrinology 100, 278–287.

LIM, M. S., LEE, C. H., SIM, S., HONG, S. K., CHOI, H. G. (2017): *Physical activity, sedentary habits, sleep, and obesity are associated with asthma, allergic rhinitis, and atopic dermatitis in korean adolescents.* Yonsei Med J 58, 1040–1046.

LIU, P. Z., NUSSLOCK, R. (2018): *How stress gets under the skin: Early life adversity and glucocorticoid receptor epigenetic regulation.* Current Genomics 19, 653–664.

MAAROUF, M., MAAROUF, C. L., YOSIPOVITCH, G., SHI, V. Y. (2019): *The impact of stress on epidermal barrier function – an evidence-based review.* The British Journal of Dermatology 181(6), 1129–1137.

MOYLE, M., CEVIKBAS, F., HARDEN, J. L., GUTTMAN-YASSKY, E. (2019): *Understanding the immune landscape in atopic dermatitis: The era of biologics and emerging therapeutic approaches.* Experimental Dermatology 28, 756–768.

NELISSEN, S., LEMMENS, E., GEURTS, N., KRAMER, P., MAURER, M., HENDRIKS, J., HENDRIX, S. (2013): *The role of mast cells in neuroinflammation.* Acta Neuropathol 125(5), 637–650.

O'TOOLE, M. S., BOVBJERG, D. H., RENNA, M. E., LEKANDER, M., MENNIN, D. S., ZACHARIAE, R. (2018): *Effects of psychological interventions on systemic levels of inflammatory biomarkers in humans: A systematic review and meta-analysis.* Brain, Behavior, and Immunity 74, 68–78.

PARK, H., KIM, K. (2016): *Association of perceived stress with atopic dermatitis in adults: A population-based study in Korea.* International Journal of Environmental Research and Public Health 13(8), 760.

PAVLOVIC, S., DANILTCHENKO, M., TOBIN, D. J., HAGEN, E., HUNT, S. P., KLAPP, B. F., ARCK, P. C., PETERS, E. M. (2008): *Further exploring the brain-skin connection: stress worsens dermatitis via substance P-dependent neurogenic inflammation in mice.* J Invest Dermatol 128, 434–446.

PAVLOVIC, S., LIEZMANN, C., BLOIS, S. M., JOACHIM, R., KRUSE, J., ROMANI, N., KLAPP, B. F., PETERS, P. M. (2011): *Substance P is a key mediator of stress-induced protection from allergic sensitization via modified antigen presentation.* Journal of Immunology 186, 848–855.

PETERS, E. M. (2013): *Stress and the molecular basis of psychosomatics.* Der Hautarzt. Zeitschrift für Dermatologie, Venerologie und verwandte Gebiete 64, 402–409.

PETERS, E. M. (2016): *Stressed skin? A molecular psychosomatic update on stress-causes and effects in dermatologic diseases.* Journal der Deutschen

Dermatologischen Gesellschaft (Journal of the German Society of Dermatology): JDDG 14, 233–252; quiz 253.

PETERS, E. M., KUHLMEI, A., TOBIN, D. J., MULLER-ROVER, S., KLAPP, B. F., ARCK, P. C. (2005): *Stress exposure modulates peptidergic innervation and degranulates mast cells in murine skin.* Brain, Behavior, and Immunity 19, 252–262.

PETERS, E. M., ARCK, P. C., PAUS, R. (2006): *Hair growth inhibition by psychoemotional stress: a mouse model for neural mechanisms in hair growth control.* Experimental Dermatology 15, 1–13.

PETERS, E. M., LIOTIRI, S., BODO, E., HAGEN, E., BIRO, T., ARCK, P. C., PAUS, R. (2007): *Probing the effects of stress mediators on the human hair follicle: substance P holds central position.* The American Journal of Pathology 171, 1872–1886.

PETERS, E. M., LIEZMANN, C., SPATZ, K., DANILTCHENKO, M., JOACHIM, R., GIMENEZ-RIVERA, A., HENDRIX, S., BOTCHKAREV, V. A., BRANDNER, J. M., KLAPP, B. F. (2011): *Nerve growth factor partially recovers inflamed skin from stress-induced worsening in allergic inflammation.* J Invest Dermatol 131, 735–743.

PETERS, E. M., LIEZMANN, C., KLAPP, B. F., KRUSE, J. (2012): *The neuroimmune connection interferes with tissue regeneration and chronic inflammatory disease in the skin.* Annals of the New York Academy of Sciences 262, 118–126.

PETERS, E. M., MICHENKO, A., KUPFER, J., KUMMER, W., WIEGAND, S., NIEMEIER, V., POTEKAEV, N., LVOV, A., GIELER, U. (2014): *Mental stress in atopic dermatitis-neuronal plasticity and the cholinergic system are affected in atopic dermatitis and in response to acute experimental mental-stress in a randomized controlled pilot study.* PLoS ONE 9, e113552.

PETERS, E. M., MULLER, Y., SNAGA, W., FLIEGE, H., REISSHAUER, A., SCHMIDT-ROSE, T., MAX, H., SCHWEIGER, D., ROSE, M., KRUSE, J. (2017): *Hair and stress: A pilot study of hair and cytokine balance alteration in healthy young women under major exam stress.* PLoS ONE 12, e0175904.

POTACZEK, D. P., HARB, H., MICHEL, S., ALHAMWE, B. A., RENZ, H., TOST, J. (2017): *Epigenetics and allergy: from basic mechanisms to clinical applications.* Epigenomics 9, 539–571.

PURSCHEL, W. (1976): *Neurodermitis and psyche.* Z Psychosom Med Psychoanal 22, 62–70.

RING, J., ALOMAR, A., BIEBER, T., DELEURAN, M., FINK-WAGNER, A., GELMETTI, C., GIELER, U., LIPOZENCIC, J., LUGER, T., ORANJE, A. P., SCHAFER, T., SCHWENNESEN, T., SEIDENARI, S., SIMON, D., STANDER, S., STINGL, G., SZALAI, S., SZEPIETOWSKI, J. C., TAIEB, A., WERFEL, T., WOLLENBERG,

A., DARSOW, U. (2012): *Guidelines for treatment of atopic eczema (atopic dermatitis) Part II.* Journal of the European Academy of Dermatology and Venereology: JEADV 26, 1176–1193.

SANADA, K., ALDA DIEZ, M., SALAS VALERO, M., PEREZ-YUS, M. C., DEMARZO, M. M., MONTERO-MARIN, J., GARCIA-TORO, M., GARCIA-CAMPAYO, J. (2017): *Effects of mindfulness-based interventions on biomarkers in healthy and cancer populations: a systematic review.* BMC Complementary and Alternative Medicine 17, 125.

SCHAKEL, L., VELDHUIJZEN, D. S., CROMPVOETS, P. I., BOSCH, J. A., COHEN, S., VAN MIDDENDORP, H., JOOSTEN, S. A., OTTENHOFF, T. H. M., VISSER, L. G., EVERS, A. W. M. (2019): *Effectiveness of stress-reducing interventions on the response to challenges to the immune system: A meta-analytic review.* Psychotherapy and Psychosomatics 88(5), 274–286.

SCHMUTH, M., FEINGOLD, K. R., ELIAS, P. M. (2019): *Stress test of the skin: The cutaneous permeability barrier treadmill.* Experimental Dermatology 29(1), 112f.

SCHNEIDER, G., STUMPF, A., BURGMER, M., VOLMERING, L., BROECKER, P., STANDER, S. (2018): *Relations between a standardized experimental stressor and cutaneous sensory function in patients with chronic pruritus and healthy controls.* Journal of the European Academy of Dermatology and Venereology: JEADV 32(12), 2230–2236.

SINGH, L. K., PANG, X., ALEXACOS, N., LETOURNEAU, R., THEOHARIDES, T. C. (1999): *Acute immobilization stress triggers skin mast cell degranulation via corticotropin releasing hormone, neurotensin, and substance P: A link to neurogenic skin disorders.* Brain, Behavior, and Immunity 13, 225–239.

STÄNDER, S., STEINHOFF, M. (2002): *Pathophysiology of pruritus in atopic dermatitis: an overview.* Experimental Dermatology 11, 12–24.

TAUSK, F., ELENKOV, I., MOYNIHAN, J. (2008): *Psychoneuroimmunology.* Dermatol Ther 21, 22–31.

THEOHARIDES, T. C. (2017): *Neuroendocrinology of mast cells: Challenges and controversies.* Experimental Dermatology 26(9), 751–759.

TOTMAN, R., REED, S. E., CRAIG, J. W. (1977): *Congnitive dissonance, stress and virus-induced common colds.* Journal of Psychosomatic Research 21, 55–63.

TSAKOK, T., WOOLF, R., SMITH, C. H., WEIDINGER, S., FLOHR, C. (2019): *Atopic dermatitis: the skin barrier and beyond.* The British Journal of Dermatology 180, 464–474.

WOLLENBERG, A., ORANJE, A., DELEURAN, M., SIMON, D., SZALAI, Z., KUNZ, B., SVENSSON, A., BARBAROT, S., VON KOBYLETZKI, L., TAIEB, A., DE BRUINWELLER, M., WERFEL, T., TRZECIAK, M., VESTERGARD, C., RING, J.,

DARSOW, U., European Task Force on Atopic Dermatitis, E.E.T.F. (2016): *ETFAD/EADV Eczema task force 2015 position paper on diagnosis and treatment of ato-pic dermatitis in adult and paediatric patients.* Journal of the European Academy of Dermatology and Venereology: JEADV 30, 729–747.

VOLKER TSCHUSCHKE

ADER, R. (Hrsg.) (1981): *Psychoneuoimmmunology.* New York/NY: Academic Press.

ADER, R., FELTEN, S. L., COHEN, N. (Hrsg.) (1991): *Psychoneuroimmunology.* 2. Aufl. New York/NY: Academic Press.

ANDERSEN, B. L., YANG, H.-C., FARRAR, W. B., GOLDEN-KREUTZ, D. M., EMERY, C. F., THORNTON, L. M., YOUNG, D. C., CARSON III, W. E. (2008): *Psychological intervention improves survival for breast cancer patients.* Cancer 113, 3450–3458.

ANDERSEN, T., OGLES, B. M., PATTERSON, C. L., LAMBERT, M. J., VERMEERSCH, D. A. (2009): *Therapist effects: Facilitative interpersonal skills as a predictor of therapist success.* Journal of Clinical Psychology 65, 755–768.

ASEY, T. P., LAMBERT, M. J. (1999): *The empirical case for the common factors in psychotherapy: Quantitative findings.* In: HUBBLE, M. A., DUNCAN, B. L., MILLER, S. D. (Hrsg.), *The heart and soul of change: What works in therapy,* S. 33–56. Washington, D. C., American Psychological Association.

ASEY, T. P., LAMBERT, M. J. (2001): *Empirische Argumente für die allen Therapien gemeinsamen Faktoren: Quantitative Ergebnisse.* In: HUBBLE, M. A., DUNCAN, B. L., MILLER, S. D. (Hrsg.), *So wirkt Psychotherapie. Empirische Ergebnisse und praktische Erfahrungen,* S. 41–81. Dortmund: Verlag Modernes Lernen.

BALDWIN, S. A., IMEL, Z. E. (2013): *Therapist effects.* In: LAMBERT, M. J. (Hrsg.), *Bergin and Garfield's handbook of psychotherapy and behavior change,* S. 258–297. New York/NY: John Wiley.

BERGLAR, J., CRAMERI, A., VON WYL, A., KOEMEDA-LUTZ, M., KOHLER, M., STACZAN, P., SCHULTHESS, P., TSCHUSCHKE, V. (2016): *Therapist effects on treatment outcome in psychotherapy: A multi-level modelling analysis.* International Journal of Psychotherapy 20 (2), 61–80.

BLATT, S. (1995): *Why the gap between psychotherapy research and clinical practice: A response to BARRY WOLFE.* Journal of Psychotherapy Integration 5, 73–76.

BOHART, A. C., O'HARA, M., LEITNER, L. M. (1998): *Empirically violated treatments: Disenfranchisement of humanistic and other psychotherapies.* Psychotherapy Research 8, 141–157.

BOVBJERG, D. (1994): *Psychoneuroimmunology: a critical analysis of the implications for oncology in the twenty-first century.* In: LEWIS, M., O'SULLIVAN, C., BARRACLOUGH, J. (Hrsg.), *The psychoimmonology of cancer: Mind and body in the fight for survival.* Oxford: Oxford University Press, S. 417–426.

BUDD, R., HUGHES, I. (2009): *The Dodo Bird verdict-controversial. Inevitable and important: A commentary on 30 years of meta-analyses.* Clinical Psychology and Psychotherapy 16, 510–522.

BUNDESVERWALTUNGSGERICHT (2009): Urteil vom 30. 04. 2009, BverwG 3 C 4.08.

CHIDA, Y., HAMER, M., WARDLE, J., STEPTOE, A. (2008): *Do stress-related psychosocial factors con-tribute to cancer incidence and survival?* Nat Clin Pract Oncol 5, 466–475.

CRITS-CHRISTOPH, P., CONNOLLY-GIBBONS, M. B., MUKHERJEE, D. (2013): *Psychotherapy process-outcome research.* In: LAMBERT, M. J. (Hrsg.). *Bergin and Garfield's handbook of psychotherapy and behavior change.* 6. Aufl., S. 298–340. New York/NY: John Wiley & Sons.

CUNNINGHAM, A. J., WATSON, K. (2004): *How psychological therapy may prolong survival in cancer patients: new evidence and a simple theory.* Integr Cancer Ther 3, 214–229.

DAMASIO, A. R. (2018): *Descartes' Irrtum. Fühlen, Denken und das menschliche Gehirn.* 9. Aufl., München: List.

DE BOER, M. F., RYCKMAN, R. M., PRUYN, J. F., VAN DEN BORNE, H. W. (1999): *Psychosocial correlates of cancer relapse and survival: a literature review.* Patient Education and Counseling 37, 215–230.

DUNCAN, B. L., MILLER, S. D. (2006): *Treatment manuals do not improve outcome.* In: NORCROSS, J. C., BEUTLER, L. E., LEVANT, R. F. (Hrsg.). *Evidence-based practices in mental health. Debate and dialogue on the fundamental questions,* S. 140–149. Washington/DC: American Psychological Association.

ECCLES, J. C. (1987): *Die Großhirnrinde.* In: POPPER, C. R., ECCLES, J. C.; *Das Ich und sein Gehirn,* S. 283–308. München: Piper.

FAWZY, I. F., FAWZY, N. W., (2000): *Psychoedukative Interventionen bei Krebspatienten: Vorgehensweisen und Behandlungsergebnisse.* In: LARBIG, W., TSCHUSCHKE, V. (Hrsg.), *Psychoonkologische Interventionen. Therapeutisches Vorgehen und Ergebnisse,* S. 151–181. München: Ernst Reinhardt.

FAWZY, I. F., KEMENY, M. E., FAWZY, N. W., ELASHOFF, R., MORTON, D.,

COUSINS, N., FAHEY, J. L. (1990): *A structured psychiatric intervention for cancer patients. II. Changes over time in immunological measures.* Archives of General Psychiatry 47 (8), 729–735.

FAWZY, I. F., FAWZY, N. W., HYUN, C. S., ELASHOFF, R., GUTHRIE, D., FAHEY, J. L., MORTON, D. L. (1993): *Malignant melanoma: Effects of an early structured psychiatric intervention, coping, and affective state on recurrence and survival 6 years later.* Archives of General Psychiatry 50 (9), 681–689.

FAWZY, I. F., CANADA, A. I., FAWZY, N. W. (2003): *Malignant melanoma: effects of a brief, structured psychiatric intervention on survival and recurrence at 10-year follow-up.* Archives of General Psychiatry 60, 100–103.

GARSSEN, B. (2004): *Psychological factors and cancer development: evidence after 30 years of research.* Clinical Psychology Review 24, 315–338.

GOODWIN, P. J., LESZCZ, M., ENNIS, M., KOOPMANS, J., VINCENT, I., GUTHER, H., DRYSDALE, E., HUNDLEBY, M., CHOCHINOW, H. M., NAVARRO, M., SPECA, M. & HUNTER, J. (2001): *The effect of group psychosocial support on survival in metastatic breast cancer.* New England Journal of Medicine 345, 1719–1726.

GREEN MCDONALD, P., O'CONNELL, M., LUTGENDORF, S. K. (2013): *Psychoneuroimmunology and cancer: A decade of discovery, paradigm shifts, and methodological innovations.* Brain, Behavior & Immunity 30, 1–9.

GRULKE, N., BAILER, H., HERTENSTEIN, B., KÄCHELE, H., ARNOLD, R., TSCHUSCHKE, V., HEIMPEL, H. (2005): *Coping and survival in patients with leukemia undergoing allogeneic bone marrow transplantation – long-term follow-up of a prospective study.* Journal of Psychosomatic Research 59 (5), 337–346.

HASLER, F. (2013): *Neuromythologie. Eine Streitschrift gegen die Deutungsmacht der Hirnforschung.* 3. Aufl., Bielefeld: Transcript-Verlag.

HAYNES, R. B., SACKETT, D. L., GUYATT, G. H., TUGWELL, P. (2005): *Clinical epidemiology: How to do clinical practice research.* 3. Aufl., Philadelphia/PA: Williams & Wilkins.

HEINONEN, E., LINDFORS O., HÄRKÄNEN, T., VIRTALA, E., JÄÄSELÄINEN, T., KNEKT, P. (2014): *Therapists' professional and personal characteristics as predictors of working alliance in short-term and log-term psychotherapies.* Clinical Psychology and Psychotherapy 21, 475–494.

HENNINGSEN, P., RUDOLF, G. (2000): *Zur Bedeutung der Evidence-Based Medicine für die Psychotherapeutische Medizin.* Psychotherapie, Psychosomatik, Medizinische Psychologie 50, 366–375.

HENRY, W. P. (1998): *Science, politics, and the politics of science: The use and misuse of empiri-cally validated treatment research.* Psychotherapy Research 8, 126–140.

HOLLAND, J. C. (Hrsg.) (1998): *Psycho-oncology*. New York/NY: Oxford University Press.

HÜRNY, C. (1996): *Psychische und soziale Faktoren in Entstehung und Verlauf maligner Erkrankungen*. In: UEXKÜLL, T. V. (Hrsg.), *Lehrbuch der Psychosomatischen Medizin*. 5. Aufl., S. 953–969. München: Urban & Schwarzenberg.

KISSANE, D. W. (2010): *Survival following psychotherapy interventions*. In: HOLLAND, J. C., BREITBART, W. S., JACOBSEN, P. B., LEDERBERG, M. S., LOSCALZO, M. J., MCCORKLE, R. (Hrsg.), *Psycho-oncology*. 2. Aufl., S. 479–482. NewYork/NY: Oxford University Press.

LAMBERT, M. J. (2013): *The efficacy and effectiveness of psychotherapy*. In: LAMBERT, M. J. (Hrsg.), *Bergin und Garfield's handbook of psychotherapy and behavior change*. 6. Aufl., S. 169–218. New York/NY: Wiley.

LEWIS, C. E., O'SULLIVAN, BARRACLOUGH, J. (Hrgs.) (1994): *The psychoimmunology of cancer. Mind and body in the fight for survival*. Oxford/UK: Oxford University Press.

MAIO, G. (2013): *Wider die okonomisierte Medizin*. Forschung & Lehre 20, 261.

MARSHALL, G., BLACKLOCK, J. W. S., CAMERON, C., CAPON, N. B., CRUICKSHANK, R., GADDUM, J. H., HEAF, F. R. G., HILL, A. B., HOUGHTON, L. E., HOYLE, J. C., RAISTRICK, H., SCADDING, J. G., TYTLER, W. H., WILSON, G. S., D'ARCY HART, P. (1948): *Streptomycin treatment of pulmonary tuberculosis*. British Medical Journal 2 (4582), 769–782.

MEERWEIN, F. (Hrsg.) (1981): *Einführung in die Psychoonkologie*. Bern: Hans Huber.

NEWELL, S. A., SANSON-FISHER, R. W., SAVOLAINEN, N. J. (2002): *Systematic review of psychological therapies for cancer patients: Overview and recommendations for future research*. Journal of the National Cancer Institute 94, 558–584.

NORCROSS, J. C., BEUTLER, L. E., LEVANT, R. F. (2006): *Prologue*. In: NORCROSS, J. C., BEUTLER, L. E., LEVANT, R. F. (Hrsg.). *Evidence-based practices in mental health. Debate and dialogue on the fundamental questions*, S. 3–12. Washington/DC: American Psychological Association.

ORLINSKY, D., GRAWE, K., PARKS, B. K. (1994): *Process and outcome in psychotherapy – Noch einmal*. In: BERGIN, A., GARFIELD, S. L. (Hrsg.), *Handbook of psychotherapy and behavior change*. 4. Aufl., S. 270–376. New York/NY: J. Wiley & Sons.

PETTICREW, M., BELL, R., HUNTER, D. (2002): *Influence of psychological coping on survival and recurrence in people with cancer: systematic review*. British Journal of Medicine 325, 1066–1075.

POPPER, K. R. (1987): *Historische Bemerkungen zum Leib-Seele-Problem.* In: POPPER, C. R., ECCLES, J. C., *Das Ich und sein Gehirn.* 7. Aufl., S. 188–257. München: Piper.

ROSS, C. A., PAM, A. (1995): *Pseudoscience in biological psychiatry.* New York/NY: John Wiley & Sons.

SACKETT, D. L., HAYNES, R. B., TUGWELL, P. (1985): *Clinical epidemiology: a basic science for clinical medicine.* Boston/MA: Little & Brown.

SACKETT, D. L., ROSENBERG, W. M. C., GRAY, J. A. M., KEYNES, M., HAYNES, R. B., RICHARDSON, W. S. (1997): *Was ist Evidenzbasierte Medizin und was nicht?* Münchner Medizinische Wochenschrift 139, 644–645.

SCHUBERT, C., GESER, W., NOISTERNIG, B., FUCHS, D., WELZENBACH, N., KÖNIG, P., SCHÜSSLER, G., OCAÑA-PEINADO, F., LAMPE, A. (2012): *Stress system dynamics during »life as it lived«: an integrative single-case study on a healthy woman.* PLoS ONE, 7, e29415.

SCHUBERT, C. (Hrsg.) (2015): *Psychoneuroimmunologie und Psychotherapie.* 2. Aufl., Stuttgart: Schattauer.

SMITH, G. C. S., PELL, J. P. (2003): *Parachute use to prevent death and major trauma related to gravitational challenge: systematic review of randomized controlled trials.* British Medical Journal 327(7429), 1459–1461.

SPIEGEL, D., BLOOM, J. R., KRAEMER, H. C., GOTTHEIL, E. (1989): *Effect of psychosocial treatment on survival of patients with metastatic breast cancer.* Lancet 2 (8668), 888–891.

SPITZER, M. (2004): *Sollen wir Wasser trinken? Evidenzbasierte Medizin: Risiken und Nebenwirkungen.* Nervenheilkunde 23, 435–437.

TSCHUSCHKE, V. (2011): *Psychoonkologie. Psychologische Aspekte der Entstehung und Bewältigung von Krebs.* 3. Aufl. Stuttgart: Schattauer.

TSCHUSCHKE, V. (2017): *Psyche und Körper. Zur Psychoneuroimmunologie körperlicher Erkrankungen.* Psychotherapie-Wissenschaft 7 (2), 51–60.

TSCHUSCHKE, V. (2019): *Begutachtung der grundlegenden Aufgabendefinitionen sowie Beurteilung der ausgeübten Praxis des Wissenschaftlichen Beirats für Psychotherapie (WBP).* Gutachten im Auftrag des Deutschen Dachverbands Gestalttherapie (DDGAP e. V.). Unveröff. Manuskript.

TSCHUSCHKE, V. (2020): *Psychoonkologie praktizieren – Welche Hilfe wann und bei wem?* Stuttgart: Schattauer.

TSCHUSCHKE, V., FREYBERGER, H. J. (2015): *Zur aktuellen Situation der Psychotherapiewissenschaft und ihrer Auswirkungen – eine kritische Analyse der Lage.* Zeitschrift für Psychosomatische Medizin und Psychotherapie 61, 122–138.

TSCHUSCHKE, V., HERTENSTEIN, B., ARNOLD, R., BUNJES, D., DENZINGER, R.,

KAECHELE, H. (2001): *Associations between coping and survival time of adult leukemia patients receiving allogeneic bone marrow transplantation. Results of a prospective study.* Journal of Psychosomatic Research 50, 277–285.

TSCHUSCHKE, V., CRAMERI, A., KOEHLER, M., BERGLAR, J., MUTH, K., STACZAN, P., VON WYL, A., SCHULTHESS, P., KOEMEDA-LUTZ, M. (2015): *The role of therapists' treatment adherence, professional experience, therapeutic alliance, and clients' severity of psychological problems:* Prediction of treatment outcome in eight different psychotherapy approaches. Preliminary results of a naturalistic study. Psychotherapy Research 25 (4), 420–434.

TSCHUSCHKE, V., VON WYL, A., CRAMERI, A., KOEMEDA-LUTZ, M., SCHLEGEL, M., SCHULTHESS, P. (2016): *Bedeutung der psychotherapeutischen Schulen heute. Geschichte und Ausblick anhand einer empirischen Untersuchung.* Psychotherapeut 61, 54–64.

TSCHUSCHKE, V., KARADAGLIS, G., EVANGELOU, K., GRÄFIN VON SCHWEINITZ, C., SCHWICKERATH, J. (2018): *Psychische Belastungen und Patientinnenressourcen während einer primär systemischen Therapie bei Brustkrebs. Ergebnisse einer prospektiven Studie.* Senologie 15, 172–184.

TSCHUSCHKE, V., KOEMEDA-LUTZ, M., VON WYL, A., CRAMERI, A., SCHUL-THESS, P. (2020): *The impact of patients' and therapists' views of the therapeutic alliance on treatment outcome in psychotherapy.* Journal of Nervous and Mental Disease 208 (1), 56–64.

UEXKÜLL, T. V., WESIACK, W. (2003): *Integrierte Medizin als Gesamtkonzept der Heilkunde: ein bio-psycho-soziales Modell.* In: ADLER, R. H., HERR-MANN, M., KÖHLE, K., LANGWITZ, W., SCHONECKE, O., VON UEXKÜLL, T., WESIACK, W. (Hrsg.), *Psychosomatische Medizin. Modelle ärztlichen Denkens und Handelns,* S. 3–42. München: Urban & Fischer.

WAMPOLD, B. E., BROWN, G. S. (2005): *Estimating variability in outcomes attributable to therapists: A naturalisitic study of outcomes in managed care.* Journal of Consulting and Clinical Psychology 73, 914–923.

WAMPOLD, B. E., IMEL, Z. E. (2015): *The great psychotherapy debate. The evidence for what makes psychotherapy work.* 2. Aufl., New York/NY: Routledge.

WAMPOLD, B. E., IMEL, Z. E., FLUCKIGER, C. (2018): *Die Psychotherapie-Debatte. Was Psychotherapie wirksam macht.* Göttingen: Hogrefe.

WILLUTZKI, U., REINKE-KAPPENSTEIN, B., HERMER, M. (2013): *Ohne Heiler geht es nicht. Bedeutung von Psychotherapeuten für Therapieprozess und -ergebnis.* Psychotherapeut 58, 427–437.

WOOLFOLK, R. I. (2017): *Vom gesellschaftlichen und kulturellen Wert der Psychotherapie. Abschied von der reinen Labor-Psychotherapie und Synapsen-Psychiatrie.* München: CIP-Medien.

ECKHARD SCHIFFER

ANTONOVSKY, A. (1993): *Gesundheitsforschung versus Krankheitsforschung.* In: FRANKE, A. & BRODA, M. (Hrsg.), *Psychosomatische Gesundheit, Versuch einer Abkehr vom Pathogenese-Konzept,* S. 13–14. Tübingen: dgvt-Verlag.

ANTONOVSKY, A. (1997): *Salutogenese. Zur Entmystifizierung der Gesundheit.* Tübingen: dgvt-Verlag.

BRÅTEN, S. (2011): *Intersubjektive Partizipation: Bewegungen des virtuellen Anderen bei Säuglingen und Erwachsenen.* Psyche 65 (9–10), 832–861.

BRISCH, K.-H. (2017): *Babywatching.* Verfügbar unter www.base-babywatching.de., Abruf am 17. Mai 2017.

DWECK, C. S. (2010): *Diskussionsbeitrag.* In: M. TOMASELLO, *Warum wir kooperieren,* S. 97–99. Berlin: edition unseld.

EIBL-EIBESFELDT, J. (1972): *Die !KoBuschmann-Gesellschaft. Gruppenbindung und Aggressionskontrolle bei einem Jäger- und Sammlervolk.* München: Piper.

FONAGY, P., CAMPBELL, C. (2017): *Böses Blut – ein Rückblick: Bindung und Psychoanalyse, 2015.* Psyche 71 (4), 275–305.

KRAUSE, R. (2001): *Affektpsychologische Überlegungen zur menschlichen Destruktivität.* Psyche 55 (9–10), 934–960.

MILCH, W. (2000): *Kleinkindforschung und psychosomatische Störungen.* Psychotherapeut 45 (1), 18–24.

PARENS, H. (2007): *Heilen nach dem Holocaust.* Basel: Beltz.

SCHIFFER, E. (2001/2013): *Wie Gesundheit entsteht. Salutogenese: Schatzsuche statt Fehlerfahndung.* 5. Aufl., Basel: Beltz.

SCHIFFER, E. (2014 a): *Baby-Begegnung im Kindergarten und psychosoziale Gesundheit.* In: BURTSCHER, I. M. (Hrsg.), *Handbuch für ErzieherInnen in Krippe, Kindergarten, Kita und Hort.* Teil 3, S. 1–14. München: OLZOG-Verlag.

SCHIFFER, E. (2014 b): *Begegnungen mit alten und fremden Menschen – Verstehen und schöpferische Kooperation im Zusammenspiel.* In: BURTSCHER, I. M. (Hrsg.), *Handbuch für ErzieherInnen in Krippe, Kindergarten, Kita und Hort.* Teil 4, S. 1–25. München: OLZOG-Verlag.

SCHIFFER, E. (2017): *Lebensfreude sowie Lern- und Lehrfreude in schulischen Intermediärräumen. Eine systemisch-salutogenetisch orientierte Betrachtungsweise des Lehrerberufes.* In: ARNOLD, R. & PRESCHER, T. (Hrsg.), *Lernort Schule, Wege zu einer neuen Lernkultur. Seminar – Lehrerbildung und Schule*, Bd. 1, S. 113–137. Köln: Carl Link.

SENNETT, R. (1998): *Der flexible Mensch. Die Kultur des neuen Kapitalismus.* Berlin: Berlin Verlag.

STENGEL, E. (2013): *Neues Konzept an Bremer Schulen, Kleinkinder im Klassenraum.* Der Tagesspiegel, Abruf am 12.06.2019 unter tagesspiegel.de/wissen/neues_konzept_an_bremer_schulen_kleinkinder_im_klassenraum/.

STERN, D. (2005): *Der Gegenwartsmoment.* Frankfurt a.M.: Brandes & Apsel.

STERN, D. N., BRUSCHWEILER-STERN, N., HARRISON, A. M., LYONS-RUTH, K., MORGAN, A. C., NAHUM, J. P., TRONICK, E. Z. (2001): *Die Rolle des impliziten Wissens bei der therapeutischen Veränderung.* Psychotherapie – Psychosomatik – Medizinische Psychologie 51 (3/4), 147–152.

TAUBNER S., UNGER, A., CURTH, C., KOTTE, S. (2014): *Die mentalisierende Berufsausbildung.* Praxis der Kinderpsychologie und Kinderpsychiatrie 63, 738–760.

TOMASELLO, M. (2010): *Warum wir kooperieren.* Berlin: Suhrkamp.

WINNICOTT, D. W. (1979): *Vom Spiel zur Kreativität.* Stuttgart: Klett-Cotta.

VERENA KAST

DOMHOFF, G. W., FOX, K. C. R. (2015): *Dreaming and the default network: A review, synthesis and counterintuitive research proposal.* In: Consciousness and Cognition 33, 342–353. http://dx.doi.org/10.1016/j.concog.2015.01.019.

DOMHOFF, W. et al.: www.dreambank.net.

FOX, K. C. R., NIJEBOER, S., SOLOMONOVA, E., DOMHOFF, G. W., CHRISTOFF, K. (2013): *Dreaming as mind wandering: evidence from functional neuroimaging and first-person content reports.* Frontiers in Human Neuroscience 7, 412. www.frontiersin.org.

HARTMANN, E. (2011): *The nature and functions of dreaming.* Oxford: University Press.

JUNG, C. G. (1929/1971): *Die Probleme der modernen Psychotherapie.* In: GW 16, §§ 114–174, § 125. Ostfildern: Patmos.

KAST, V. (1982, ergänzte Ausgabe 2013): *Trauern. Phasen und Chancen des psychischen Prozesses.* Freiburg: Kreuz in Herder.

KAST, V. (2006/2019): *Träume. Die geheimnisvolle Sprache des Unbewussten.* Ostfildern: Patmos.

KAST, V. (2016): *Träume werden zwischen den Menschen geträumt.* Forum der Psychoanalyse 32, 219–231.

KAST, V. (2019): *Träumend imaginieren. Einblicke in die Traumwerkstatt.* Göttigen: Vandenhoeck & Ruprecht.

PANKSEPP, J., BIVEN, L. (2012): *The archeology of mind.* New York: Norton.

TANJA LANGE

BAUER, J., HOHAGEN, F., GIMMEL, E., BRUNS, F., LIS, S., KRIEGER, S., AMBACH, W., GUTHMANN, A., GRUNZE, H., FRITSCH-MONTERO, R. et al. (1995): *Induction of cytokine synthesis and fever suppresses REM sleep and improves mood in patients with major depression.* Biol Psychiatry 38(9), 611–21.

BENSCHOP, R. J., RODRIGUEZ-FEUERHAHN, M., SCHEDLOWSKI, M. (1996): *Catecholamine-induced leukocytosis: early observations, current research, and future directions.* Brain Behav Immun 10(2), 77–91.

BESEDOVSKY, L., LANGE, T., HAACK, M. (2019): *The sleep-immune crosstalk in health and disease.* Physiol Rev 99(3), 1325–1380.

D'ACQUISTO, F. (2017): *Affective immunology: where emotions and the immune response converge.* Dialogues Clin Neurosci 19(1), 9–19.

DAMASIO, A., CARVALHO, G. B. (2013): *The nature of feelings: evolutionary and neurobiological origins.* Nat Rev Neurosci 14(2), 143–52.

ELLIS, J. G., CUSHING, T., GERMAIN, A. (2015): *Treating acute insomnia: A randomized controlled trial of a »single-shot« of cognitive behavioral therapy for insomnia.* Sleep 38(6), 971–8.

FOGEL, S. M., RAY, L. B., BINNIE, L., OWEN, A. M. (2015): *How to become an expert: A new perspective on the role of sleep in the mastery of procedural skills.* Neurobiol Learn Mem 125, 236–48.

FURMAN, D., CAMPISI, J., VERDIN, E., CARRERA-BASTOS, P., TARG, S., FRANCESCHI, C., FERRUCCI, L., GILROY, D. W., FASANO, A., MILLER, G. W., MILLER, A. H., MANTOVANI, A., WEYAND, C. M., BARZILAI, N., GORONZY, J. J., RANDO, T. A., EFFROS, R. B., LUCIA, A., KLEINSTREUER, N., SLAVICH, G. M.

(2019): *Chronic inflammation in the etiology of disease across the life span.* Nat Med 25 (12), 1822–1832.

HARRISON, N. A., COOPER, E., DOWELL, N. G., KERAMIDA, G., VOON, V., CRITCHLEY, H. D., CERCIGNANI, M. (2015): *Quantitative magnetization transfer imaging as a biomarker for effects of systemic inflammation on the brain.* Biol Psychiatry 78 (1), 49–57.

HORIKAWA, T., TAMAKI, M., MIYAWAKI,Y., KAMITANI, Y. (2013): *Neural decoding of visual imagery during sleep.* Science 340 (6132), 639–42.

IMERI, L., OPP, M. R. (2009): *How (and why) the immune system makes us sleep.* Nat Rev Neurosci 10 (3), 199–210.

KIPNIS, J. (2018): *Immune system: The »seventh sense«.* J Exp Med 215 (2), 397–398.

KRUEGER, J. M., RECTOR, D. M., ROY, S., VAN DONGEN, H. P., BELENKY, G., PANKSEPP, J. (2008): *Sleep as a fundamental property of neuronal assemblies.* Nat Rev Neurosci 9(12), 910–9.

LEWIS, P. A., KNOBLICH, G., POE, G. (2018): *How memory replay in sleep boosts creative problem-solving.* Trends Cogn Sci 22 (6), 491–503.

MILLER, A. H., RAISON, C. L. (2016): *The role of inflammation in depression: from evolutionary imperative to modern treatment target.* Nat Rev Immunol 16 (1), 22–34.

MUTZ, J., JAVADI, A. H. (2017): *Exploring the neural correlates of dream phenomenology and altered states of consciousness during sleep.* Neurosci Conscious 3.10.1093/nc/nix009.

PORCHERET, K., HOLMES, E. A., GOODWIN, G. M., FOSTER, R. G., WULFF, K. (2015): *Psychological effect of an analogue traumatic event reduced by sleep deprivation.* Sleep 38 (7), 1017–25.

RYFF, C. D., SINGER, B. H., DIENBERG LOVE, G. (2004): *Positive health: connecting well-being with biology.* Philos Trans R Soc Lond B Biol Sci 359 (1449), 1383–94.

SIKKA, P., PESONEN, H., REVONSUO, A. (2018): *Peace of mind and anxiety in the waking state are related to the affective content of dreams.* Sci Rep 8 (1), 12762.

STUMBRYS, T., ERLACHER, D., SCHREDL, M. (2016): *Effectiveness of motor practice in lucid dreams: a comparison with physical and mental practice.* J Sports Sci 34 (1), 27–34.

TAN, X., VAN EGMOND, L., PARTINEN, M., LANGE, T., BENEDICT, C. (2019): *A narrative review of interventions for improving sleep and reducing circadian disruption in medical inpatients.* Sleep Med 59, 42–50.

VAN DER HELM, E., WALKER, M. P. (2011): *Sleep and emotional memory processing.* Sleep Med Clin 6 (1), 31–4.

XIE, L., KANG, H., XU, Q., CHEN, M. J., LIAO, Y., THIYAGARAJAN, M., O'DONNELL, J., CHRISTENSEN, D. J., NICHOLSON, C., ILIFF, J. J., TAKANO, T., DEANE, R., NEDERGAARD, M.(2013): *Sleep drives metabolite clearance from the adult brain.* Science 342 (6156), 373–7.

ULRICH KROPIUNIGG

ADER, E. (Hrsg.) (1981): *Psychoneuroimmunology.* New York: Academic Press.

AMERICAN PSYCHIATRIC ASSOCIATION (1980): *Diagnostic and Statistical Manual of Mental Disorders (DSM-III).* Washington D.C.: APA.

ANDREASEN, N. C. (2007): *DSM and the death of phenomenology in America: an example of unintended consequences.* Schizophrenia Bulletin 33(1), 108–112.

BACHMANN, I. (2017): *Male oscuro. Aufzeichnungen aus der Zeit der Krankheit.* München/Berlin: Piper und Suhrkamp.

BAUER, J., QUALMANN, J., BAUER, H. (1994): *Psychosomatische Aspekte bei der Alzheimer Demenz und bei vaskulären Demenzformen.* In: HEUFT, G., KRUSE, A., NEHEN, H.-G., RADEBOLD, H. (Hrsg.), *Interdisziplinäre Gerontopsychosomatik,* S. 214–228. Vieweg: MMV Medizin Verlag.

BIONDI, M., COSTANTINI, A., PARISI, A. (1996): *Can loss and grief activate latent neoplasia? A clinical case of possible interaction between genetic risk and stress in breast cancer.* Psychotherapy and Psychosomatic 65(2), 102–105.

CHALMERS, D. I. (2013): *How can we construct a science of consciousness?* Annals of the New York Academy of Sciences 1303 (1), 25–35. doi: 10.1111/nyas.12166.

COASE, R. H. (1975): *Marshall on method.* Journal of Law and Economics 8(1), 25–31.

FANCOURT, D. E., OCKELFORD, A., BELAI, A. (2014): *The psychoneuroimmunological effects of music: A systematic review and a new model.* Brain, Behavior, and Immunity 36, 15–26. doi: http://doi. org/10.1016/j.bbi. 2013.10.014.

FREUD, S. (1966/1909): *Bemerkungen über einen Fall von Zwangsneurose (Studienausgabe, Bd. VII).* Frankfurt a. M.: S. Fischer.

GREENFIELD, N. S., ROESSLER, R., CROSLEY JR, A. P. (1959): *Ego strength and length of recovery from infectious mononucleosis.* The Journal of Nervous and Mental Disease 128 (2), 125–128.

HEILIG, R., HOFF, H. (1928): *Über psychogene Entstehung des Herpes labialis.* Medizinische Klinik 24, 1472.

HUTCHISON, M. (2017): *A different way of looking at BBI.* Brain, Behavior, and Immunity, News: www.journals. elsevier.com/brain-behavior-and-immunity/news/differend-way-of-looking-at-bbi, Abruf am 9. 6. 2020.

KAESER, E. (1984): *Fortschritt und Verdrängung: Ein erkenntnisanthropologischer Versuch über die neuzeitliche Wissenschaft.* Druckerei der Universität.

KAGAN, J. (2009): *The three cultures. Natural sciences, social sciences, and the humanities in the 21st century.* Cambridge: Cambridge University Press.

KANDEL, E. R. (1998): *A new intellectual framework for psychiatry.* American Journal of Psychiatry 155(4), 457–469.

KASL, S. V., EVANS, A. S., NIEDERMAN, J. C. (1979): *Psychosocial risk factors in the development of infectious mononucleosis.* Psychosomatic Medicine 41 (6), 445–466.

KROPIUNIGG, U. (1990): *Psyche und Immunsystem. Psychoneuroimmunologische Untersuchungen.* Wien: Springer.

KROPIUNIGG, U. (1993): *Basics in psychoneuroimmunology.* Annals of Medicine 25 (5), 473–479.

KROPIUNIGG, U. (2009): *Schemazerfall und Trauer, ein neues Modell zur Trauerarbeit.* Psychotherapie Forum 17 (3), 108–117. doi: 10.1007/ S00729-009-0294-1.

KROPIUNIGG, U., SEBEK, K., LEONHARDSBERGER, A., SCHEMPER, M., DALBIANCO, P. (1999): *Psychosoziale Risikofaktoren für die Alzheimer Krankheit.* Psychotherapie, Psychosomatik, Medizinische Psychologie 49 (5), 153–159.

KUTSCHMANN, W. (1991): *Der Naturwissenschaftler und sein Körper. Naturwissenschaftsgeschichte aus anthropologischer Perspektive.* Berichte zur Wissenschaftsgeschichte 14 (3), 137–146.

LOCKE, S. E., ADER, R., BESEDOVSKY, H., HALL, N., SOLOMON, C., STROM, T., (Hrsg.) (1985): *Foundations of Psychoneuroimmunology.* New York: Aldine.

MCEWEN, B. S. (2002): *The end of stress as we know it.* Washington D. C.: Joseph Henry Press.

NAGEL, T. (2013): *Geist und Kosmos. Warum die materialistische neodarwinistische Konzeption der Natur so gut wie sicher falsch ist.* Berlin: Suhrkamp.

NAGEL, T. (2016): *Wie ist es, eine Fledermaus zu sein?* Stuttgart: Reclam.

PACKER, M. (2011): *The science of qualitative research.* Cambridge, New York: Cambridge University Press.

PIVNICK, B. A. (2015): *Grief and reason. A response to Eric Kandel.* Psychoanalytic Quarterly 84 (1), 209–222. doi: 10.1002/j.216 4086.2015.00009.x.

RORTY, R. (1989): *Kontingenz, Ironie und Solidarität*. Frankfurt a. M.: Suhrkamp.

SABLIK, P. (2010): *Julius Tandler: Mediziner und Sozialreformer*. Frankfurt a. M.: Peter Lang.

SCHIPPERGES, H. (1988): *Die Entienlehre des Paracelsus. Aufbau und Umriß seiner theoretischen Pathologie*. Berlin/Heidelberg: Springer.

SCHUBERT, C. (Hrsg.) (2015): *Psychoneuroimmunologie und Psychotherapie*. 2. Aufl., Stuttgart: Schattauer.

SOLOMON, G. F., MOSS, R. H. (1964): *Emotions, immunity, and disease: a speculative theoretical integration*. Archives of General Psychiatry 11 (6), 657–674.

UEXKÜLL, T. V. (1992): *Integrierte Psychosomatische Medizin in Praxis und Klinik*. Stuttgart: Schattauer.

UEXKÜLL, T. V. (2001): *Körper-Sein, Körper-Haben. Der Hintergrund des Dualismus in der Medizin*. Psychotherapie, Psychosomatik, Medizinische Psychologie 51 (03/04), 128–133.

WEBER, M. (1991): *Schriften zur Wissenschaftslehre*. Stuttgart: Reclam.

WERBIK, H., BENETKA, G. (2016): *Kritik der Neuropsychologie. Eine Streitschrift*. Gießen: Psychosozial-Verlag.

WITTGENSTEIN, L. (2003): *Logisch-philosophische Abhandlung. Tractatus logico-philosophicus*. Frankfurt a. M.: Suhrkamp.

HARTMUT SCHRÖDER

BARSKY, A. et al. (2002): *Nonspecific medication side effects and the nocebo phenomenon*. JAMA 287 (5), 622–627.

BAUER, J. (2006): *Warum ich fühle, was du fühlst*. Hamburg: Hoffmann und Campe.

COCCO, G. (2009): *Erectile dysfunction after therapy with metoprolol: the Hawthorne effect*. Cardiology 112 (3), 174–7.

EAKER, E. et al. (1992): *Myocardial infarction and coronary death among women: psychosocial predictors from a 20-year follow-up of women in the Framingham Study*. Am J Epidemiol 135, 854–864.

GRAF, R. (2018): *Die neue Entscheidungskultur – Mit gemeinsam getragenen Entscheidungen zum Erfolg*. München: Hanser Verlag.

HAHN, R.(1997): *The nocebo phenomenon: concept, evidence, and implications for public health*. Preventive Medicine 26, 607–611.

HÄUSER, W. (2012): *Nocebophänomene in der Medizin. Bedeutung im klinischen Alltag.* Dtsch Arztebl Int 109 (26), 459–465.

HEIER, M. (2012): *Noceboeffekt. Wer's glaubt wird krank.* Stuttgart: Hirzel.

HELLER, T. (2015): *Noceboeffekt. Es kommt auf jedes Wort an.* Flörsbachtal: Klecksverlag.

KENNEDY, W. (1961): *The nocebo reaction.* Med Exp Int J Exp Med 95, 203–205.

NOLTE, S. H. (2010): *Das Knock-Syndrom: Gesunde sind Kranke – sie wissen es nur noch nicht.* Dtsch Arztebl 107 (10), A–436 / B–387 / C–379.

QUARCH, C. (2015): *Wirkliches Leben ist Begegnung.* Signal 4, 6–9.

RIEF, W. et al. (2008): *The power of expectation – understanding the placebo and nocebo phenomenon.* Social and Personality Psychology Compass 2 (4), 1624–1637.

SILVESTRI, A. et al. (2003): *Report of erectile dysfunction after therapy with beta-blockers is related to patient knowledge of side effects and is reversed by placebo.* Eur Heart J. 24 (21), 1928–32.

SCHMID, G. B. (2013): *Bewusstseinsmedizin. Psychogene Heilung durch Vorstellungskraft.* Suggestionen: Forum der Deutschen Gesellschaft für Hypnose und Hypnotherapie, 6–40.

SCHRÖDER, H. (2016 a): *Nocebo-Antworten in der komplementaren Medizin – Möglichkeiten ihrer Vermeidung.* EHK 65 (04), 201–205.

SCHRÖDER, H. (2016 b): *Das Nocebophanomen – Wie Kommunikation krank machen kann.* EHK 65 (02), 84–89.

SCHRÖDER, H., GRAF, R. (2018): *Nocebo-Effekte. Pladoyer fur eine wohlgeformte Kommunikation.* zaenmagazin 10 (2), 51–56.

SCHULZ, S. (2007): *Lebensinformation: Sinngebendes Prinzip einer Ganzheitsmedizin.* Norderstedt: Books on Demand.

STRAUSZ, M. (2012): *Nocebo: Der böse Bruder von Placebo.* DocCheck, 20. September 2012. Online: http://news.doccheck.com/de/326/nocebo-der-bose-bruder-vonplacebo/.

WALACH, H., SADAGHIANI, C. (2002): *Placebo und Placeboeffekte – Eine Bestandsaufnahme.* Psychother Psych Med 52, 332–342.

WIENER, N. (1961): *Cybernetics or control and communication in the animal and the machine.* Cambridge, Mass.: MIT Press.

ADRIANI, G., KONNERTZ, W., THOMAS, K. (1994): *Joseph Beuys*. Neuauflage. Köln: DuMont.

AMERICAN THORACIC SOCIETY, EUROPEAN RESPIRATORY SOCIETY (2002): *International Multidisciplinary Consensus Classification of the Idiopathic Interstitial Pneumonias*. Am J Respir Crit Care Med 165, 277–304.

BERELSON, B. (1952): *Content analysis in communication research*. Glencoe, Ill.: The Free Press.

BEUYS, E. (2000): *Das Geheimnis der Knospe zarter Hülle. Texte von Joseph Beuys 1941–1986*. München: Schirmer Mosel.

BEUYS, J. (1980): *Gespräch mit Hermann Schreiber in der Sendereihe »Lebensläufe«*. https://www.youtube.com/watch?v=N-NqCJbvhX8.

BÖHLEN, M. (1993): *Energie, Batterie und Plastik*. Ausstellungskatalog JOSEPH BEUYS, S. 242, S. 256, S. 279, Zürich, Paris, Madrid 26/11/1993–20/2/1994.

BUSCHKÜHLE, C. P. (1997): *Wärmezeit. Zur Kunst als Kunstpädagogik bei Joseph Beuys*. Frankfurt a. M.: Europäischer Verlag der Wissenschaften.

DANTZER, R., O'CONNOR, J. C., FREUND, G. G. et al. (2008): *From inflammation to sickness and depression: when the immune system subjugates the brain*. Nat Rev Neurosci 9, 46–56.

DE QUATTRO, K., TRUPIN, L., LI, J. et al. (2020): *Relationships between adverse childhood experiences and health status in systemic lupus erythematosus*. Arthritis Care Res (Hoboken) 72, 525–533.

DUBE, S. R., FAIRWEATHER, D., PEARSON, W. S. et al. (2009): *Cumulative childhood stress and autoimmune diseases in adults*. Psychosom Med 71, 243–250.

ENGEL, G. L. (1977): *The need for a new medical model: a challenge for biomedicine*. Science 196, 129–136.

ENGEL, G. L. (1980): *The clinical application of the biopsychosocial model*. Am J Psychiatry 137, 535–544.

ENGEL, G. L. (1997): *From biomedical to biopsychosocial. Being scientific in the human domain*. Psychosomatics 38, 521–528.

FISCHER, A., ANTONIOU, K. M., BROWN, K. K. et al. (2015): *An official European Respiratory Society/American Thoracic Society research statement: interstitial pneumonia with autoimmune features*. Eur Respir J 46, 976–987.

GALATZER-LEVY, R. (2017): *Nonlinear psychoanalysis*. Abingdon, Oxon: Routledge.

HÜGLI, A., LÜBCKE, P. (1991): *System*. In: *Philosophielexikon*. Reinbek: Rowohlt.

IDEN, P. (2009): https://www.bild.de/news/topics/joseph-beuys-infiltration-homogen-fuer-konzertfluegel-8064022.bild.html.

KIVINIEMI, P. (1977): 2. *Rheumatoid Arthritis and psyche: A Review of the Literature*. Scand J Rheumatol 6: sup 18, 11–32.

KLAES-RAUCH, G. (2011): *Krankheit als Symbol – Georg Groddecks Auffassung der Interdependenz zwischen Psyche, Geist und Körper*. In: JUNGLAS, J. (Hrsg.), *Kranke Körper zum Seelentherapeut! Körperlich Kranke in Psychotherapie, Psychosomatik und Psychiatrie*. Band 8, S. 36–53. Berlin: Deutscher Psychologen Verlag.

KRÖGER, M. (2002): *»Make the secrets productive«. Reden mit Schweigen im Werk von Joseph Beuys*. Kritische Berichte 2, 62–74.

LANGE, B. (2002): *Soziale Plastik*. In: BUTIN, H. (Hrsg.), *DuMonts Begriffslexikon zur zeitgenössischen Kunst*, S. 276–279. Köln: DuMont.

LANGER, S. K. (1942): *Philosophy in a new key: A study in the symbolism of reason, rite, and art*. Cambridge, Mass.: Harvard University Press.

MANDELBROT, B. B. (1977): *The fractal geometry of nature*. New York: WH Freeman.

MARKS-TARLOW, T. (2008): *Psyche's veil: Psychotherapy, fractals and complexity*. Hove, East Sussex: Routledge.

MCCLARY, A. R., MEYER, E., WEITZMAN, E. L. (1955): *Observations on the role of the mechanism of depression in some patients with disseminated lupus erythematosus*. Psychosom Med 17, 311–321.

MCMANUS HOLROYD, A. E. (2007): *Interpretive hermeneutic phenomenology: clarifying understanding*. IPJP 7, 1–12.

MURKEN, A. H. (1979): *Joseph Beuys und die Medizin*. Münster: F. Coppenrath Verlag.

OMAN, H. (1998): *Joseph Beuys. Die Kunst auf dem Weg zum Leben*. München: Heyne Verlag.

OTTO, R., MACKAY, I. R. (1967): *Psycho-social and emotional disturbance in systemic lupus erythematosus*. Med J Aust 2, 488–493.

PEITGEN, H.-O., RICHTER, P. H. (1986): *The beauty of fractals*. Heidelberg: Springer.

RÄSÄNEN, E., PULKKINEN, O., VIRTANEN, T. et al. (2015): *Fluctuations of hi-hat timing and dynamics in a virtuoso drum track of a popular music recording*. PLoS ONE 10, e0127902.

REIBER, H. (2008): *Von Lichtenbergs »Gespenst« zur Emergenz der Qualität. Die neurobiologische Hirn-Geist-Diskussion im Licht der Komplexitätswissenschaft*. In: JOOST, U., NEUMANN, A., ACHENBACH, B., TUITJE, H. (Hrsg.), *Lichtenberg-Jahrbuch 2008*, S. 42–65. Heidelberg: Universitätsverlag Winter.

REITHMANN, M. (1991): *Beuys und die Sprache*. In: *Joseph-Beuys-Tagung*, Basel.

RIBI, A. (2011): *Neurose – an der Grenze zwischen krank und gesund*. Berlin, Heidelberg: Springer.

RIEDL, K. (2014): *Künstlerschamanen: Zur Aneignung des Schamenenkonzepts bei Jim Morrison und Joseph Beuys*. Bielefeld: Transcript.

SCHALLER, M. (2011): *The behavioural immune system and the psychology of human sociality*. Philos Trans R Soc Lond B Biol Sci 366, 3418–3426.

SCHUBERT, C. (2015 a): *Soziopsychoneuroimmunologie – Integration von Dynamik und subjektiver Bedeutung in die PNI*. In: SCHUBERT, C. (Hrsg.), *Psychoneuroimmunologie und Psychotherapie*. 2. Aufl., S. 374–405. Stuttgart: Schattauer.

SCHUBERT, C. (2015 b): *Psychoneuroimmunologie körperlicher Erkrankungen*. In: SCHUBERT, C. (Hrsg.), *Psychoneuroimmunologie und Psychotherapie*. 2. Aufl., S. 68–116. Stuttgart: Schattauer.

SCHUBERT, C., SCHIEPEK, G. (2003): *Psychoneuroimmunologie und Psychotherapie: Psychosozial induzierte Veränderungen der dynamischen Komplexität von Immunprozessen bei einer Patientin mit systemischem Lupus erythematodes*. In: SCHIEPEK, G. (Hrsg.), *Neurobiologie der Psychotherapie*, S. 485–508. Stuttgart: Schattauer.

SCHUBERT, C., FUCHS, D., LAMBERTZ, M. et al. (2006): *Psychoneuroimmunologie*. In: HAKEN, H., SCHIEPEK, G. (Hrsg.), *Synergetik in der Psychologie*, S. 221–243. Göttingen: Hogrefe.

SCHÜSSLER, G. (2002): *Aktuelle Konzeption des Unbewußten – Empirische Ergebnisse der Neurobiologie, Kognitionswissenschaften, Sozialpsychologie und Emotionsforschung*. Z Psychosom Med Psychother 48, 192–214.

STAVA, O., PIRK, S., KRATT, J. et al. (2014): *Inverse procedural modelling of trees*. Comp Graph Forum 33, 118–131.

TENBRINK, D. (2000): *Musik als Moglichkeit zum Ausdruck und zur Transformation praverbaler Erlebnismuster*. Z f Individualpsychol 25, 243–254.

TILLMANN, T., KRISHNADAS, R., CAVANAGH, J., PETRIDES, K.V. (2013): *Possible rheumatoid arthritis subtypes in terms of rheumatoid factor, depression, diagnostic delay and emotional expression: an exploratory case-control study*. Arthritis Res Ther 15, R45.

VON GRAEVENITZ, A. (1997): *Heilen*. In: SZEEMANN, H. (Hrsg.), *Beuysnobiscum*. Neuausgabe, S. 185–189. Dresden: Verlag der Kunst.

WEINELT, H. (2011): *Symbole. Universalsprache der Menschheit*. Abenteuer Philosophie 123, 22–27.

ZUMDICK, W. (2001): *Der Tod hält mich wach: Josef Beuys – Rudolf Steiner, Grundzüge ihres Denkens*. Dornach: Pforte.

WULF BERTRAM, Dipl.-Psych., Dr. med, studierte Psychologie, Medizin und Soziologie in Hamburg. Nach seiner Tätigkeit als Klinischer Psychologe im Universitätskrankenhaus Hamburg Eppendorf folgte die Ausbildung zum Psychiater.

Ab 1986 war WULF BERTRAM Lektor für medizinische Lehrbücher bei Urban & Schwarzenberg. 1988 wurde er wissenschaftlicher Leiter des Schattauer Verlags, welchen er als verlegerischer Geschäftsführer von 1992 bis 2018 leitete.

Außerdem war WULF BERTRAM Psychotherapeut in eigener Praxis. 2018 wurde er mit dem renommierten Schweizer Wissenschaftspreis der Margrit-Egnér-Stiftung ausgezeichnet, verliehen für seine »wissenschaftlich fundierte Verlagstätigkeit als Beitrag zu einer humaneren Medizin«.

E-Mail: wulf.bertram@klett-cotta.de

ANNA BUCHHEIM, Univ.-Prof., Dr. biol. hum., Dipl.-Psych, studierte Psychologie und ist seit 2007 Professorin für Klinische Psychologie an der Leopold-Franzens-Universität Innsbruck, wo sie auch bis vor kurzem Dekanin der Fakultät für Sportwissenschaften und Psychologie war. Seit März 2020 ist sie Vizerektorin für Personal.

Ihre Forschungsschwerpunkte sind: Psychoanalyse, Klinische Bindungs- und Präventionsforschung sowie die Verbindung von Bindungsforschung und Neurowissenschaft.

Sie ist Mitglied der Deutschen Psychoanalytischen Vereinigung (DPV) und lehrt als Gastprofessorin an der Internationalen Psychoanalytischen Universität Berlin (IPA).

E-Mail: anna.buchheim@uibk.ac.at

BURKHARD BROSIG, Prof. Dr. med., ist Gründer und Leiter des Bereichs Familien- und Kinderpsychosomatik am Zentrum für Kinderheilkunde der Justus-Liebig-Universität in Gießen.

Neben Publikationen zur Familien-Psychosomatik veröffentlichte er zahlreiche wissenschaftlichen Arbeiten, die sich mit den psychoneuroimmunologischen Zusammenhängen zwischen seelischem Erleben und körperlichen Ausdrucksformen beschäftigen.

BURKHARD BROSIG ist zudem Lehr- und Kontrollanalytiker der Deutschen Psychoanalytischen Vereinigung.

E-Mail: burkhard.brosig@psycho.med.uni-giessen.de

VERENA KAST, Prof. Dr. phil., Psychologin und Psychotherapeutin, war Professorin im Bereich anthropologische Psychologie an der Universität Zürich. Ausbildung in Psychoanalyse JUNG'scher Richtung, Lehranalytikerin und Supervisorin am C. G. JUNG Institut, Zürich.

VERENA KAST war Präsidentin des Curatoriums des Instituts und ist Mitglied der Leitung der Lindauer Psychotherapiewochen. Sie ist Autorin zahlreicher Bücher.

E-Mail: kast@swissonline.ch

STEFAN KNAPPE, Diplom-Psychologe, Musiker, Label- und Mailorderbetreiber in Bremen (Drone Records, Troum, Maeror Tri) mit dem Fokus auf Geräusch- und experimenteller Musik.

Er ist Herausgeber einer Labelreihe (*Substantia Innominata*) zum Thema »das Unbekannte«.

Als Psychologe erforscht er die Tiefenwirkung von Klängen und Sounds basierend auf neueren psychoanalytischen Konzepten.

E-Mail: stefan.knappe@dronerecords.de

ULRICH KROPIUNIGG, a. o. Univ.-Prof. i. R., lehrte, forschte und publizierte an der Medizinischen Universität Wien (MUW) über psychosomatische Krankenbehandlung, Teamentwicklung, Psychoneuroimmunologie, Biographien von Alzheimer-Kranken und Emotionen im Krankenhaus.

ULRICH KROPIUNIGG arbeitet derzeit mit *Frauen ohne Grenzen* an der Entwicklung und weltweiten Durchführung von *MotherSchools/FatherSchools* und in der Präventionsforschung gegen politischen und religiösen Extremismus. In der Abteilung für Medizinische Psychologie der MUW leitet er weiterhin Seminare zur qualitativen Forschung und Datenanalyse.

E-Mail: ulrich.kropiunigg@meduniwien.ac.at

TANJA LANGE, Prof. Dr. med., ist seit 1998 in der Uniklinik Lübeck tätig und seit 2013 Fachärztin für Innere Medizin. Seit 2015 arbeitet sie in der Klinik für Rheumatologie und klinische Immunologie.

Wissenschaftlich untersucht sie seit über 20 Jahren Aspekte der Psychoneuroimmunologie wie die wechselseitigen Beziehungen zwischen Schlaf und Immunsystem, die Effekte von Stresshormonen auf die Immunabwehr sowie Autoimmunerkrankungen.

E-Mail: tanja.lange@uni-luebeck.de

EVA PETERS, Prof. Dr. med., ist Fachärztin für Psychosomatische Medizin und Psychotherapie, Fachärztin für Haut- und Geschlechtskrankheiten, Vizesprecherin des Arbeitskreises Neuroendokrinoimmunologie (AKNEI) der Deutschen Gesellschaft für Immunologie (DGFI), Leiterin des Psychoneuroimmunologie-

Labors an der Klinik für Psychosomatik und Psychotherapie der Justus-Liebig-Universität in Gießen und Dozentin für Psycho-neuroimmunologie an der Universitätsmedizin-Charité in Berlin.

E-Mail: eva.peters@eva-peters.com

ECKHARD SCHIFFER, Dr. med., studierte Medizin und Philosophie. Nach der Promotion erfolgten Weiterbildungen in Neurologie, Psychiatrie, Psychosomatischer Medizin und Psychotherapie.

30 Jahre lang – bis 2009 – leitete er die Abteilung für Psychosomatische Medizin mit einem Familientherapie-Zentrum am Christlichen Krankenhaus Quakenbrück, die er aufgebaut hatte.

Es folgten gemeinsame Publikationen mit der Lehrerin HEIDRUN SCHIFFER zu salutogenetischen Möglichkeiten in schulischen Intermediärräumen, weiterhin ambulante Tätigkeit am MVZ Löningen/Quakenbrück sowie Buchpublikationen u. a. zur sozialen Salutogenese.

E-Mail: e.h.schiffer@t-online.de

HARTMUT SCHRÖDER, Prof. Dr., ist Lehrstuhlinhaber für Sprachgebrauch und Therapeutische Kommunikation an der Europa-Universität Viadrina in Frankfurt (Oder), wo er das Institut für transkulturelle Gesundheitswissenschaften gegründet hat.

Er ist Direktor des Instituts für Therapeutische Kommunikation und integrierte Gesundheitsförderung (www.therapeu-tische-kommunikation.com) an der privaten Steinbeis-Hochschule Berlin und Geschäftsführer der Therapeium Innovative Konzepte (TIK) GmbH in Berlin-Zehlendorf.

E-Mail: hartmut.schroeder@google.com

CHRISTIAN SCHUBERT, Prof. Dr. med., Dr. rer. nat., M. Sc., ist Arzt, Psychologe und Psychotherapeut. Seit 25 Jahren erforscht er die Wechselwirkungen von Psyche, Gehirn und Immunsystem.

Er ist Leiter des Labors für Psychoneuroimmunologie an der Klinik für Medizinische Psychologie der Medizinischen Universität Innsbruck wie auch der Arbeitsgruppe »Psychoneuroimmunologie« des Deutschen Kollegiums für Psychosomatische Medizin (DKPM).

CHRISTIAN SCHUBERT ist Autor zahlreicher Fachpublikationen.

E-Mail: christian.schubert@i-med.ac.at

VOLKER TSCHUSCHKE, Univ.-Prof. (emeritus), Dr. rer. biol. hum. habil., Dipl.-Psych., Psychoanalytiker und Gruppenanalytiker, Lehranalytiker, Supervisor, Balintgruppen-Leiter und derzeit Dozent an der Deutschen Akademie für Psychoanalyse in Berlin.

Er ist emeritierter Lehrstuhlinhaber im Fach Medizinische Psychologie am Universitätsklinikum zu Köln. Seine wissenschaftlichen Schwerpunkte sind: Psychotherapieforschung und Forschung in der Psychoonkologie; zahlreiche nationale und internationale Publikationen.

E-Mail: volker.tschuschke@icloud.com